反疫苗戰爭

一個野心勃勃的醫生，一篇只有12位個案的偽科學論文，

如何欺騙了全世界？讓英國人付出了一整個世代的慘痛代價！

THE DOCTOR

各界讚譽

「精彩絕倫的報導以及卓越非凡的書籍⋯⋯解釋了現在影響我們的政治和社會困境究竟從何而來──真相的危機，以及沒有良心的人如何利用此種危機。」──大衛・阿倫諾維奇，《泰晤士報》每周書評

「安德魯・威克菲爾德想要欺騙世人相信孩童自閉症的初期徵兆與麻疹腮腺炎德國麻疹疫苗有關，布萊恩・迪爾在最完美的時間提出最關鍵的解釋⋯⋯引人入勝。」──多明尼克・勞森，《星期日泰晤士報》

「安德魯・威克菲爾德是我們這個時代其中一位最黑暗的人物，他必須因為掀起民眾對於疫苗的巨大恐慌，導致孩童致死流行病在全球復甦而負起個人責任。被誤導的家長將這位騙子視為救世主，自閉症患者也因此承受額外的污名，因為他們被錯誤地描述為「受到疫苗傷害」，威克菲爾德造成他們無法言喻的悲痛。一位下定決心找出真相的記者，用嚴謹的寫作以及彷彿驚悚小說的刺激步調完成本書。《反疫苗戰爭》是一本真正重要的書籍。」──史帝芬・希伯曼，《自閉群像：我們如何從治療異數，走到接納多元》作者

「幾乎沒有任何一本新書可以比《反疫苗戰爭》問世的時機更好。」──迪卡・艾特金黑德，《星期日泰晤士報》

「完整全面的理解。」──麥可・費茲派翠克，《電訊報》

「一本傑出的書籍。」──凱文・歐蘇利文，凱文艾許，talkRadio

「《反疫苗戰爭》對於二十世紀最重要的醫療詐欺事件以及調查記者布萊恩・迪爾揭露此事的角色提出最關鍵的詮釋。迪爾的書籍是一個重要的提醒，讓我們想起偉大的調查新聞究竟是什麼模樣，而調查新聞又為何重要。」──凱瑟琳・霍爾・傑米森博士，《網路戰爭》作者以及安奈伯格公共政策中心。

「陽光是最好的消毒劑，迪爾閃耀著迄今最亮眼的光線，揭露公共衛生歷史上最重大的其中一個腐敗事件。」──祖賓・達曼尼亞，內華達大學拉斯維加斯醫學院教授，以及 ZDoggMD 節目主持人

「一本傑出的書籍，太少人知道貪婪和欺騙如何共謀創造疫苗導致自閉症的迷思。唯有布萊恩‧迪爾能夠敘述完整的故事，因為他揭露令人毛骨悚然的曲折離奇。」──伊萬‧奧蘭斯基醫師，美國健康照護記者協會主席和科學研究撤回觀察部落格共同創辦人。

「身為一位小兒科專家，我憤怒地親眼目睹安德魯‧威克菲爾德的詐欺科學對於孩童健康導致何種影響。這本寫作出色的書籍是必讀之作。」──蘇珊‧羅蘭特醫師，《每個月觀察你的寶貝孩子：從出生到二歲應該準備的各種重點》作者

「一本關於醫療詐欺和危言聳聽的卓越報導，由一位有勇氣而且擇善固執的記者透露真相。」──賽門‧辛，《費爾馬的謎題》（Fermat's Enigma）作者

「安德魯‧威克菲爾德的職業生涯就是提倡麻疹疫苗和自閉症之間有著不良關聯，而威克菲爾德令人目不轉睛的發展過程，也展現調查新聞振奮人心的過程和力量……迪爾講述自己如何揭開威克菲爾德的騙局，他仰賴研究孩童的家長幻想破滅之後提供的證詞，更為嚴謹的科學家也提供了指引……喜愛揭露假面具的讀者，將會發現迪爾的敘事合乎邏輯、刺激，而且引發內心的憤怒。」──《出版者周刊》

「從開始到結束都令人目不轉睛。感謝上天讓我們還有布萊恩‧迪爾這樣的記者。他不害怕看著死神的眼睛，也願意為了所有人而奮戰，因為我們相信科學的嚴謹是重要的，或許更重要的是，他願意為了那些生活經常遭到不實資訊和惡劣科學踐踏的家庭而奮戰。」──艾娃‧伊斯頓，腦炎協會執行長

「有時候，迪爾的著作讀起來就像一本驚悚小說，透露表面看似經驗科學的努力，會被人性的主觀扭曲變形。」──迪卡‧艾特金黑德，《澳洲人報》

「論述精彩，讀起來很有娛樂價值。」──羅賓‧奧斯朋，GPSpeak

「非常細緻，但依然能夠輕鬆閱讀的報導故事……這是最傑出的調查新聞作品，也是醫學研究最可怕的模樣……《反疫苗戰爭》是一本精采絕倫的細緻作品，讓我們明白，為什麼我們需要調查新聞，而不實資訊又有何種全球影響力。」──Sam Still Reading 部落格

「令人大開眼界……每一章都叫人驚訝。」──The Big Think 網站

「雖然很多人認為自己知道這個現在早已惡名昭彰的故事；但是，他們很有可能不知道所有戲劇化的細節。」──保羅・歐菲特醫師，《科學》雜誌

「迪爾加入這個醜聞的調查前線已經超過十年，他的書籍在許多層面都令人著迷……這本傑出的作品聽起來就像一個緊急訊息，證明調查新聞在揭露真相時不可或缺的重要角色。」──克莉斯丁・瑞比，Foreword Reviews

「很少有任何新書的時機能夠比《反疫苗戰爭》更好……有時候，這本書讀起來更像驚悚小說，而不是新聞調查。」──《星期日泰唔士雜誌》

「內容精彩……令人無法釋手，絕對的引人入勝，讓人不安的故事，讓我在閱讀的過程中坐立難安。」──海蒂・羅伯森，The Skeptic Zone Podcast 主持人

「在新冠肺炎的時代，陰謀論恣意橫行，這本書是必讀之作，因為事實非常重要。」──納塔莉・克特斯歐斯，《時代周刊》

「引人入勝……令人感嘆的描繪，敘述人性的傲慢以及傲慢導致的陰暗。」──薩德・歐莫，《自然》期刊

「這本書揭發了說謊、作弊，以及偽造數據的研究人員，這種使命需要有勇氣的吹哨者或者敏銳的調查新聞記者。歡迎各位讀者進入布萊恩・迪爾的作品，一位來自倫敦《星期日泰唔士報》的獲獎記者。」──麥可・舒莫，《華爾街日報》

「這本書是最傑出的敘事……也是最傑出的調查新聞……《反疫苗戰爭》完成了一個成功的目標，讓各位讀者進入現代的反疫苗運動，並且大開眼界，看見那位點燃火柴、引發火勢的男人，他的內心究竟有何種動機。悲傷的是，他引發的大火似乎無法撲滅。」──美樂蒂・譚，Mums at the Table 網站

「這本書就是反疫苗故事的全貌。」四・五顆星評價──羅賓・道格拉斯，《廣告人報》

　　「對於醫學殿堂之中出現科學詐欺的過程以及程序，《反疫苗戰爭》提出嚴厲的譴責……迪爾的著作展現一種偉大的力量，所以他能夠清晰解解釋與疫苗專業領域有關的醫學和科學研究議題。即使沒有專業知識或訓練背景，也可以理解迪爾的詮釋。《反疫苗戰爭》應該是所有人的必讀作品，因為這本書認為反疫苗運動──科學和迷信、科學和偽科學之間的戰爭──如果無法停止，將會對於所有人造成毀滅性的結果。」**──布拉漢・達伯席克，《牛頓書評》**

　　「迪爾的著作包含你想要知道威克菲爾德疫苗詐欺的一切。迪爾是這個議題的偉大專家。」**──《堡壘時報》**

一開始，我們只是想要騙人，

噢，竟糾結成如此複雜的網羅。

　　　　　華特‧史考特（Walter Scott），《馬米翁》

目錄

第三部 揭發

THE DOCTOR WHO FOOLED THE WORLD

Science, Deception, and the War on the Vaccines

by Brian Deer

給讀者

「精心設計騙局」的起源

　　我在英國以外的地區演講討論關於此書的調查時，我通常以這個問題開場：「為什麼是我？」為什麼，舉例來說，巴西聖保羅或者西伯利亞佛伊弗迪納的聽眾，想要聽一位來自英格蘭倫敦的記者，探討一個從美國開始的重大國際醫學戰爭？

　　我們很快就有了答案：因為英格蘭是這場戰爭的起源。英國是疫苗爭議的誕生地。長達四分之一世紀的時間，除了偶爾的「假釋」休息之外，我都一直都在追查後來被稱為「反疫苗運動」的運動，這個運動從英格蘭移民到美國，又從美國影響全世界。

　　隨著新冠肺炎疫情爆發，這場運動也變得大規模了，時至今日，已經有無數的相關書籍出版，內容包括摘要研究、提供建議、告訴你什麼因素會導致問題、什麼因素又可以避免。這些書的作者通常都是疫苗開發人員，或者想要傳達某個使命。

　　這本書不是其中之一。我也不是他們的一分子。我的書籍主題甚至

不是**關於**疫苗。這本書的故事攸關一切的起源：我的調查揭露了在記憶中可以稱為「精心設計騙局」的起源，主角是誰（who）、他做了什麼事（what）、地點在何處（where），以及為什麼（why）。

過去一百年造成最大傷害的醫學騙局

如果我錯了，我很歡迎有人糾正我，但就我所知，這本書是媒體記者調查醫學問題任何層面時，最深入廣泛的作品。我的起點是二○○三年九月，我接受《星期日泰晤士報》的例行指派任務，我堅持推出十餘則艱難的新聞報導、一小時的電視專訪、在頂尖醫學期刊發表五篇系列文章，隨後，我揭露被外界稱為「可能是過去一百年造成最大傷害的醫學騙局」，也是本書更為驚人的發現。

但是，這本書的主題也不是醫學。正如頂尖科學期刊《自然》的一位審查人所說，這本書的主題是人性故事，描繪了「傲慢」，以及傲慢能夠造就的可怕陰影。

愚弄全世界的醫師是一位英國人，安德魯・威克菲爾德——他被譽為「反疫苗運動之父」——他的惡行從倫敦的一間醫院掀起波瀾，隨後造成關於麻疹腮腺炎德國麻疹疫苗的爭議，從多倫多到臺北的家庭，都因而心生恐懼。

這個故事的主角只有一個人跟一種疫苗，至少一開始是如此。但是，這個人與疫苗的故事解釋了多年來累積的力量，以及這股力量如何變形，開始攻擊所有的疫苗。這股力量吸收了其他人物，他們藉此在陽光下享受自己的名聲，也造就了一個陰謀，釋放恐懼、罪惡感，以及疾病，不只滲入新冠肺炎造成的大災難，也揭示了科學竟是如此容易遭到污染。

他們用否定和辱罵回應我的揭露。常見的反駁就是「眾多謊言」。但

是，我的證據逐步受到各刊物編輯、醫藥界重要生產者、同儕審查，以及律師的查核，就我所知，沒有任何地方，任何議題的新聞報導內容，接受過如此廣泛的審查，從來沒有。

超過六千份文件和紀錄支持我的報導內容，超過十五年來，我從無數的資料來源尋找相關的資料，成為新聞、電視，以及期刊的索引內容，其中兩千個資料來源記載於本書的註腳，並且由我在北美地區的出版商約翰‧霍普金斯大學進行引用文字審核校對。

這本書的故事如此特別，而我的報導如此堅持，這本書必然是誠實的——這本書的內容，以及這本書的攻擊都是誠實的——否則我的出版社就有權利銷毀所有書本，並且要求我支付費用。紐約和倫敦的誹謗訴訟專家已經釐清相關內容。如果提出偽證，我願接受懲罰，在這個法律前提之下，我已經向法院提交數百頁的聲明，並且接受威克菲爾德法律團隊六個小時又三十分鐘的提訊作證。

這個故事確實是，也必須是，真實的。

前言

捲土重來

　　唐納・川普總統任期開始的第一個夜晚 —— 武漢肺炎爆發的三年前——一部影片出現在全球網路，讓醫學界和科學界的背脊發寒。影片的主角是一位穿著黑色領帶和燕尾服的六十歲男人，在華盛頓特區藍白相間的燈光之下，他對著智慧型手機，展露笑容。

　　「各位，不好意思。」他說，他的聲音有著圓潤柔和的英國腔調，彷彿就像詹姆斯・龐德，或者哈利・波特世界中的巫師。「我不知道其他人什麼時候會回來，怎麼了？」

　　隨後，他又說了一次：「不好意思。」

　　在棕色的中長髮之下，他蒼白的臉龐沁出了汗水。白色的燈光閃過他的灰色雙眼。他一邊說話，一邊走路；他先走入亮處，又步入暗處。他嘬起嘴唇，彷彿正在尋找思緒。他將拳頭揚至嘴邊咳嗽。「我只是到處看看這裡有沒有重要的人物。」他說。他接近權力核心人物的時候，露出不自然的笑容。「看看我能不能說服他們。」

　　影片中的畫面非常搖晃，時間很短：只有兩分半鐘，而且左右顛

倒，在當天夜晚最嚴格管制的活動，從個人直播應用程式「全面觀測」（Periscope）進行直播。沉悶的節拍轟隆作響，聚光燈閃耀，美國的特勤人員堅守崗位。

對於一些觀眾而言——例如，從倫敦收看直播的我——他看起來就像一位完美的宴會賓客。有人曾經說他「很帥」，甚至「性感」，運動員的身材，令人著迷的魅力，還有足以說服人的自信心。那天晚上，穿著燕子領襯衫和便利領結，他可能會被以為是一位外交官、一位授勛為爵的舞臺劇演員，或者退休的美國職棒大聯盟明星。

但是，對於世界各地的其他觀眾而言，他的出現令人倒抽一口氣。你可能會認為黑暗王子已經進入舞池。因為他是安德魯・威克菲爾德，一位名聲敗壞的醫師，因為詐欺舞弊遭到起訴，被取消專業資格，而且「冷漠無情，完全不在乎」孩童受苦。

「我無法接受。」一位來自德州的腸胃病學家在當天夜晚掀起的推特風暴中表示。「我需要嘔吐藥」，一位加州的化學家如此哀號。一位荷蘭的自閉症學者說：「令人恐懼的時刻。」一位巴西的生物學家則說：「簡直就是江湖庸醫組成的行政團隊。」還有一位來自紐西蘭北島的博士生也說：「這個人就像蟲子，我希望他回到石頭底下，不要再出來害人了。」

但是，這是不可能發生的。這個男人沉醉於自己的惡名昭彰。他的性格和眼前的處境都需要如此。自從一九九〇年代的哈洛德・希普曼（Harold Shipman）遭到逮捕——他連續殺害兩百名病患——就沒有任何一位英國的醫學從業人員受到如此的鄙視。《紐約時報》描述威克菲爾德是「這個世代最被斥責的其中一位醫師」。《時代》雜誌則將他列為歷史上「最嚴重的科學詐欺犯」。《每日新聞》認為威克菲爾德「在世人面前蒙羞」，並且使用了以下的標題：

連醫學之父希波克拉底都會噁心想吐

威克菲爾德的過錯不是最近發生，川普的團隊在查核當天晚宴來賓時，不可能輕忽。在那個時候，威克菲爾德的惡名早已遠播，甚至進入了大眾文化。他曾經被描繪為連環漫畫中的惡人（《關於安德魯·威克菲爾德醫師案件的真相》），成為高中測驗的學生應答題目（〈威克菲爾德醫師的報告是否基於可靠的科學證據？〉），而他的名字在公共談話中，也已經代表一個不值得信任的人。

生物學的安德魯·威克菲爾德

政治世界的安德魯·威克菲爾德

大眾運輸和規劃的安德魯·威克菲爾德

但是，二〇一七年一月二十日，星期五，晚間七點之後不久，他出現在自由舞會。在他身後，沃爾特·華盛頓會議中心的二樓，當天夜晚第一批歡宴來賓穿著華美精緻的衣服，窸窣作響地穿過安全檢查，前往閃閃發亮的前吧臺。稍後，川普將在此地，伴隨著法蘭克·辛納屈的一九六〇年代經典歌曲《我的道路》，與第一夫人梅蘭尼亞一起跳舞。

「嗯，沒錯，真是令人非常非常興奮的時刻。」威克菲爾德裝腔作勢地說：「但願你們今天晚上都能夠來這裡，和我們一起。」

我也是。

散播彷彿傳染病一樣的恐懼、罪惡感，以及疾病

四天之後，我接到電話。詢問我是否能夠替目前的情勢撰寫八百字的報導。十三年來，我替倫敦的報社《星期日泰晤士報》斷斷續續地追蹤威克菲爾德的消息。我也因而獲得國家媒體報導獎項，還有一個榮譽博士學

位，我已經成為亞伯拉罕・凡赫辛，而我們的主角威克菲爾德則是從墳墓中爬出的德古拉伯爵。

在我所居住的大西洋此岸，也就是不列顛聯合王國中的英國和北愛爾蘭地區，威克菲爾德開始被人注意了。在過去，他只是無名小卒；一個任職於三流醫院和醫學院的醫師，也沒有任何病患。他曾經在實驗室擔任腸胃病理學家，也曾經接受外科醫師訓練，但最貼切的定義方式，其實是他究竟不符合什麼身分。他不是病毒學家、免疫學家，或者流行病學家。他不是神經學家、心理學家，或者心理治療師，更不是小兒科醫師或者臨床醫師。

然而，隨著時間經過，他已經成為一位全球級的玩家——世界各國都沾染了他的指紋。但他不會提供治療方法或者科學觀點，而是散播彷彿傳染病一樣的恐懼、罪惡感，以及疾病。他將此種傳染病出口至美國，再從美國感染至世上任何一個有人出生之地。正如《新印度快報》一篇極為尖銳的社論所說：

一個人能改變世界嗎？問問安德魯・威克菲爾德

我第一次聽見威克菲爾德的名字，是一九九八年的二月，在一篇報告，或者說「論文」，他發表於頂尖的醫學雜誌《刺胳針》（The Lancet）。在五頁四千字，單面雙頁印刷的篇幅中，他宣稱自己發現一個令人驚訝的新型腦部「病徵」，將會對孩童的腸部產生傷害。在論文的第二頁，他將這個病徵稱為「顯然會大規模爆發的事件」，起因則是常態施打於數百萬人的疫苗。在稍後的篇幅，他提到傷亡將會宛如「傳染疾病」。

他很快就將目標瞄準所有的疫苗，從人類乳突病毒（human papillomavirus; HPV）到新型冠狀病毒（Sars-CoV-2）。但一開始，他瞄準的目標只有一個，就是麻疹腮腺炎德國麻疹混合疫苗（measles, mumps, and rubella; MMR）。威克菲爾德主張，此種疫苗就是「退化性自閉症」興起的原因，導致嬰兒失去語言能力和肢體技能。

完全不令人驚訝，威克菲爾德的說法在英國年輕家庭之間造成一股恐慌。從他服務的醫院——更重要的是，該間醫院的醫學院——他發起了一場十字軍聖戰，導致一場從愛滋病風暴初期以來都無法比擬的公共衛生危機。接種疫苗率大幅下降。殺人的疾病回來了。孩子有發展問題的無數家長，當初他們遵守醫囑，讓小孩注射麻疹腮腺炎德國麻疹混合疫苗，也開始承受責備自己的恐懼。

孩子的發展問題讓我痛苦扭曲，我覺得很有罪惡感。

八年之前，身為家長，我犯了一個悲劇性的錯誤。

我們說服自己相信一切都與我們的作為無關。現在，我們明白了，都是我們的錯。

在那個時候，我忽略了威克菲爾德。我調查了疫苗，我認為威克菲爾德的論文有嚴重的錯誤。他的發現太愚蠢，研究內容也過度草率至詭異的地步。但是，我認為威克菲爾德事件不可能進行實際的查核。我的大型報導內容都是醫療調查（特別是追查醫療詐欺和製藥產業的陰謀），我預估，如果想要找到證據，證明威克菲爾德的行為，需要超過一輩子的時間。它們將會被埋葬在醫師患者保密特權的寶庫之中，其無法追查的程度，有如川普的退稅。

但是，五年之後，我接到一份非常重要的主題報導工作，改變了一切。在那個時候，「麻疹腮腺炎德國麻疹混合疫苗醫師」在英國遠近馳名，任何有關他的新消息都會是一場「好戲」，我們新聞記者在印刷媒體的黃金年代習慣使用這個說法。於是，我採訪了一位母親，她的兒子出現發展困難的問題，細節以匿名方式出現在威克菲爾德刊登於《刺胳針》的文章。

威克菲爾德的末日就此開始。

　　但是，天下沒有容易之事。威克菲爾德拒絕受訪，如果我帶著問題接近他，他就會立刻逃跑。《刺胳針》保護他。醫學機構保護他。其他的新聞記者開始攻擊我。但是，隨著我繼續追查，提出問題，蒐集文件，對抗他想要讓我封口的法律訴訟，他的報告論文終於因為「完全錯誤」遭到撤回，他擔任醫師的日子也結束了。

　　像我這樣的記者會說，這是有了「結果」，於是我決定開始其他報導計畫。長久以來，我都很期待開始處理他丁類（Statin）——極度造成轟動的抗膽固醇類型藥物。但不是因為我發現無人察覺的蹊蹺，而是只要涉及大藥廠，就一定會有問題，正如聖母峰，就在那兒，等著我們。

　　然而，威克菲爾德不是殺人兇手哈洛德・希普曼。希普曼死在監獄，但威克菲爾德不願離開舞臺。他從一開始就想要努力在美國獲得成功，他接受《六十分鐘》電視節目的專訪，向美國國會聽證會演講，並且辛苦經營反疫苗組織的研討會。

　　於是，「那位唐納先生」終於發現了威克菲爾德。

　　「我長大的時候，自閉症不是一個真正的問題，忽然之間，自閉症現在已經是流行病了。」即將成為第四十五屆美國總統的人主張，當時，他在實境節目上還有一席之地，依然將自己稱為擁有數十億身家的財富開發者。「每個人都有自己的理論。」即將在推特掀起一陣風暴之前，他說：「我的理論——因為我自己也有小孩，所以我研究了相關資訊——我的理論就是因為注射疫苗。」

　　這個理論不是川普的。他從威克菲爾德身上學到這個理論，無論川普是否知道威克菲爾德的理論起源。在川普於美國大選獲勝，獲得最高權力地位的三個月之前，一位共和黨籍的脊骨神經醫師，他也是高額政治獻金捐贈者，經營醫療法律綜合服務，處理民眾在車禍中的問題。這位脊骨神經醫師決定讓民眾相聚。他們在佛羅里達州的基西米聚會將近一個小時，

隨後在捲起的美國國旗旁邊擺姿勢準備拍照：未來的美國總統嘴巴張開，彷彿無法說話；威克菲爾德在旁滿懷微笑，雙手在鼠蹊部附近拍掌，他穿著黑色的西裝外套，藍色的丹寧褲，以及靴頭已經磨損的棕色靴子。

　　川普和威克菲爾德非常相似。我很確定威克菲爾德早已察覺，在許多層面上，他們都是同類人。在那個時候，他們都瘋狂地在美國來回奔波（其中一位搭乘訂製的波音七五七飛機，另外一位則是搭乘黑色的休旅車），追求詭異又相似的目標。即將當選美國總統的川普，他的首要目標是白人勞工階級。受傷、憤怒，而且被忽略的勞工階級，而前醫師威克菲爾德則是尋找特別的家長──孩子有自閉症和相似症狀的家長──他們同樣受傷、憤怒，而且被忽略

　　有時候，人們用「在光譜上」（on "the spectrum"）稱呼自閉症，認為這種說法很時髦，將自閉症視為一種深植於本能的怪癖。自閉症確實可以是一種時髦的用語。但是，如果孩子罹患真正的自閉症，對於父母而言，自閉症的第一個徵兆通常預示了一場使命，必須穿越希望和恐懼的迷宮。

　　如果你沒有此種經驗，請暫停一會，想像一下。孩子本是生命中最美好的事物，完美的出生，第一次開口說話，第一次踏出步伐。在某些時刻，隱隱約約的，或者，在某些時刻，突如其來的，差異出現了。某些事情不太對。兒子或女兒不說話，不想被擁抱，或者著迷地望著自己的手指。或許他們癲癇，但癲癇不知道從何而來。孩子有可能出現了嚴重的殘疾。

　　隨後，一位英雄出現了，他聽起來就像能夠解開其他人都無法處理的謎題。正如威克菲爾德的一位同伴對《紐約時報》表示：「對我們的社群成員而言，安德魯‧威克菲爾德就是尼爾森‧曼德拉和基督‧耶穌的綜合體。」從他們的觀點而言，這個男人就是一位傳教士，遭受憤世嫉俗的陰謀論打擊。威克菲爾德談論此事的方式，就像自己什麼都沒做錯。對於他的所有批評都是謊言。更準確地說，他認為自己被糾纏於一個可怕的陰

謀——被政府、被製藥公司，特別是被我——而這個陰謀想要遮掩孩子承受的可怕傷害。

「他們的手法是一種策略。」他主張宛如天啟的訊息都是為了毀滅他。「一種謹慎的策略，一種公共關係策略，就像『我們破壞他的信用，我們讓他不被同儕接納，我們摧毀他的職業生涯，我們告訴其他膽敢與他有關係的醫師：這就是你的下場。』」

然而，川普談論希望——選戰主打「讓美國再次偉大」——同一年，威克菲爾德也在美國各地穿梭，但威克菲爾德帶來的，只有痛苦的陰霾。川普晚宴舞會的幾個星期之前，YouGov 的民意調查發現，將近三分之一的美國民眾害怕疫苗「絕對會」或者「可能會」導致自閉症。由於家長不想讓小孩接種疫苗，接種率下降。隨後的幾年，麻疹開始在地球上復甦，正如我所察覺的，麻疹疫情重新爆發，在遙遠的太平洋小島上殺害襁褓中的嬰兒。

到了二○二○年，新冠肺炎疫情爆發，社會大眾的注意力讓威克菲爾德獲得了能量。演員勞伯‧狄尼洛的率先背書之後，威克菲爾德又獲得一位富裕超級名模盟友，艾勒‧麥克法森（Elle Macpherson）。威克菲爾德向群眾介紹麥克法森時說，她是他的「女友」。隨著死亡和疾病攻擊人類物種，麥克法森發誓這場全球危機是一次「神聖的時刻」，讓威克菲爾德追求他的理想。

對於威克菲爾德來說，可能確實是神聖的時刻。他似乎非常享受。但是，隨著這場瘟疫癱瘓醫院、停屍間以及貧民窟，各國付出全力想要斷絕病毒的傳播，威克菲爾德依然不屑一顧，故作幽默地將「新冠肺炎」稱為「武漢流感」（玩弄新冠肺炎起源地可能是中國武漢的文字遊戲）；譴責新冠肺炎的疫苗是「讓人成為科學怪人的疫苗」，而且是「基因改造工程」，甚至完全否認它們是疫苗。

「如果有人將恐懼作為一種對付我們的武器，我們就要理解這個情況。」二〇二一年四月，就在其中一次興高采烈的公開露面，通常是在擁擠的房間，並未配戴可能防止病毒擴散的口罩，他如是說：「我害怕新冠肺炎嗎？當然不怕。」

他不孤單。其他的權威大師也對於疫苗和病毒提出眾多批判。關於疫苗的爭議至少可以追溯至一千年之前，當時，中國人學會如何保護自己不受天花的侵襲。但是，威克菲爾德才是挺身而出的人，他擄獲現代群眾的心，成為反疫苗運動之父。正如拉法葉・羅恩・賀伯特（L. Ron Hubbard）發明了山達基教派，或者是接收摩門教信仰金葉片的約瑟夫・史密斯（Joseph Smith），想要評估他們傳達的教義優點，你不需要理解其教派或信仰。你只需要理解那個人。

對我而言，這個故事就像《綠野仙蹤》——在很多方面都是如此。主角帶著一群人和所謂的事實，踏上了一條蜿蜒崎嶇的道路，任何懷抱正確思想的讀者，如果偶然遇到他們，都會覺得憤怒，或者不可思議。此處還藏著了另外一個故事《我們將會揭露真相》，赤裸地展現他們的手法。簾幕已經拉起，舞臺就在眼前，巫師本人終於出現。

威克菲爾德知道自己在做什麼。他認為那是他的權利。只有輸家才會遵守規則。他相信自己是特別的。但是，邁向惡名昭彰的旅程是他絕望的使命，方法就是藉由威脅我們所有人的科學罪惡面。如果他可以為所欲為——我也會讓讀者知道他究竟做了什麼——又有誰願意在醫院和實驗室努力工作，而我們有朝一日可能都會仰賴醫院拯救我們的生命。

第一部
大觀念

　　任何一位參與者，都無法嚴正否認他們並未察覺即將造成的效果。威克菲爾德以問號作為結尾的論文，已經導致社會大眾的恐慌，造成麻疹腮腺炎德國麻疹疫苗的接種比例下降百分之一，考慮到每年累積的複數效應，百分之一是非常巨大的數據。

第一章

健力士時刻

威克菲爾德的起源故事

　　在某個想像的宇宙中，他可能會被尊稱為安德魯‧威克菲爾德教授爵士。受邀參與川普的就職舞會之前，他內心渴望的終點，彷彿一根嶙峋的大拇指，不是華盛頓特區，或者美國的任何地點，而是斯德哥爾摩市中心的一座演奏廳。他想打扮得如同知名舞台劇演員佛雷‧亞斯坦（Fred Astaire），白色的領帶和燕尾服，人們說，他的夢想是從瑞典國王手中獲得黃金製作的獎章。

　　「你會在醫院的餐廳聽到。」他從前的同事告訴我：「他們的目標是諾貝爾獎。」

　　但是，對於那個宇宙，或者任何宇宙來說，起點的大門都是一樣的，那裡就是實現他所有可能性的傳送門。那個地點當時就在——現在也在——英國倫敦的燈塔山丘（Beacon Hill），座落於巴斯市（the city of bath）上方，位於薩默塞特郡，從倫敦搭乘西向列車需要九十分鐘。你可以在此發現通往他童年時期家園的入口，以及他踏向未來的所有道路。

　　那道大門不是柵欄門。這也不是《湯姆歷險記》。我猜想這座大門的

框架重量超過一公頓。門框接著兩根高達十英尺的多立克柱，以及相搭配的半露方柱，精心雕刻的中楣橫跨多層次的樑柱，彷彿是通往維多利亞時代陵墓的入口，或是古羅馬圓形大競技場的側門。這座大門說明了財富、階級、權威地位，以及特權。在上方，門楣寫著：

希斯原野（Heathfield）

此處的希斯是詹姆斯・希斯（James Heath），一位企業家，發明了專利「貝斯椅車」，一種精緻的椅車，可以用人力或馬匹拉動，就像一臺迷你馬車，有著類似汽車車頂的可折疊篷頂。希斯用專利的利潤購買位於崎嶇陡坡的一間房子，陡坡底下蘊藏充滿化石的冰磧石，斜度足以匹敵舊金山市最陡峭的地區（雖然，據說希斯本人從未居住在此）。從過去到現在，這間房子依然眺望著雅芳河谷（Avon River valley）彼端的蒼黃城市，城市以鮞粒灰岩建構，也是現在聯合國指定的世界文物遺產地點。

這座擁有六間臥室的石砌居所——俗稱的義大利風格別墅——竣工於一八四八年。在藍色的屋頂以及極為高聳的煙囪底下，是兩層樓的天花板挑高建築、大型的窗戶設計，以及各個家人居住的房間，在此之下的半層樓，已經進入冰磧石區域，則是起居女僕和廚師的寢室。隱藏的線路連結了上下兩個階級，其中一端聯繫著壁爐旁的金屬拉桿，另外一端則是響鈴。到了二十世紀中葉，此種神奇的機械裝置已經生鏽了，但你永遠不會忘記它們的存在。

一九六〇年代至一九七〇年代之間，威克菲爾德一家人——兩名大人和五名小孩——住在此地，根據報導，他們非常快樂。作為住家，此處一片混亂，門框裝設了鐙鞦韆，小狗的爪子在鋪木地板上輕抓作響。但是，在混亂之中，母親布里姬特・馬修斯（Bridget Matthews）後來回憶道，她的二兒子——未來的聖戰士——是一座象徵平靜和順服的島嶼。

「他是所有小孩之中最乖巧的，真的很聽話。」她告訴我。她的聲音流露一種亟欲解釋的努力。「他還是孩子的時候，如果你對他大叫，告訴他：『你的房間很不整潔。』他會看著你，然後說：『媽媽，對不起。』但是，他永遠不會像其他孩子一樣地說：『哦，我沒有時間整理。』或者諸如此類的藉口。於是你再也不想罵他了。」

他的雙親都是醫師——布里姬特的父親和祖父也是——於是安德魯成為了醫學世家的第四代。如果如此高尚的出身無法保證他的偉大，至少也證明了他的雄心壯志。在英格蘭的頑強階級文化之中，他永遠都會住在樓上，獲得拉動金屬拉桿的權利，永遠不需要回應響鈴。

他的第一位模範人物是父親，葛拉漢‧威克菲爾德（Graham Wakefield），一位貴族，也是身材魁梧的神經學家，一路高升至國民健保署的高層階級——顧問——地點就在山谷對面的皇家聯合醫院。在腦部掃描技術問世之前，葛拉漢曾經攻讀腦科博士學位，有些人認為，葛拉漢因而產生一種習慣，在所有事實出現之前，就已經有了明確的結論。當時沒有電腦化的斷層掃描法或磁振造影，葛拉漢的重大診斷更著重於觀察、詢問，以及猜測，而不是醫學科學。

神經醫學顧問是眾神之中的神。巡房是莊嚴的過程。「他會非常精確地測驗你。」一位過去的初級醫師回憶：「但是，他的目的從來不是羞辱你，或者讓你難堪。他將仔細解釋。每位病患都是一次教學機會。『這個現象代表什麼意義？』、『受損程度為何？』，以及『你認為什麼是起因？』」

葛拉漢是一位忙碌的臨床醫學家，也曾經短暫涉獵研究，包括在《刺胳針》發表一篇論文。一九六九年十月，在一篇以維他命 B12 和糖尿病併發症為主題的三頁論文中，葛拉漢是三名作者之中的第二位。論文內容包括皇家聯合醫院八名病患的資料圖表，加上「最新附錄」內容是另外四位較為晚期的病患。這篇文章直接送到希斯原野住宅的門墊之下，當時，年

輕的安迪（安德魯的小名）年僅十三歲。

布里姬特·德斯圖特維爾（d"Estouteville）·馬修斯（也被人稱為「威克菲爾德夫人」）是陰，對應先生的陽。她是一位樸實的家庭醫師，又稱為「全科醫師」。她的行為非常拘謹，而且對於惡作劇有很強烈的感受。她在倫敦西部的柏靈頓行政區的聖瑪莉醫學院求學期間認識賈拉漢。她很有膽量，也能夠忍耐，曾經在第二次世界大戰期間被撤離至新墨西哥。四年之後，她十歲，與三位姊妹搭乘軍隊運輸船一起回到英國。

「她什麼都不害怕，意志堅定且性格剛烈，宛如海盜一般的脾氣。」她的父親艾德華·馬修斯，在小孩遠渡重洋避難之前，曾經如此事先警告戰爭時期寄宿家庭的主人。「她有一種殘忍的氣質，藉此掩蓋她的多愁善感。她可以想出最惡毒的評論，藉此摧毀自己的對手。」

但是，威克菲爾德成長時期的偶像不只是他的父母。一棵更崇高的樹木矗立在希斯原野。他的外公艾德華（他總是說「叫我泰德就好」）是皇家聯合醫院的心理醫師，並且擔任英國上議院的顧問。艾德華在聖瑪利醫學院受訓（正如艾德華的父親），艾德華的女婿成為腦科醫學博士之後，艾德華本人也成為了嫻熟人類心智的人。

艾德華的大計畫是一本寫給男孩閱讀的兩百頁書籍，書名是《性、愛、以及社會》（Sex, Love, and Society）。此書出版於一九五九年，當時他剛滿六十歲。這本書自稱「嘗試找出人類心智的基礎模式」，但是，大多數的內容都是他自己的心智。隨著英國的「搖擺六〇年代」浪潮逐漸浮現，艾德華用書中的篇幅宣傳自己的觀點：反對婚前性行為、賣淫、同性戀，以及女性「逐漸增強的攻擊性」。

「導致千艘戰船出動的，是特洛伊的海倫之美。」他在標題訊息中引用希臘神話解釋道：「不是她的言語暴力，也不是她的二頭肌。」他將自己的著作獻給三位孫子，安德魯、查爾斯，以及理查，而這本書是愚蠢歡

愉的解毒劑。「手淫的男孩總是不悅且疲倦。」他提出警訊：「如果你很努力克制，還是想要手淫，你可以手淫，但盡快結束。」

外科是醫學領域自尊心最強的分支

艾德華傳承如此珍貴的啟示時，年幼的安迪將近三歲了。我們不清楚他長大之後有沒有注意外公的教誨。安德魯·傑瑞米·威克菲爾德出生於一九五六年九月三日，星期一，地點是加拿大紅十字會醫院，在伯克郡塔普婁（Taplow）附近——倫敦西方四十英里。醫院的土地由紐約的阿斯特（Astor）家族捐贈，費用則是渥太華政府支付，北美藉此救助英國在一戰和二戰期間的巨大掙扎。

安迪出生的時候，他的雙親依然是初級醫師，但已經建立自己的家庭，育有一子。搬到巴斯市之前，他們住在格羅斯特郡的一間小屋，最後才走入希斯原野的雄偉大門，開啟一段寧靜的生活。

安迪在當地接受教育，就讀巴斯市的英王艾德華學校，該校建立於一五五二年，是一間獨立而且嚴格排外的學校。在學期間，安迪並未展現特別的聰明才智。事實上，他的母親曾經透露，為了追尋家人的腳步，進入聖瑪莉醫學院，安迪必須在校接受補考。「我不會說他的測驗成績很傑出。」她告訴我：「他實際上必須重考。」

但是，安迪在英王艾德華學校時，展現了一個重要的特質，就是天生的「領袖魅力」，許多人都會談到他的領袖魅力，而領袖魅力也讓他有能力迎接未來的發展。安迪有一種極為卓越的能力，可以贏得他人的心，第一次的強烈展現是在運動場上。「安迪升上中學之後，成為橄欖球隊的隊長。」布里姬特回憶道。「隨後，」她補充說：「成為了班長。」

安迪進入聖瑪莉就讀的故事也是相同的：課業表現毫無令人注意之

處，但社交非常活躍，同樣展現於成為橄欖球球隊的隊長。他率領球隊，獲得令人矚目的地位，穿上每個隊員都想要得到的八號球衣。其他的球員都有頭銜，例如正前鋒（prop）或者接鋒（fly-half）——但「威克斯」（Wakers），安迪的外號，擁有唯一一個由背號決定的角色。八號球員的功能是衝鋒前鋒，也是兩隊作戰的核心，需要強大的力量、體能、敏捷，並且毫不懼怕衝入敵營。

【譯註：此處提到的橄欖球是十五人制的橄欖球，其中一號到十五號球員都有專有的名稱，只有八號球員的名稱是 Number 8。】

「他是典型的聖瑪莉人。」聖瑪莉醫學院橄欖球隊隊史的老作家是一位脾氣粗暴的人，我致電給他，想要詢問關於球員安迪的真相時，他大吼說道：「你想知道，就去讀莫蘭男爵（Lord Moran）的書。」

「好的，那本書的名字是？」

「《勇氣的解剖學》（The Anatomy of Courage）。」

「我知道了。」

勇敢的威克菲爾德確實讀了這本書，他也需要勇氣，才能在兩個周末的球賽勝任八號球員的位置，並且在未來二十年繼續污辱疫苗。但是，以野心作為燃料的勇氣，也可以席捲一個人的性格，讓他走向塵世的颶風，無論成功失敗，無論讚美或責備，無論名聲或惡名，無論喜悅和痛苦。他的生命可能會被吹向其中一側，或者另外一側。

他原本的職業發展 A 計畫是成為外科手術教授。他信奉的觀念是「如果心有疑慮，就開刀。」外科是醫學領域自尊心最強的分支，在英格蘭，外科依然迷戀於一種中世紀的習俗，刻意加上「先生」或「女士」，藉此區分內科醫師使用的「醫師」頭銜。自從有血有肉以來，他們就在培養此種俗不可耐的習性，倘若有一天，你必須切除身體的某個部位，你反而會希望是理髮師負責切除。

「安德魯一直都希望成為外科手術醫師。」他的母親告訴我：「他還只是小男孩的時候，就會縫補褲子，縫合之處永遠都是如此美麗。他一直都希望成為一位外科醫師。他從來都沒有說過自己想要從事其他行業。」

史詩級的想法

威克菲爾德確實渴望成為專業的外科醫師。如果他繼續堅持學習外科，我也認為他會成為一位外科醫師。但是，當威克菲爾德親眼目睹外科手術，起初是以學生的身分，後來是用初級醫師的身分，即使最英勇的手術切割縫合，都缺乏他認為自己生命需要的事物。切除內臟改變了病人的一生。但是，威克菲爾德的夢想遠遠大過於此。

手術刀與鉗子的人生時間，直到威克菲爾德年滿三十歲，才出現了裂痕。一九八一年，威克菲爾德於聖瑪莉醫學院畢業，在倫敦完成大多數的訓練之後，他接受兩年的獎學金補助，前往位於加拿大的多倫多綜合醫院。

在那個時代，綜合醫院的頂尖外科醫師之爭總是沸沸揚揚。最傑出的外科醫師角逐第一地位。他們想要打敗競爭對手，進行完整腸道移植手術，這個手術也是他們願望清單中的最大獎項。然而，威克菲爾德悄悄轉入實驗室工作──他的母親認為，這個變化「只是正常的發展」──實驗室的工作讓威克菲爾德獲得比移植器官更偉大的成就願景：不只改變病患，而是改變全世界。

威克菲爾德的第一篇期刊論文探討水銀電池中毒，他在八名共同作者之中排名第七。第二篇期刊論文研究老鼠的免疫系統問題，威克菲爾德則是七名共同作者之中的第四位。「他完成了許多優秀的研究。」外科教授贊恩．柯恩（Zane Cohen）多年之後告訴《多倫多星報》：「他絕對不是一個邪惡的人。」

　　然而，就在這個時刻——回到一九八七年以前——希斯原野的傳承終於出現了。為了供讀者參考，我將這個時刻稱為威克菲爾德的「健力士時刻」，塵世的颶風首次吹動他的家門。就我個人所知，威克菲爾德只有在公開場合討論此事一次：當時，他接受倫敦的一位記者傑瑞米·勞倫斯（Jeremy Laurance）採訪，而我曾經短暫地與勞斯倫共用一間辦公室。

　　這個時刻發生的地點在多倫多市中心的一間酒吧，時間是寒冷的冬夜。據說，威克菲爾德坐著飲用愛爾蘭人最喜歡的黑啤酒——他很孤獨，想念自己的年輕妻子卡梅爾（Carmel）——他第一次產生定義他人生的想法，這本書敘述的故事，也會揭露後續的所有想法。

　　當時，腸胃病學的聖杯是腸發炎疾病。一般而言，腸發炎疾病有兩種——潰瘍性結腸炎（ulcerative colitis）以及克隆氏症（Crohn's Disease）——克隆氏症成為威克菲爾德的主要目標。克隆氏症以布里爾·克隆（Burrill B. Crohn）的發現命名，在一九三〇年代出現首次有系統的記載描述，有時病症極為惡劣，甚至會腐蝕人類的腸胃道。但是，對於克隆氏症的起因，科學家莫衷一是。許多人認為，克隆氏症起於自體免疫反應，或許是由細菌或食物引發。

　　故鄉在海的彼端，眼前則是一杯甜美的健力士黑啤酒，威克菲爾德體驗了一次顯靈。「如果腸胃發炎疾病，其實根本不是腸胃疾病。」勞倫斯就在這個關鍵時刻捕捉到了威克菲爾德的思路。「而是血管疾病，因為血液供給受損而造成的？」

　　威克菲爾德的想法比你想像的更巨大。事實上，那是一個史詩級的想法。威克菲爾德在加拿大更進一步。他提出一個假設，腸發炎疾病的終極起因是一種病毒，導致血管發炎和細胞死亡。這個勇敢的推測塑造了威克菲爾德的一生。但是，如果他的想法正確——特別是，倘若他可以找到這個病毒的名字——夢想中的諾貝爾獎白色領帶和燕尾服，可能就會屬於他。

　　病毒？為什麼不是病毒？那個時代是一九八〇年代，愛滋病的時代。縱然數個世紀以來，許多有想像力的醫師和科學家，都因為嘗試將神祕的疾病連結至某種推測的感染體而飽受挫折，但是，只要任何人可以證明克隆氏症的起因，就能夠獲得人生的黃金獎章。

　　然而，克隆氏症並未影響許多人；在任何一年，克隆氏症的預估人數，在每一千人中，低於六人。更準確地說，對於克隆氏症的著迷，其實潛藏於這個可惡病症的謎題，已經打倒最出類拔萃的人物。從地理來說，克隆氏症在北部地區比南部地區更為盛行；在城市地區比鄉村地區更為常見；吸菸者更為容易罹患；通常會發生家庭傳染；更令人深思的是，克隆氏症容易出現在人生第一個住宅就有熱水水管的人。

　　威克菲爾德即將展現他的勇氣。在獎學金補助即將結束的時候，他決定永遠放棄手術刀。他穿上一件實驗室白袍，而白袍屬於倫敦最不被重視的其中一間醫學院。進入醫院的系統——倫敦皇家慈善醫院（Royal Free Hostpital）——在未來動盪的十三年之間，他將在此努力實現當初在多倫多那個寒冷夜晚對自己的承諾。

　　回首過去，從表面上來看，他有許多優勢。他有兩倍的自信，也有個人魅力，能夠建立團隊，並且完成其他人所無法完成的使命。醫學科學混合了靈感和合作，醫學科學團隊的領導者展現勇氣時，最能創造成果。威克菲爾德擁有一切必要的條件——加上冷靜沉著的決心，想要證明他的想法是對的。

　　但是，在科學中，勇氣無法證明你是對的。你的努力可能會證明自己是錯的。布里姬特的兒子有一個嚴重的問題，這個問題傷害的不只是他自己，而是更多人命。

第二章

必定是麻疹

證明這個假設絕對需要經費

　　皇家慈善醫院和附屬醫學院，位於漢普斯特德（Hampstead），座落在倫敦最大的斜坡之上，在特拉法加廣場（Trafalgar Square）北方四英里。皇家慈善醫院擠身於十八世紀的成排露台別墅以及十九世紀砌成的磚瓦教會之間，能夠眺望漢普斯特德荒原的景觀，彷彿一座混凝土城堡，粗獷主義風格的十四層建築壟罩著周圍的社區。從天空中鳥瞰，皇家慈善醫院就像不規則的十字架。

　　正如美國航空母艦企業號的命名方式，「皇家」也是用於各艘船艦的名號。一八三〇年代，年輕的英國女王維多利亞在另外一個不同的地點公開使用「皇家」醫院之名，「慈善」則是用於肯定這間醫院的治療不收費用，而且早於英國國民健保署一百年。在早期發展時代，皇家慈善醫院是英國首都唯一一間訓練女性醫師的機構，等同於女性專用的倫敦醫學院。

　　但是，到了一九八〇年代晚期——威克菲爾德加入的時期——皇家慈善醫院毫無傑出之處。根據院長的說法，皇家慈善醫院的附屬醫學院幾近破產，已經將四分之一的建築出租，雖然肝科而受到關注，其他科別則否。

　　威克菲爾德在一九八八年十一月到院。當時，他三十二歲。那一年，喬治‧布希獲選為總統，接替羅納德‧雷根入主白宮。好萊塢首度接納描述自閉症的電影《雨人》，此部電影也榮獲奧斯卡學院獎。讓時間往未來前進幾個月，一位英國人——提姆‧柏內茲‧李（Tim Berners-Lee）——將會發明網際網路。

　　到院服務的兩年之前，威克菲爾德和卡梅爾結婚。卡梅爾的全名是卡梅爾‧費羅美娜‧歐唐納文（Camel Philomena O'Donovan）。她非常注意飲食，有著一頭金髮。如果威克菲爾德是文學家法蘭西斯‧史考特‧費茲傑羅（F. Scott Fitzgerald），卡梅爾就是他的薩爾達（Zelda）。他們在聖瑪莉醫學院求學時相識。和威克菲爾德一樣，卡梅爾不在乎照顧病患，她迅速轉入醫學辯護聯盟（Medical Defense Union）的文書工作，這個組織的宗旨是替醫師辯護在臨床治療的疏失爭議。「她看起來就像，你想把她帶去觀看持刀肉搏戰的那種人。」卡梅爾的其中一位仰慕者如此評論她的魅力。

　　那個時候，威克菲爾德夫妻與第一個孩子詹姆斯‧懷特‧威克菲爾德（James Wyatt Wakefield）住在一間兩層樓的成排平宅別墅中央，靠近倫敦泰唔士河的潮汐帶，在倫敦西部的巴恩斯鐵路橋行政區（district of Barnes Bridge）。初為人父的威克菲爾德必須搭乘火車，行經八英里，才能抵達工作地點，這段通勤旅程也讓他擁有數個小時的時間，能夠思忖他的使命：找到尚未被發現的克隆氏症起因。

　　在威克菲爾德選擇的領域中，這段期間的發展令人振奮。雖然腸發炎疾病沒有太多祕密，但兩名澳洲醫師在腸胃消化道的深處，胃部和十二指腸（小腸最上方的區域），找到了震撼腸道領域的消息。在澳洲的皇家伯斯醫院（Royal Perth Hospital），病理學家羅賓‧華倫（Robin Warren）以及臨床醫學家貝瑞‧馬歇爾（Barry Marshall）發表了一篇論文，主張

他們發現了一種螺旋形的細菌（最後命名為胃幽門螺旋桿菌〔helicobacter pylori〕），而他們相信，此種細菌不只是消化形潰瘍的起因，而且能夠使用便宜的抗生素治療。

華倫和馬歇爾的發現是正確的，他們以後將會共享諾貝爾獎的榮耀。但是，在那個時代，他們在醫學體系中的「受歡迎程度」，就像在餐後的白蘭地酒中看見的毛髮。任何一位全科醫師都會告訴你，潰瘍的原因是胃酸過多、壓力、飲食不良、抽菸、飲酒，或者惡劣的基因導致。他們會開立制酸劑藥方，只要你持續服用制酸劑，或許可以緩和症狀，並且讓藥廠因為股價流露微笑。

然而，來自澳洲的兩位醫師獲得了《刺胳針》的推崇。《刺胳針》是全球排名第二的綜合醫學期刊，創立於一八二三年的倫敦，創辦人是一位善於煽動群眾的外科醫師兼政治人物湯馬斯・魏克萊（Thomas Wakley）。《刺胳針》非常自豪於提出爭議論點的傳統，也不畏懼接納華倫和馬歇爾的主張。一九八四年六月，《刺胳針》刊登了華倫和馬歇爾的重大發現，而且是《刺胳針》最有名望的研究文章欄位，發表一份四頁論文，就在期頭的出版日期下方寫著：

不明弧形桿菌出現在胃炎和消化形潰瘍病患的胃部

多年來，威克菲爾德都在觀察華倫和馬歇爾。他們和威克菲爾德一樣提出一個巨大的問題。威克菲爾德安頓在窄小的二層樓辦公室，地點就在皇家慈善醫院陰森可怕的病理學博物館旁邊。幾個星期之後，威克菲爾德翻閱《刺胳針》的聖誕節雙刊，更為享受澳洲醫師的發現。澳洲醫師發表了五頁的論文，作者共有七位，同樣位於《刺胳針》期刊的重要欄位。

提出第一個偉大的假設

　　希斯原野、健力士時刻，以及華倫和馬歇爾，就是威克菲爾德的起源故事。多年之後，沒有經歷任何實際調查的評論專家，想要從媒體、社會學，甚至神祕的時代精神中，尋找解釋一切的原因，為什麼數百萬人如此害怕疫苗。但是，在宛如瀑布流洩的因果之中，只有真實存在的人物，以及特定的事實。

　　各種因素造就的反應終於出現了——就在澳洲醫師提出重大發現的十一個月之後——威克菲爾德領導的團隊受到澳洲人的啟發，也在《刺胳針》的重要研究論文欄位攻佔六頁的篇幅。他們使用電子顯微鏡拍攝克隆症病患腸道的樹脂保存樣本，主張腸胃道血管出現發炎、阻塞，以及細胞死亡現象。

　　在全球排名第二的醫學期刊發表長達六頁的論文。威克菲爾德彷彿上帝行走在水上。評估研究者的表現有兩個指標，發表論文是第一個，而《刺胳針》可以改變一個人的職業發展生涯。對於皇家慈善醫院的院長和管理階層而言，更重要的是，發表論文對於他們的名譽和利益都很有發展潛力。在那個時候，皇家慈善醫院醫學院正在參與國家「研究評估測驗」競賽。這個競賽採用的評估標準，主要基於在有高度影響力的期刊發表論文，高等教育機構的發表論文表現將獲得排名，最高為五分，最低為一分，藉此決定該機構在總計數億英鎊的國家補助中的分配比例。位於皇家慈善醫院南方三英里處的倫敦學院大學，在兩個關鍵領域中取得五分。漢普斯特德學校分別取得二分和三分。

　　因此，威克菲爾德的克隆氏症論文就像一筆巨大的補助款。但是，威克菲爾德必須命名這個病毒。因此，醫學院的院長，一位病毒學家，名為艾瑞爾・薩克曼（Arie Zuckerman；我們必須親眼目睹，才能明白他在這個醜聞中的角色），可能會加入威克菲爾德的行列，當他們其中一位或一

起獲得殊榮，能夠向女王陛下致意之後，就可以在白金漢宮享受美酒佳餚。

　　有些研究學者對於威克菲爾德的發現感到疑惑。其他人則是實驗了所有可能性。但是，威克菲爾德「先生」——他依然採用外科醫師的風格，稱呼自己為「先生」——在第二階段，也就是命名病毒的階段，採用了極為簡單的技術，能夠輕而易舉地證明他缺乏科學訓練。正如他稍後對記者傑瑞米‧勞倫斯的解釋，而勞倫斯在九百字的報導中完整引用威克菲爾德的說法：

我開始閱讀兩冊病毒教科書，努力研究。

威克菲爾德的技術就是如此簡單。

　　我開始調查威克菲爾德的故事之後，也採用了相同的方法。威克菲爾德閱讀的書籍是《費爾斯病毒學》（Fields Virology）。封面是紅白相間的大部頭書籍，兩冊的重量都等同於半個磚頭。本書的第二冊將病毒微生物分為十八科，依照字母順序描述各種病毒的特質，印刷在單面雙頁的版面上：內容包括病毒的歷史、臨床特徵、流行病史，以及基因。此書的內容就是威克菲爾德尋找的病毒目錄與真相。

　　但是，勞倫斯記載了威克菲爾德的完整發言。我們應該感謝勞倫斯為了後代人的勤勉付出。「我查到麻疹病毒。」威克菲爾德告訴勞倫斯。「書中描述麻疹病毒如何進入人類的腸道，造成潰瘍和發炎，簡直就像解釋了克隆氏症的起源。」

　　麻疹病毒。屬於副黏液病毒科（paramyxovirus family）的麻疹病毒屬（Morbilliviurs），一種單鏈核糖核酸病毒（RNA）。書中用三十二頁的篇幅探討其起源，可能是古代的羅馬或中國，從牛瘟病毒演化而來。古代的醫師先賢希波克拉底（Hippocrates）以及蓋倫（Galen）從未提到這個病毒，其病徵——發燒、咳嗽、起疹子，以及嘴部出現可見的白色「柯氏斑點」——似乎與城市的發展有關，大約會在人類的孩童時期造成十天

的病症。

「在人類嘴部的黏膜，柯氏班點的壞死上皮細胞會脫落，留下小型的淺層潰瘍。」書中的段落如此描述，讓威克菲爾德的心跳加速。

在前驅病徵以及病患全身黏膜表層出現起疹反應的第一天，發現與柯氏班點相同的損傷，包括結膜區域；口咽；鼻咽；喉頭、氣管、支氣管，以及細支氣管的襯液；腸胃的完整長度區域；以及陰道。

腸胃道的完整長度區域，也就是克隆氏症造成的影響範圍。雖然最典型的症狀出現在迴腸（在小腸距離胃部的最遠處），但症狀的出現範圍包括嘴部至肛門。以及與柯氏班點相同的損傷。因此……威克菲爾德相信，可惡的腸胃道發炎潰瘍疾病就像腸道的麻疹。

「我發現了！」（Eureka）

於是，威克菲爾德提出第一個偉大的假設：麻疹病毒造成克隆氏症。他宣佈在漢普斯特德成立「腸道發炎疾病研究團隊」，召集擁有專業技能的其他成員，他將率領眾人加入戰場，就像當年的橄欖球隊。

「我當時認為他是一個提出好觀念的人，或者，至少在那個時候看起來是很好的觀念。」當時，在倫敦北部擔任英國國家生物製劑標準品和管制局（National Institute of Biological Standards and Control）病毒部主任的菲利浦・邁爾（Philip Minor）說道：「他正在尋找可以幫助自己的科學家。」

威克菲爾德知道眼前的道路不容易。反對者洋洋得意的模樣，就像鸚鵡。有些人指出，威克菲爾德用電子顯微鏡拍攝的照片只是快照，無法證明發炎的起因在腸道之外，而是符合他們的假設，在腸道內部發炎。

謠言盛傳，也許這位過去的腸道手術醫師根本不懂科學。「威克菲爾德曾經在我的學系發表專題演講。」一位資深的學術研究人員在午餐時回憶道：「我的部門有很多成員，他們都是基礎科學家，非常、非常聰明，

一輩子都在研究血管。他來到我的學系進行專題演講——這是我第一次聽他探討真正的科學。我坐在會場，那次的專題演講大概一個小時，他講了三句話之後，我根本不知道這個傢伙到底在說什麼。」

但是，你只會從醫學機構聽到一種聲音，而醫學機構從以前就會犯錯。「每個人都知道人類的胃部是無菌的。」澳洲人羅賓·華倫在斯德哥爾摩領取他的諾貝爾獎章時，如此回憶當初否定他的人。專家學者曾經向華倫保證過，任何一種病毒都無法生存在人類胃部的強酸。即使可以，其他人一定會發現。「為什麼以前沒有人發現胃部有病毒？」

威克菲爾德討厭專家學者的得意洋洋，也因而獲得了勇氣。威克菲爾德和澳洲的兩位醫師一樣，在逆境中保持冷靜和決心。在醫學院多達七百名的教職人員中，威克菲爾德依然沒有獲得重視，他的團隊成員探測人類血管時，他在《腸胃病學》（Gastroenterology）以及《腸胃病》（Gut）期刊聯名發表了論文。一九九三年四月，威克菲爾德再度於《醫學病毒學期刊》（Journal of Medical Virology）取得重大突破。讀者將《醫學病毒學期刊》稱為 J Med Virol，主編是薩克曼，也就是皇家慈善醫院醫學院的院長。

「研究結果主張，麻疹病毒在腸道組織中能夠持續生存是常見的現象。」論文長達九頁，充滿濃密的文字和圖表，威克菲爾德在摘要中說道：「而且人體組織出現與克隆氏症一致的特徵。」

在威克菲爾德的職業生涯，這是第二十七篇論文（加上這一篇，讓他終生發表的論文數超過八十篇），無疑是對他專業能力的點綴。《醫學病毒學期刊》的影響力指數不高。但是，威克菲爾德是首位作者，六位協同作者的名字跟隨在他之後，他們提出了令人印象深刻的結果。他們使用三種方法（全都符合實驗標準），探測手術切除的克隆氏症人體組織，尋找病毒存在的證據，而三種方法都大有斬獲。第一種方法在十五位的病人組

織中，有十三位病患的組織出現病毒。第二種方法可能是九分之九。第三
種方法則是十分之十。

　　其 中 一 種 方 法 —— 也 就 是「 免 疫 組 織 化 學 染 色 法 」
（immunohistochemistry）——尋找組成病毒的蛋白質跡象：序列方式為
核糖核酸病毒，就像麻疹病毒。另外一種方法——稱為原位雜交技術（in
situ hybridization）——則是尋找核酸核糖病毒本身的片段，藏於病毒的
基因核心之中。上述的兩種方法都有難度。但是，威克菲爾德採用的第三
種方法才是票房保證：他們使用電子顯微鏡，將樣本放大致八萬五千倍，
他的研究團隊似乎想要「拍攝」這個研究結果。

　　「研究結果確實發現了麻疹病毒」——或者說，他們的報告認為自己
發現麻疹病毒——在宛如月球表面，充滿坑洞、污垢、螺旋物體，以及斑
點的拍攝結果中，出現骯髒的陰影，威克菲爾德在二百六十字的摘要說明
中如此描述。他將發現物體標記為「符合高密度的病毒核仁」、「病毒分
子」，以及「受到感染」的細胞。威克菲爾德凝視著康莊命運的臉龐。

來自藥廠的金援

　　威克菲爾德研究績效的第二個評估標準，則是他募集的金額：無論
是來自英國政府醫學研究委員會的補助款、腸發炎疾病領域的慈善機構捐
款，還是更常見的製藥產業補助。在多倫多，威克菲爾德獲得惠康基金會
（Wellcome Trust）：在當時，惠康基金會是一座橫跨英美的製藥帝國，
樂意提供補助，由出生在美國威斯康辛的銷售人員亨利・惠康（Henry
Wellcome）成立。但是，自從一九九三年更進一步取得研究結果之後，威
克菲爾德的行乞碗還想要拿到更多錢。

　　家中的經濟狀況也可以重新評估了。威克菲爾德和卡梅爾搬到倫敦西

部更大的房子：在一條較短的排屋街上，屋子有著華麗的凸窗和磚頭，旁邊就是滑鐵盧車站的鐵軌。他們現在必須負擔兩個年輕男孩的生計，第二個孩子的名字是山繆・萊德・威克菲爾德（Samuel Ryder Wakefield），取名於山繆的曾曾祖父（艾德華・馬修的父親），曾曾祖父也是聖瑪莉醫學院的學生，畢業於一八九六年。

　　相較於未來令人興奮的事業，威克菲爾德大多數的工作都是例行公事，甚至非常無趣。但是，時間滴答作響。他需要結果。否定他的人緊追在後。威克菲爾德現在已經被列入醫學院的預算清單，但批評家指出，威克菲爾德的假設認為克隆氏症的起因是麻疹病毒，但至少在已開發國家，被診斷罹患克隆氏症的病患人數增加，可是，隨著疫苗開始施打，罹患麻疹的病患人數則是降至低點。

　　如果威克菲爾德只是一個意志不堅定的男人，他只會用力拍打自己的額頭，意志消沉地待在酒吧三個星期。但是，威克菲爾德談起此事（我將在稍後的篇幅揭露另外一個觀點），就像此種明確的矛盾啟發了他。麻疹疫苗包括比較虛弱，但確實能夠發揮效果的麻疹病毒。因此，他推測，麻疹疫苗可能也會導致克隆氏症，藉此解釋克隆氏症的盛行。

　　證明這個假設絕對需要經費。威克菲爾德知道自己有能力證明。於是，我再度看見一個特質：一種極為卓越的個人特質，坦白說，甚至是每個人都缺乏的特質：個人魅力……個人魅力，彷彿是威克菲爾德一生不停響起的鼓聲，一種驚人的心理力量。

　　現在，他將個人魅力施展於藥商的主管階層、慈善組織和非營利組織。威克菲爾德吸引了美國密西根州的普強（Upjohn）、伊利諾州的瑟勒（Searle）、瑞士藥商大廠羅氏（Hoffmann-La Roche），還有以倫敦為根據地的葛蘭素（Glaxo；後來成為葛蘭素史克〔GlaxoSmithKline; 縮寫為 GSK〕，將更多金錢放入他的口袋。

　　來自藥廠的金援，多年之後，將會嚴重影響威克菲爾德的主張。他自稱是大藥廠陰謀的受害者。更加諷刺的是，在一連串特定的事實之中，引導威克菲爾德決定發起疫苗戰爭的原因，部分來自美國紐澤西羅威市（Rahway, New Jersey）的默克（Merck）藥廠，世上排名第一的疫苗製造藥廠。「威克菲爾德的研究就像基礎工作。」一位默克的退休經理人告訴我一個笑話：「但是，他還是向默克領取經費。」

　　威克菲爾德的團隊現在將重點從病毒學移轉至流行病學，開始追蹤兩個毫無關聯的英國研究結果，兩個研究分別在一九五〇年代和一九六〇年代完成。第一個研究是孩童健康研究，時間在麻疹疫苗出現之前，第二個研究則是麻疹疫苗的早期試驗報告。威克菲爾德致信給試驗參與者（至少聯絡能夠找到的參與者），表示相較於沒有接種疫苗者，接種麻疹疫苗者罹患克隆氏的比例是三倍。

　　威克菲爾德瞄準的出版目標，依然是《刺胳針》，因為《刺胳針》喜歡刊登民眾關注的議題。作為一本綜合醫學期刊，《刺胳針》希望獲得不同專業技能的讀者注意，刊登標題極為驚人的論文，有時候甚至是毫不掩飾的聳動，於是每一位醫學院的學生都會記得。因此，一九九五年四月，《刺胳針》刊登了威克菲爾德的研究，篇幅三頁，一共四名作者，包括皇家慈善醫院的腸病學教授羅伊·龐德（Roy Pounder）、威克菲爾德的助手史考特·蒙哥馬利（Scott Montgomery）。在威克菲爾德最終身敗名裂的道路上，倘若有一本聖徒傳記，羅伊·龐德和史考特·蒙哥馬利都會是威克菲爾德的配角。

　　《刺胳針》把握機會。但是，《刺胳針》還是會捍衛自己的名譽，特別邀請一些專家學者向聰明的讀者示意。為了有專業能力的讀者，避免他們提出不滿，《刺胳針》還會印刷額外的文章——等同於期刊的編輯意見——藉此平衡過度誇張的論文主張。在威克菲爾德的例子中，兩位來自

美國食品藥品監督管理局的科學家獲邀發表一篇「評論」。

　　兩位科學家指出，威克菲爾德比較了不可比較的因素：就像比較李子和芒果。「研究隊列（cohorts）的募集和訪問方式都有基礎的差異。」兩位科學家如此探討威克菲爾德比較的一九五〇年代以及一九六〇年代論文資料來源。「而兩篇論文的主要內容，最重要的分類區別，則是暴露風險和疾病本身。」

　　持平而論，威克菲爾德團隊發表的論文確實有缺點，其內容只是推測，沒有任何證明結果。他們在論文中表示，麻疹病毒「可能」能夠存活於腸道組織。過早暴露接觸麻疹病毒「可能」會有風險。罹患克隆氏症者「可能」也會產生不同的免疫反應。由於腸道疾病和疫苗之間關聯如此薄弱，論文標題甚至還有問號。

麻疹疫苗是腸發炎疾病的風險因素嗎？

　　但是，這篇論文提出的警訊令人無法忽視。他們的結論過於跳躍，讓許多人發出訕笑。有些人認為威克菲爾德團隊使用的論文標題符合「亨克里夫法則」（Hinchliffe's Rule），也就是新聞界所說的貝特里奇頭條新聞定律（Betteridge's Law of Headlines），意思是說，如果標題採用能夠回答「是」或「否」的疑問句，答案永遠都是「否」。

　　然而，威克菲爾德的眼光已經轉至疫苗——不只是發現麻疹病毒的狂野天性——他認為，疫苗才是克隆氏症的起因。

　　但是，究竟要用什麼方法——他思忖——才能找到證據，證明這個大觀念？

第三章

意外相會的使命

二號孩子是威克菲爾德的「前哨案例」

威克菲爾德談起此事時,認為他探索自閉症真相的冒險,始於一位母親的來電。

狹義而言,確實是真的。時間是一九九五年五月。準確地說,當天是五月十九日,星期五。在位於二樓的辦公室,威克菲爾德的電話響起。一位女士講述六歲兒子的故事。從此以後,一切都變得不同了。

這位女士也是我開始調查的原因。因此,你可以說,這位女士讓我和威克菲爾德相遇。我將這位女士稱為「二號女士」,她的兒子則是「二號孩子」;這種匿名的方式,依照這個孩子在研究計畫中的編號,而威克菲爾德永遠不會遺忘這個研究計畫。雖然是「二號」,但這位母親和孩子的故事絕對不是次要的。他們是明確而無法更改的首位重要人物。往後成為醫師的威克菲爾德則是將他們描述人生「最大的影響」。二號孩子是威克菲爾德的「前哨案例」。

男孩出生在一九八八七月底——足月生產,並且是在預產期出生——出生時的重為八英磅又十盎司(三.九公斤)——毫無任何異狀。母親懷

孕期間也平安無事。她不需要任何藥物協助生產。在沒有任何障礙的情況之下，分娩時間只有四分鐘至五分鐘，她的新生兒也在用於記錄嬰兒狀況的阿帕嘉指數（APGAR Scale；評估嬰兒的外觀、心跳、面部表情、活動力，以及呼吸）獲得完美的十分。

從位於倫敦東北方的醫院，回到劍橋郡（Cambridgeshire）的家中，二號孩子已經獲得最好的條件，能夠迎接二十世紀英國中產階級家庭最美好的人生。他的父親是一位電腦專家，職業為工程師，二號女士則是英國首都頂尖旅遊社的資訊經理和商業分析師。

因此，二號孩子的美好童年開始了。小男嬰的眼神逐漸變得銳利。他翻身、牙牙學語，開懷大笑。他開始爬行，緩慢移動，攀爬家具。他指著他們，開始說出第一句話：「媽媽……爸爸」──在某個美好的日子，他用雙腳站立，在跌倒之前，踏出第一步。在這個孩子身上，展現出一種理性，一種終極的生命實現，一種最高的生存成就。

第二年，孩子的情況依然良好。他長出金色的頭髮。他有一雙藍色的眼睛。他在浴室用玩具玩水，他拉著搖擺尾巴的玩具小狗，他用玩具磚塊打造最棒的高塔。

然而，悲傷而且可怕的是，此景不長久。他的家長即將開始絕望的使命。

第二年的年中，病歷記載了他的人生轉變──就在他迎接第二次生日之前的幾個月。他變得「沉默寡言而且無法接近」、「在夜晚發出陣陣尖叫」，在某個時間點，甚至出現「撞擊頭部」的行為。如果你知道多少嬰兒都曾經有過這個階段，但症狀迅速消失，而且不需要擔心，你必定會非常驚訝。但是，二號孩子的症狀並未消失。他開始無視父母，才剛剛出現的語言能力也不見了。

曾經有一段時間，二號女士可以拿起一顆球，而小男孩──她的第二

個孩子──能夠說出「球」。她也能夠指著一本書，他就會說：「書」。但是，孩子口中的「球」變成了「歐」，「書」則變成「嗚」，直到他的詞彙語言能力完全消失。「他能夠說的最後一個詞彙是『果汁』。」我們在二號女士家見面時，她告訴我。距離她致電給威克菲爾德，已經過了八年。「從『果汁』變成『汁』，再變成『歐』。隨後，他再也沒有辦法說話。」

他們找不到任何起因或解釋。隨後的幾年，男孩又發生幾次嚴重的退化，失去語言能力、遊戲的能力，不在乎其他人，專家替他貼上「自閉」以及「遲緩」的標籤。退化有時候是自閉症的其中一個症狀，但醫師不敢提出準確的診斷。

面對此種惡夢，沒有任何父母能夠悠閒度日。二號女士是一位生活井然有序，宛如一本日本旅遊導覽的專業人士，她不害怕尋求協助。致電給威克菲爾德之前，她曾經請教過德萊伯教授（Professor Dryburgh）、杭特醫師（Dr. Hunter）、奈維爾教授（Professor Neville），以及塔克醫師（Dr. Tuck），還有華納教授（Professor Warner）、羅爾斯醫師（Rolles）、凱斯醫師（Dr. Cass），以及摩爾女士（Ms. Moore）。除此之外，理查醫師（Dr. Richer）、席爾維拉醫師（Dr. Silveira）、戴維斯教授（Professor Davies）、馬丁先生（Mr. Martin），古德耶教授（Professor Goodyer）、巴特醫師（Dr. Bhatt）、卡文納格醫師（Dr. Cavanagh），以及沃森克萊夫特醫師（Dr. Wozencroft）。

現在，她找到沒有治療過任何一位病患的威克菲爾德醫師。

個人的野心

促使二號女士致電的事件是威克菲爾德在《刺胳針》以疑問句發表的論文，他將克隆氏症的起因指向疫苗。雖然這篇論文確實出現將兩個不可

比較的因素相提並論的漏洞、兩位美國食品藥品管制局科學家提出的反對評論，以及論文標題的結尾是一個顯而易見的「問號」，但是，和《刺胳針》一樣被人信任的兩個機構，也忘了上述的明確缺失，決定讓社會大眾注意該篇論文。

第一個機構就是皇家慈善醫院。作為英國首都健康照顧系統重新改組的一環，皇家慈善醫院預定和經營更為成功的鄰近醫院合併，也就是倫敦學院大學醫院。漢普斯特德的皇家慈善醫院院長艾瑞爾・薩克曼希望在合併之後，能夠獲得高層職位，決定善用威克菲爾德的論文登上頂尖期刊的機會，展現自己率領一群有才華的教職人員。因此，儘管薩克曼院長擁有三十五年的研究經驗，依然同意主持論文的媒體發表會。

多年之後，薩克曼將這個決定稱為「一場災難」。他出席英國歷史上耗時最久的醫學疏失聽證會，坐在成群的律師和醫師之中，對於造成英國接種麻疹腮腺炎德國麻疹疫苗的比例「激烈下降」，他發言表達自己的「悔恨」。雖然在聽證會調查的十二個月之間，接種疫苗的下降比例只有〇・三個百分點（在兩歲的孩童之間，接種比例從百分之九一・八下降至百分之九一・五），但是，這個微小的接種比例下降將會造成更大的接種比例下降，必須用將近十二年的時間，才能完全恢復到威克菲爾德造成影響之前的比例。

在醫學界的傳統中，媒體發表會都是留給治療方法的重大突破或者流行感染疾病的爆發，而不是一位中階實驗室研究人員的臆想。然而，四月二十八日星期五的早晨，就像一首前奏曲，往後將有相似，但更為盛大的事件，只是尚未到來，皇家慈善醫院採用原木裝潢的馬斯登會議室已經擺放成排舒適柔軟的座椅，面對主講人的長板支架桌。

威克菲爾德走入座位，他穿著亮色系的西裝外套、斑點領帶、扣領襯衫，以及深色的褲子。他的頭髮異常厚重，彷彿已經凝結為一頂頭盔。在

左邊胸口的口袋，夾著一張有照片的識別證，識別證上有著馬爾他十字徽章，徽章中央則是一隻看著後方的獅子。

他的右手拿著機械式投影機的控制器，投影機將投影片投射至布幕。在藍色的背景上，標題寫著「假設」。

克隆氏症的起因是
病毒持續生存感染腸繫膜微血管內皮組織
造成的細胞免疫反應。
造成克隆氏症的病毒可能是麻疹病毒。

威克菲爾德的媒體發表會並未成為當天的頭條新聞。《衛報》用三百字的篇幅刊登於第八頁。《泰唔士報》用九十四字的篇幅，刊登於第四頁。但是，當天晚上，另外一間機構——英國廣播公司（the British Broadcasting Corporation）——也想要展現其他人的研究才能。一間新設立的科學公司，其成員曾經接受物理學和電腦訓練，他們獲得十三分鐘，可以在英國廣播公司電視臺二臺的《新聞之夜》（Newsnight）探討醫學。

「《刺胳針》今天刊登的一篇論文報告推測，接種疫苗的人有較高的風險罹患造成人體虛弱的腸道疾病。」節目的主播表示——他的名字是傑瑞米·帕克斯曼（Jeremy Paxman），他的發言幾乎全是過度誇張的內容——「疫苗可能不是對於每個人都有無條件的良好效果，這個情況也與目前的政策產生衝突——正如我們的科學通訊記者蘇珊·華斯（Susan Watts）的報導內容指出——但接種疫苗的政策，已經變成一種信仰。」

「一種信仰」？不是科學，也不是公共衛生議題？華斯的報導就像踮起腳趾，繼續深入行走。她並未仔細檢驗《刺胳針》的報告內容，而是拓展報導內容，將腦部傷害加入原本提到的腸道疾病，甚至指出麻疹腮腺炎德國麻疹疫苗（威克菲爾德的論文從未明確提到這個疫苗）就是可能的原

因。

　　二號女士後來告訴我，她從未看過這個節目。但是，節目內容除了漢普斯特德媒體發布會的影像，還有少數幾位電視報導人、當時三十二歲的華斯、「反接種疫苗」團體的成立（他們舉行了一場會議，而我認為這場會議的目的是為了媒體曝光）、政府警告麻疹的風險、八歲孩子的採訪片段（不必再度強調孩子出現何種症狀），以及電視攝影棚採訪一位名為潔姬・弗萊契（Jackie Fletcher）的女士，她穿著非常吸睛的鮮紅色洋裝。

　　「弗萊契太太。」帕克斯曼對著她說：「你的孩子羅伯特年紀很小的時候就接種疫苗了。他出現何種副作用？」

　　「好的，就在接種麻疹腮腺炎德國麻疹疫苗的整整十天之後。」她回答：「他病得很嚴重，他的一生也改變了。」

　　除了洋裝之外，最驚人的是她的頭髮——長髮及肩、烏黑亮麗，顯眼的中分髮型——以及咖啡色瞳孔的銳利眼神。她解釋自己的三歲孩子，如何在剛滿十三個月時出現癲癇，後來發展為嚴重的癲癇以及學習障礙（但沒有提到腸道疾病或自閉症）。

　　她主張，家長需要更多關於疫苗接種副作用的資訊，並且拐彎抹角地提到，她已經在十六個月之前成立一個團體。團體的縮寫意義不明：JABS。這個詞大概可以等同於英語中一位接種疫苗者的俚語，如果有任何人詢問其中意義，也能夠用非常聰明地回覆四個字母分別代表正義（Justice）、意識（Awareness），以及基礎支持（Basic Support）」。

　　但是，三十八歲的弗萊契女士，她曾經是銀行的行員，而她確實別有動機。成立 JABS 團體時，她個人的野心就是控告疫苗製造廠。但是，孤軍奮戰絕對沒有勝算。如此巨大的法律劣勢，唯有英國政府營運的免費法律協助計畫能夠支付費用。因此，弗萊契女士必須找到數百個和她有相同處境的家庭，才可以成功獲得政府補助。

在那個時候，三合一疫苗不曾引起爭議。弗萊契希望掀起波瀾。因此，弗萊契女士和威克菲爾德都出現在《新聞之夜》的報導內容之後，她前往漢普斯特德與威克菲爾德見面，也建議其他人接觸威克菲爾德。

二號女士就是第一位聯絡威克菲爾德的人。

完美的推測

那個時候，二號女士四十歲——比威克菲爾德年長兩歲——成長於普雷斯頓（Preston），位於倫敦北方兩百英里，曾經是一座著名的礦業城市。威克菲爾德接起電話時，她說話非常果決，有著英格蘭西北方的語調，很有自信而且堅定。

「請聽我說。」她用命令的口吻說。

威克菲爾德洗耳恭聽。這次通話的時間為兩個小時。

「她是一位表達能力非常好的女人。」多年之後，威克菲爾德回憶道：「她說的故事非常合理。」

但是，一開始，二號女士聯絡威克菲爾德，讓他非常困惑。她如何取得威克菲爾德的電話號碼？二號孩子已經被診斷為「自閉症類群障礙症」（autistic spectrum）——一種快速演變的障礙類群，用於定義特殊的發展現象，包括特定行為、缺陷，有時候則是在思維、溝通，以及行為中明確的障礙。

但是，為什麼二號女士會致電給一位腸胃病學家——甚至是一位實驗室研究人員的協助？威克菲爾德表示他本人非常驚訝。雖然，他在專門主修外科之前，曾經屬於全科醫學，但是他在一九八〇年代早期就讀聖瑪莉醫學院時，課程並未探討自閉症。

「很抱歉，我不知道怎麼幫助妳。」他後來如此描述自己的回應。「我

對於自閉症一無所知。」

於是，二號女士回答（至少威克菲爾德表示二號女士就是如此回答）：「我的孩子也有嚴重的腸道疾病。我相信腸道問題和行為問題有相關。其中一個問題的狀況不好，另外一個問題也會不好；如果其中一個的情況比較好，另外一個就不會很糟糕。」

因此，他們繼續討論（威克菲爾德事後重新描述了這段對話），而這次交談也讓他們的使命相連。威克菲爾德和二號女士都記得，在那次電話的早期階段，她堅持兒子是因為接種疫苗受到傷害。

「她告訴我，而且非常明確。」後來，威克菲爾德無數次重新提到這個故事，他解釋道：「二號女士的兒子原本發展正常，接種麻疹腮腺炎德國麻疹疫苗之後的幾個星期，就開始出現退化。」

退化。沒有任何父母希望這個字與自己的兒子或女兒有關係。根據推測，在那個時候，大約有四分之一至三分之一罹患自閉症的孩童，受到可怕的退化影響。嬰兒（通常是男嬰）一般可以正常發展十二個月至二十四個月，隨後就會失去語言和其他能力。專家認為退化的原因是腦部急速成長和基因展現的影響。

威克菲爾德醫師的關注讓二號女士覺得非常驚訝。在此之前，從來沒有人願意傾聽她的心聲。但是，威克菲爾德的工作內容沒有照顧病患的義務，因此，在那個星期五，威克菲爾德擁有臨床醫師缺乏的資源：時間。他不需要前往問診室、巡視病房，也沒有需要見面的病人清單。他也幾乎完全不需要教學，他只有一個職責：證明麻疹病毒，特別是疫苗中的麻疹病毒，就是克隆氏症尚未被人發現的起因。

二號女士不知道威克菲爾德其實是一位沒有病患的醫師，但是，弗萊契向二號女士簡短介紹了威克菲爾德的研究興趣。JABS 運動人士弗萊契不只提到《刺胳針》刊登以問號作為標題的論文，也介紹了威克菲爾德早

期在《醫學病毒學期刊》發表的作品，主張他在腸道疾病中發現麻疹病毒。

「那就是顯靈的時刻。」我和二號女士見面時，她說：「潔姬告訴我的時候，我就明白了，她說我有那種潛力。那是我的轉折點。」

威克菲爾德更為熱切地傾聽。二號女士向他訴說的故事，與他的目標相吻合。她的兒子，威克菲爾德表示，二號女士在電話上告訴他，承受了腹痛和腹瀉之苦──兩者都是腸道發炎疾病的可能病徵。二號女士推測，病徵可能由疫苗引起，她也認為兒子的行為問題起因是疫苗。

「我就是剛好相信兒子受到麻疹腮腺炎德國麻疹疫苗的影響。」二號女士告訴我，她確實如此向威克菲爾德表示。「我的兒子剛好就是自閉症。我也剛好相信，兒子的腦部問題是腸道疾病造成的問題。」

二號女士提出了完美的推測。威克菲爾德非常喜歡這個推測。但是，二號女士和威克菲爾德一樣，他們的父母都是醫師。二號女士已故的父親曾是普雷斯頓的全科醫師，二號女士遺傳了一種追求偉大觀念的心智，因此，她決定在那個星期五，致電給威克菲爾德。

面對焦急想要解開的謎題，二號女士的使命，引導她讓兒子接受所有類型的治療方式。她甚至嘗試了偏方（alternative supplements；替代治療方式）。一位醫院的員工建議她採用法因戈爾德飲食療法（Feingold diet），也就是避免攝取染色劑和添加物的飲食。她說服醫師讓兒子攝取大量的維他命 B12（她告訴我：「我嘗試過了，確實有用。」）她還加入了「過敏引發自閉症」家長團體，學習「鴉片過量」（opioid excess）的概念：食物中的特定物質，特別是麵包和牛奶，會造成自閉症行為。

「她提出這些概念的方法非常清晰冷靜。」威克菲爾德回憶道：「她顯然謹慎思考過自閉症問題。」

他聽著二號女士的聲音。然後，他聽了更多。她談到「新陳代謝疾病」、「硫酸化」，以及「自閉症孩童的發展途徑」。她又解釋道，「過敏引發

自閉症」家長團體中，有許多和她相似的家庭。

她聽起來太完美了，根本不像真的。

顯然的，這個母親擁有威克菲爾德尋找的一切。太多事物符合威克菲爾德的想法。即使是維他命 B12（小腸迴腸從食物中吸收大多數的維他命 B12）都用非常有趣的方式，符合威克菲爾德的假設。忘了電子顯微鏡，忘了腐朽的組織樣本，忘了來自過往研究計畫用問號作為結尾的流行病學研究報告，二號孩子，以及這位母親團體中的其他孩子，可能就是證明疫苗導致克隆氏症的活證據。

威克菲爾德在電話中立刻建議二號女士尋求專業的醫學意見。「在那個時期，我唯一的關懷就是孩子在臨床上的健康。」威克菲爾德後來出席院長遭到質疑的那場醫療紀律聽證會時主張：「這是我作為醫師以及作為人類的義務，我必須協助這位母親面對困境。」

因此，威克菲爾德推薦二號女士尋找一位澳洲醫師，名為約翰‧沃克—史密斯（John Walker-Smith）——當時，史密斯在倫敦的另外一間醫院服務，就在南方四英里處，醫院的名字是聖巴托羅謬（St. Bartholomew），更常見的名字則是「巴斯醫院」（Barts）。史密斯的年紀是五十八歲，他是小兒腸胃病學專家。威克菲爾德遊說他長達兩年之後，史密斯決定前往漢普斯特德，加入威克菲爾德的團隊。他帶著另外兩位結腸鏡檢查專家，想要把握研究機會。

NAD

二號女士的電話讓威克菲爾德充滿能量，他致電給沃克—史密斯。一九九五年八月的一個明亮星期二——距離上述提到的兩個小時電話，已經過了十個星期——二號女士和當時已經七歲的兒子，經過八十五英里的

旅途，抵達倫敦。

在巴斯醫院，澳洲醫師從母親獲得相關歷史資訊。

懷孕過程正常、分娩過程正常……直到嬰兒滿二十個月之前，都餵食母乳……嬰兒滿十八個月時出現腹瀉……嬰兒滿十五個月時接種麻疹腮腺炎德國麻疹疫苗……從此之後身體情況急速惡化。

對於二號女士所言，威克菲爾德的解釋更長，而且更多細節。但是，檢視男孩的狀況之後，沃克—史密斯在筆記上連續重複三個字母。

腹部 NAD……肛門 NAD……口腔 NAD

NAD 的意思是「沒有察覺任何異狀」（nothing abnormal detected）。沃克—史密斯的最後判斷：

沒有任何克隆氏症的證據。

「經由皇家慈善醫院安迪·威克菲爾德的介紹，孩童轉診交給我，因為孩童的母親認為孩子的疾病起源於麻疹腮腺炎德國麻疹疫苗，並且認定麻疹病毒和克隆氏症之間有可能的關聯。」沃克—史密斯寫給另外一位醫師的信中表達。男童病患的情況，沃克—史密斯補充，聽起來就像多重的食物中毒，或者腸易激綜合症（irritable bow syndrome）。「檢驗結果顯示，絕對沒有跡象顯示男孩罹患了克隆氏症。」

對於二號孩子來說，是一個好消息；對於威克菲爾德的假設來說，則是一個壞消息。但是，威克菲爾德才剛開始。大多數的醫師如果發現病患沒有染病，都會很高興。威克菲爾德並非如此。他無法放手。

「她的想法很清楚。她很聰明，她的故事很合理。」許多年之後，威克菲爾德如此談論二號女士的電話。「她不是反疫苗。她曾經帶著孩子接種疫苗。但是，孩子顯然因為疫苗受到傷害，非常嚴重的傷害。二號孩子就是一個前哨案例。」

第四章

前導研究

從來沒有任何醫院執行此種研究計畫

　　約翰・沃克—史密斯其實不想前往皇家慈善醫院。但是，他認為自己別無選擇。他任職的巴斯醫院和皇家慈善醫院都是倫敦醫院改組計畫的一部分，醫學院也會合併，他在巴斯醫院任職的部門也受到威脅，即將關閉。因此，在威克菲爾德的建議，以及多年的閒聊之下，澳洲醫師同意了，他召集研究團隊，北上前往漢普斯特德。

　　在沃克—史密斯的心中，世界上只有一間醫院，只有一間醫院適合執業，那就是巴斯醫院，唯有巴斯醫院。必須是巴斯醫院。僧侶在西元一一二三年創立巴斯醫院，原本在雪梨擔任小兒外科醫師的沃克—史密斯聽說，巴斯醫院是「帝國的醫院之母」。如果沃克—史密斯沒有在一九七二年時，在巴斯醫院找到職位，他可能就會繼續留在澳洲新南威爾斯（New South Wales）的西草地（Westmead）的皇家亞歷山大醫院（Royal Alexander Hospital）擔任小兒科醫師。

　　「巴斯醫院有一種，」沃克—史密斯解釋道：「『使徒的精神傳承』，從希臘科斯島（Cos）的西方醫學古代起源，傳至羅馬時代的臺伯島（Isola

Tiberina），然後傳至倫敦的巴斯醫院。」

　　有些人認為沃克—史密斯是一位傲慢自負的人，比英國人更像英國人。他們用法語說：Plus Anglais que les Anglais，意思就是比英國人更像英國人。其他人則說沃克—史密斯有一種文化的自卑感，用來掩飾他更為內在的不安全感。舉例而言，沃克—史密斯堅持，大不列顛帝國「放棄」澳洲殖民地是「不適當」而且「無法接受」的行為，任憑獲得獨立的澳洲無根漂蕩。

　　想要獲得沃克—史密斯，成本不低。為了爭取他到漢普斯特德，皇家慈善醫院真的鋪設美麗的紅地毯等待他的大駕光臨。在醫院後方的六層樓建築，皇家慈善醫院打造了新的辦公室和實驗室迎接他。皇家慈善醫院也重新裝潢沃克—史密斯病人的病房——馬爾康病房（Malcolm Ward）。沃克—史密斯在皇家慈善醫院醫學院率領頭銜非常偉大的小兒腸道醫學新部門，地位已經超過一般的標準了。

　　穿著保守的深色西裝，展現一絲不苟的謹慎態度，沃克—史密斯在一九九五年九月抵達皇家慈善醫院，雖然輾轉各地，還是留在自己的專業領域，但依然掙扎壓抑內心的脆弱性格。他的使命是「有國際重要意義的研究」，他在回憶錄《長久的記憶》（Enduring Memories）中呈現內心深處的激動：「我是一位完完全全的學者領袖。我在醫學教授和外科醫學教授組成的委員會之中，佔有一席之地。」

　　皇家慈善醫學病理學博物館附近的二樓辦公室，對於沃克—史密斯展現了熱忱的歡迎。二號女士的來電就像使者，用威克菲爾德後來的話來說，她的電話彷彿「打開了水門」，與潔姬・弗萊契有關的 JABS 團體，以及二號女士在過敏引發自閉症團體的朋友，都開始流傳關於那位「用心傾聽的醫師」的消息。

　　威克菲爾德想要沃克—史密斯和他的小兒科專家團隊，研究上述家庭

的孩子。這是前所未有的機會，能夠理解在腸道中持續生存的病毒可以造成何種影響。傳統的醫學知識相信，病毒只能在腸道之中存活幾個星期，但是，病毒會不會慢性潛藏，造成克隆氏症？更大膽地說，腸道疾病和自閉症之間，有沒有關聯？二號女士的想法非常引人入勝。

　　沃克—史密斯決定把握機會，找出真相。他的研究向來都是一股熱情。在巴斯醫院時，他的部門非常驕傲，他們是英國唯一一間專門研究小兒科腸胃病學子領域的實驗室，而沃克—史密斯非常焦急地想要保持自己的專業能力。然而，他的新合作夥伴是《刺胳針》期刊的喜愛人物，《刺胳針》才剛剛聘請一位新的總編輯——理查・霍頓（Richard Horton）——霍頓從一九八〇年代開始就在漢普斯特德的皇家慈善醫院工作，他的辦公室和威克菲爾德的辦公室，就在同一條走廊上。

　　沃克—史密斯教授的行為還有另外一個理由：他仰望威克菲爾德的才能。「仰望」是一個名符其實的說法，因為沃克—史密斯很矮，體型也只有其他男性的三分之二。同仁也記得沃克—史密斯曾經讚嘆威克菲爾德是一位「真正的王子」。澳洲醫師即將出版自傳時（就在我進入他的生命之前的數個星期），他如此受到那位「沒有病患的醫師」影響，彷彿他正在談論英格蘭王妃戴安娜的「陰影」。

　　威克菲爾德很高、英俊、口若懸河、具備個人魅力，更重要的是，他是一個有信念的人。他是絕對真誠而且正直的人。實際上，已經過時的詞彙，「追求真理的聖戰士」，最適合描述威克菲爾德。

　　於是，他們開始召開會議，更多臨床醫師加入調查團隊，同意進行一連串的研究調查。「安迪・威克菲爾德希望組織團隊，研究這群孩子。」沃克—史密斯事後說道：「我在團隊中的角色非常自由，因為安迪・威克菲爾德才是研究領導者，他就像管弦樂團的指揮，也是腸胃病學家在研究計畫中的典型角色。他們組成了一個研究團隊，獲得學術倫理委員會的同

意，開始進行前導研究。」

　　他們一開始的計畫是研究十位罹患克隆氏症或腸道發炎疾病的孩子。如果威克菲爾德對於病毒的假設正確，就會在迴腸終端（terminal ileum）──小腸最末端的幾公分處──找到病毒，因為此處最容易出現疾病。

　　威克菲爾德研究團隊使用的方法被醫師稱為「威克菲爾德方法」，依照相同的模式，孩子在星期日的下午進入醫院，並且在下一個星期五出院。同時，小孩必須承受可怕的研究檢驗過程，包括鎮定麻醉或全身麻醉；腦部磁共振影像掃描；將電線接在頭部的腦電圖檢驗；血液和尿液測驗；腰椎穿刺檢驗腦脊髓液；服用大腸鋇劑和腹部 X 光掃描；放射性席林測驗（Schilling test）檢驗維他命 B12 吸收；最殘忍的是，結腸鏡加上迴腸鏡檢查（通常會合併為迴腸鏡檢查），在小腸中的插管檢查。

　　從來沒有任何醫院執行此種研究計畫。醫院的管理階層將此計畫稱為「獨一無二」。由於他們的主要關懷是疫苗中的麻疹病毒，即使為了調查小孩的發展問題，使用結腸鏡檢查都是極度不符合傳統的方法。資深醫師質疑，威克菲爾德的團隊究竟獲得多少次的學術研究倫理審查同意，才能進行如此有問題的大膽檢驗。

　　「在研究計畫會議中，我們已經獲得所有需要的轉診介紹。」賽門・莫奇（Simon Murch）是和沃克─史密斯團隊一起從巴斯醫院轉至皇家慈善醫院的小兒醫學顧問。他後來和我在醫學院見面時表示：「因此，對於孩童人數非常明確的研究計畫以及我們面對的限制而言，我們的研究非常有前景。」

　　想要進入檢驗研究計畫，孩子的家長們必須取得當地醫師的轉診介紹信，這是唯一能夠用非急診方式進入皇家慈善醫院的途徑。一九九六年二月，他們獲得第一位願意接受試驗的孩童，來自倫敦西北方兩百英里的利

物浦郊區全科醫師。「謝謝你想要見見這位年輕的男孩。」她寫信給沃克—史密斯時，提到六歲的病患。「他接種麻疹腮腺炎德國麻疹疫苗之後，出現有自閉症特質的行為問題、嚴重的便秘，以及行為障礙。」

　　沃克—史密斯的研究計畫有一個很好的開始，對於孩子承受發展問題，心急如焚的絕望家庭而言，皇家慈善醫院很快就成為了麥加聖地，或者是，天主教的盧爾德（Lourdes）聖母朝聖地。一位母親在還沒有任何孩子進入皇家慈善醫院接受檢驗之前，就寫信給威克菲爾德表示：

　　醫師說，皇家慈善醫院將進行一種試驗，可以確定孩子的症狀與接種麻疹疫苗有關係，或者消除症狀。

　　任何一位家長，只要設身處地替這位母親著想，如果孩子接受百般折磨之後，能夠找到疾病的資訊，誰不會同意？因此，各地的家長經由公路、鐵路，或者搭乘飛機，前往漢普斯特德，其中也包括來自美國的家庭。威克菲爾德沒有忘記前哨案例。縱然沃克—史密斯認為那位男孩並未罹患克隆氏症，但是，依照沃克—史密斯教授的用語來說，男孩依然是「關鍵人物」，也是第一批接受檢驗過程的孩子。

　　實際上，他是第二位接受檢驗的孩子，所以代號是二號。他的母親在那一年的五月致電給威克菲爾德，讓孩子接受威克菲爾德檢驗方法。威克菲爾德支持二號女士，他向沃克—史密斯主張，無論男孩是否罹患了克隆氏症，腸道都有「輕微」的發炎現象，因此，接受結腸鏡檢查確實有助於研究。

　　沃克—史密斯同意了。他在一個星期五與二號孩子還有二號母親見面，地點是一間食物過敏診所。他要求進行腸道發炎的血液檢驗（結果是正常，並未發炎），兩個月之後——九月一號星期天的下午——接受二號孩子進入馬爾康病房。

高風險的檢驗

二號孩子進入馬爾康病房時，距離一號孩子進入病房並且離開，已經過了五個星期。一號孩子是一位三歲的孩子，從一處空軍基地搭乘飛機，運送了一百英里至皇家慈善醫院。但是，一號孩子的檢驗結果讓醫師們很失望。縱然使用了具有強烈瀉藥效果的「腸道準備」飲料，一號孩子的便秘情況依然非常嚴重，內視鏡檢驗師無法進入他的小腸——三天之後，還是沒有成功。

二號女士的孩子隨即依照威克菲爾德的方法接受檢查。二號孩子進入位於醫院六樓的病房時，一位初級醫師大衛・卡森（David Casson）從他的母親手中獲得病歷，病歷中也註記接種疫苗。

病患的母親明確重複提到，孩子在十三個月大時，接種麻疹腮腺炎德國麻疹疫苗，並且在隨後的兩個星期，開始發生撞擊頭部以及在夜晚尖叫的行為。

二號女士對另外一位小兒精神科醫師也提出同樣的說法。小兒精神科醫師的名字是馬克・貝瑞羅維茲（Mark Berelowitz），他負責在病房照顧年輕的病患。

（二號女士）重複提到（二號孩子）在接種麻疹腮腺炎德國麻疹疫苗的兩個星期之後出現撞擊頭部的現象，從此不曾好轉。

二號孩子抵達病房的那天上午，就被送到內視鏡檢查房，地點是馬爾康病房的上方四層樓。速眠安藥物（midazolam）以及麻醉藥物發揮效果之後，男孩往左側身，開始接受內視鏡檢查。

根據學術研究倫理的規範，此項檢查程序屬於「高風險」，沃克一史密斯的職業生涯發展泰半反應了彈性光纖內視鏡是否能夠演變為足夠的細緻程度，得以用於孩童身上。但是，內視鏡檢查不會永遠都成功。一位五

歲的孩童接受威克菲爾德檢驗程序之後，腸道出現十二處的穿孔傷害，迫使皇家慈善醫院必須以五十萬英鎊作為和解代價。

　　為了檢查小腸的最末端（能夠檢驗的範圍只有幾公分），內視鏡設備必須先穿過一定程度的距離。首先，內視鏡要穿過直腸，以及略為呈現 S 形的乙狀結腸，前往位於人體左側的降結腸（descending colon），抵達一個腸道的彎角，稱為脾彎（splenic flexure）。在此處，內視鏡穿過橫結腸，橫結腸在肋骨後方，呈現水平下垂狀，內視鏡將會抵達另外一個腸道彎角：肝彎（hepatic flexure）。現在，內視鏡已經進入人體右側，再度轉彎，進入升結腸，然後下降進入盲腸（距離髀骨大約三個手指頭的距離），此處是小腸的終點，隨即進入分支。

　　現在要進入更困難的操作，位置是迴盲瓣（the ileocecal ）。大腸（主要功能是去除排泄物的水分）在此處進入迴腸——迴腸是小腸的初段，負責吸收食物的養分。迴腸是人體吸收維他命 B12 的位置，也是克隆氏症病徵最嚴重的區域。

　　沃克—史密斯通常都會決定開始檢驗程序。但是，他不會親自替小孩進行內視鏡檢查。莫奇替二號孩子完成檢驗流程，藉由一臺安裝在支架上，而支架與臉部同高的螢幕，他在內視鏡檢驗室觀察整個過程。莫奇當時剛滿四十歲，他和其他同仁一樣，都是彬彬有禮的紳士。他的嗜好是划船，而且他非常自豪地解釋，在十次嘗試之中，他可以九次成功將內視鏡插入小孩的小腸。

　　莫奇已經就定位，穿著拋棄式的綠色塑膠實驗外袍，裡面是襯衫和領帶，準備替孩童二號進行內視鏡檢驗。他的雙手配戴貼緊肌膚的乳色橡膠手套，左手抓住開關，右手則是拿著富士生產的小兒內視鏡。內視鏡機體的長度大約一‧五公尺，直徑大約是十公釐至十二公釐，材質是鋼鐵網，包著光滑的聚合物。

　　內視鏡設備都內嵌了「角度固定繩」，可以控制內視鏡的頭部，就像一隻蛇。在醫師的輕柔施力之下，在無意識的小男孩體內（他現在已經八歲），內視鏡穿過粉色發光的腸道，就像與動脈和靜脈結合了。在內試鏡的前端是一個鏡頭，安裝了光源、吹氣口、噴水口，以及吸水口和其他工具。

　　莫奇的右手邊站著兩位護理師。二號女士和威克菲爾德則站在檢驗人員的後方觀察螢幕，附近還有一位金髮的年輕科學家，名字是尼克‧查德維克（Nick Chadwick）。他的頭銜是「協同研究人員—分子研究專家」，他在一邊等待切除男孩的組織，檢驗組織中是否有麻疹病毒。

　　內視鏡快要抵達迴腸瓣時，莫奇鬆了一口氣。檢驗一號孩子時，就是在迴腸瓣遭到阻礙。完成最後一次的旋轉和前進之後，內視鏡進入前哨案例的迴腸，就像發光的火炬終於進入法老王的墳墓。目標就在此處，寶藏的儲存之地。至少，威克菲爾德如此希望。

　　我猜想，我們永遠都不會知道威克菲爾德看見真相時的反應。但是，二號女士看著螢幕，內視鏡抵達最深處時，內心充滿恐懼。在內視鏡的燈光之下，菌瘤的斑點發亮，蒼白且腫脹，從黏膜液往外延伸，看起來骯髒、邪惡，如此錯誤。

　　她從未目睹此種景象，更從未聽聞。她覺得震驚，更重要的是，她堅定了自己的信念。「醫師們認為，那就是腸道發炎疾病的證據。」二號女士接受《星期日郵報》（Mail on Sunday）的醫學通訊記者羅萊琳‧弗雷瑟（Lorraine Fraser）採訪時表示。弗雷瑟曾經在兩年半之前報導潔姬‧弗萊契成立 JABS 團體。「我鬆了一口氣。至少，我們已經找到藏在那裡的原因。」

　　鱷魚顎狀的鉗子從蛇狀的內視鏡前端伸出，咬下一小塊腸道組織。隨後，內視鏡往後退，切下另外五塊組織——從盲腸、升結腸、橫結腸、降

結腸，以及直腸——腸道組織將被分切作為分析用途。其中一組腸道組織則是浸泡在福馬林保存劑，送到醫院二樓的病理學歷史部門，在此處切開，放置在玻片上，染色之後在顯微鏡之下進行研究。查德維克拿走其他的腸道組織，帶往十樓的實驗室，冷凍於零下七十度的液態氮，準備調查病毒的跡象。

那個星期之後，二號孩子接受了更多檢驗。躺在病床上，往來於馬爾康病房和檢驗室之間，二號孩童承受了腰椎穿刺、腦部磁共振掃描、維他命 B12 檢驗、腦電波檢驗、血液和尿液檢驗，以及其他檢驗。

上述所有的檢驗程序結果都是正常的。但是，醫院的病理學家研究二號孩子的活體切片組織之後，回報細微的發炎現象。他們的專業是「組織學」（以顯微鏡研究人體組織），二號孩子的例子將一再地檢驗、檢驗、再檢驗，而威克菲爾德的職業生涯將會崛起，再隕落。

「在發炎的細胞中出現的輕微斑點，可能與淋巴聚集物和濾泡一起增大，目前屬於非特異性（non-specific）。」內視鏡檢查完畢的三天之後，病理學家提出報告：「但是，有可能與低度不活躍的腸道發炎疾病有關係。」

【譯註：非特異性是在醫學檢驗上初步認為有問題，但還沒有詳細檢查找到準確的原因。】

這是另外一次的「我發現了」？威克菲爾德的研究團隊確實如此認為。內視鏡的發現，加上腫脹的腺體組織，沃克—史密斯的初期診斷判定二號孩子罹患克隆氏症。他們似乎已經找到自己尋覓的目標。

八歲的孩子罹患克隆氏症。如此悲傷的診斷結果。他的前景蒼涼。二號孩子不只需要對抗發展問題，他的腸道也很有可能會像著火起泡。克隆氏症被視為終生疾病（克隆氏症的特徵為症狀舒緩以及復發），最常見的長期強硬治療方法就是藥物治療以及反覆的手術。

一個陷入深刻自閉的孩子如何應對？預後（prognosis；根據病人目前

情況預先推估後續）有時候更惡劣。克隆氏症也會提高其他疾病的風險，包括憂鬱、關節炎、眼部疾病，以及癌症。有些治療方法甚至導致骨質脆弱。

　　但是，二號女士後來告訴我——而那是她的印象，不是我的——大教授無法掩飾自己的興奮。「他迅速衝進房間，就像兩歲的孩子。」她提到沃克—史密斯到馬爾康病房傳達二號孩子可能罹患克隆氏症的消息時，沃克—史密斯說：「（二號）女士，妳是對的。」

第五章

四號孩子

從明確的腸道健康，改為腸道有疾病

　　多年之後，一個來自美國的團體，「拯救自閉症的母親」團體，抓住機會詢問威克菲爾德各種問題。他最喜歡哪一部電影？《齊瓦哥醫師》（Doctor Zhivago）。他最喜歡哪一位演員？傑克·尼克遜（Jack Nicholson）。他最喜歡哪一首歌曲？《你冰冷的小手》（Your Tiny Hand Is Frozen）。「哪一首歌曲讓你想起人生最快樂的時光？」答案是安德烈·波伽利唱的《告別的時刻》（Con Te Partirò）。

　　《告別的時刻》是一首油膩膩的流行歌劇歌曲，充滿弦樂和綿延的節奏，歌曲時間四分鐘，非常浪漫，你甚至可以用口哨吹出旋律。歌詞的翻譯則是「和妳一起，我願意離開。」男高音波伽利首次公開演唱這首歌曲是在一九九五年的二月，地點則是義大利北部的聖里摩（Sanremo）。在未來的兩年之間，這首歌曲大受歡迎，但名稱則是變得通俗，變成英文的Time to Say Goodbye，而波伽利則是與一位中階的女高音合唱。

　　波伽利的歌曲在這段時間取得的走紅，正如威克菲爾德的前導研究在這段時間的成功。這個研究計畫成就了威克菲爾德的名聲，隨後也讓威克

菲爾德進入醫學領域最不道德、不誠實，而且傷害醫學研究的名冊之中，在我們的有生之年，必須揭露這個醜聞。

　　十二個小孩接受了內視鏡檢查──編號從一號至十二號──檢查結果將會刊登在《刺胳針》。第一篇報告論文刊登於一九九六年的七月，最後一篇則是隔年的二月。小孩的年紀從兩歲半至九歲半。其中十一名是男孩。全部都是白人。九名孩子來自英格蘭；一名來自威爾斯；一名則是來自英屬澤西島，地點靠近法國；還有一位來自美國加州的灣區。

　　所有的孩子都在無意識的情況之下接受內視鏡，檢驗腸道中是否有麻疹病毒存在的證據。

額外的「彈藥」

　　到了這個時期，威克菲爾德已經再度搬家，搬至基尤區的泰勒大道四十三號（43 Taylor Avenue, Kew）。基尤區是位於倫敦西部的繁榮社區，此處綠意盎然，因為基尤花園而得名，基尤花園是一座重新翻修的植物園，就在希斯洛機場的航道下方。威克菲爾德和妻子卡梅爾一起搶下這座興建於兩次世界大戰之間的別墅，共有六間臥室、三間浴室，養育三名年輕的孩子，最小的孩子是伊莫珍·瑪莉亞（Imogen Marie）。

　　二號孩子永遠都會是前哨案例。但是，當時最佳的案例，則是另外一位男孩，他的母親在一九九六年四月聯絡威克菲爾德，時間是一號孩子接受內視鏡檢查的三個月之後。這個孩子九歲，來自泰恩賽德（Tyneside）都市區的其中一個小鎮──這個區域曾經因為煤田和船塢而聞名──地點就在漢普斯特德北方二百八十英里處。他是下一個重大收穫，他創造威克菲爾德所說的，關於疫苗造成人體傷害，「歷史上最有說服力的案例」。

　　我將稱呼這個孩子為「四號孩子」，而他的母親是「四號女士」。四

號女士用了三張印著碎花的紙條，詢問研究檢驗的資訊：

親愛的威克菲爾德醫師，

經過 JABS 協調人潔姬・弗萊契的建議，我決定和您聯絡。我有一名九歲的兒子（四號孩子），被診斷為自閉症患者。我最近和一位在紐卡索的律師見面，因為我相信注射麻疹疫苗和三合一疫苗可能導致我的兒子罹患自閉症。

在娟秀整齊的字跡中，四號女士先簡單敘述兒子的故事，之後才提出她聯絡威克菲爾德的來意。

能否請您表達您的想法，我的兒子是否能夠接受任何檢驗，協助確認注射疫苗可能導致他的症狀？

四號孩子的問題很多，嚴重程度也與二號孩子相似。但是，不同於出生在劍橋郡的快樂男孩，四號孩子從出生就極為辛苦。四號女士的子宮不正常，也就是所謂的「雙角子宮」，子宮呈現心型或 Y 字形。四號女士的懷孕期比平均少了五個星期，她的兒子出生時，也不是頭部朝前，而是呈現臀部先出現的姿勢。雖然四號女士記得院方曾經建議採用剖腹生產，但是當時沒有任何一位醫師有能力進行。於是，四號女士開始擔心孩子的未來，隨後發現孩子的身上有一個導致學習障礙的常見基因問題，「X 染色體脆折」，因為未知的原因，導致「X 染色體的末端脆弱斷裂」。

多年以後，我和四號女士見面時，她說：「孩子出生的情況很嚴重。」四號女士以電子郵件聯絡我，主動提供協助，她在電子郵件中寫道：

我在很多年以前就應該聯絡你，但是，在那個時候，我因為照顧孩子而承受極大的壓力，而且我對威克菲爾德醫師非常忠誠，因為我在那個時候相信他是對的，他只是在訴說真相。

四號女士的身材嬌小，職業是居家照護助理，曾經用了兩年時間學習學前社會照顧，在心智健康和殘疾領域服務了十六年。我喜歡她直率的風

格。我們在紐卡索車站附近的一間酒吧見面，她穿著黑色皮衣，拿著金屬鉚釘手持包，就像剛剛跳下一臺摩托車。

　　但是，當她說起自己的第一個孩子——帶著英格蘭東北部的溫暖「喬迪」（Geordie）腔調——我再也無法想像她的頭髮在空中飛舞，無憂無慮的模樣。「我的小孩日復一日地退化，從一個快樂普通的小男孩，變得緩慢，失去所有的技能。」她說：「到最後，他唯一擁有的技能——他現在還是有——就是使用湯匙。」

　　她回憶道，四號孩子起初在大約十五個月至十六個月大的時候，已經學習了十多種技能，但發展開始緩慢，最後停滯。然而，直到四歲之前，四號孩子還能玩玩具，尚未出現反覆行為，而反覆行為經常用於定義孩童自閉症。

　　在四歲和四歲半之間，她說，四號孩童開始消失在自己的世界。「他開始用頭撞擊牆壁，或者前後來回奔跑。」她告訴我：「他已經不知道我是誰。他開始發出微小的噪音。一切都消失了，就像他再也沒有任何技能。他什麼都做不了。他不能玩。他兩歲的時候，他還會玩小汽車、小車庫，以及其他玩具。他什麼都不會了。你不能抱他。你什麼都做不了。」

　　她的生活破碎了。她找不到任何解釋。男孩的父親已經被壓垮。「他認為是我的錯。」她在伴侶關係中擔任飽受痛苦的一方，而他決定離開自己的家庭。「他真的認為是我的錯。他認為小孩的問題與我有關。」

　　與二號女士不同，四號女士並未主張她知道答案。我發現，大多數陷入威克菲爾德詭計的家長，都像四號女士一樣，她等待威克菲爾德提出答案。「我沒有想過麻疹腮腺炎德國麻疹疫苗。」她說，小孩第一次出現症狀時，她沒有想過與疫苗有關係。但是，《新聞之夜》節目播出的五個月之後，她確實認為與疫苗有關係。當時，她前往一間社區中心，看見告示板上有一張當地報紙的剪輯，標題寫著：

JABS 團體提供憂心民眾諮詢安全專線

簡報中的內容包括一位來自弗萊契團體的母親，她的電話，以及她解釋自己的兒子接種一次疫苗之後產生退化現象，並且提到一位律師，名字是理查‧巴爾（Richard Barr）。

「告示板上有一篇新聞報導。」四號女士回憶自己第一次懷疑三合一疫苗時，她的兒子八歲。「基本上和我兒子的故事相同。他們曾經都是完完全全的正常孩子，發生退化，失去生活技能以及一切。」

她撥打剪報上的電話號碼，幾個月之後，她寫了一封電子郵件，向威克菲爾德介紹自己。十天之後，出乎她的意料之外，她在家中接到威克菲爾德的電話，兩人開始交談。她用藍色筆記錄當時的對話，後來將一份影印檔案交給我。

他請我在三到四個月之後致電或者寫信給他，目前他正在募集人力，研究麻疹造成的腸道問題，如果注射麻疹疫苗造成孩子的症狀，我可以獲得法律援助。

她告訴威克菲爾德，四號孩子沒有明顯的腸胃問題，除非她讓小孩飲用果汁或食用優格，才會偶爾出現腹瀉。

但是，讓威克菲爾德認為四號孩子的案例非常有說服力，原因則是四號孩子的病例中有一個詭異的情況。四號孩子出生於一九八七年一月，麻疹腮腺炎德國麻疹疫苗在二十個月之後才會開始施打。雖然三合一疫苗首次在美國獲得施打許可的時間是一九七一年，但必須等到一九八八年十月，三合一疫苗才進入英國。因此，四號小孩曾經先接種單一麻疹疫苗（至少從一九六八年起，英國就開始施打單一麻疹疫苗），並且在年滿四歲又一個月時接種三合一疫苗。

因此，四號孩子的病歷史中有兩次接種包含麻疹病毒的疫苗紀錄，能

夠符合小男孩出現的發展問題。小兒科醫師通常認為,民眾認為疫苗和自閉症之間有關聯,其實純粹是偶然造成的結果。麻疹腮腺炎德國麻疹疫苗幾乎永遠都是在小孩滿兩歲時施打,而家長通常也會在這個時間點發現小孩出現自閉症的症狀。

　　但是,在四號孩子的例子中,他的病例提供了額外的「彈藥」。由於四號孩子施打兩次包含麻疹病毒的疫苗(第一次是單一麻疹疫苗,第二次是三合一),不是在正常的時間接種麻疹腮腺炎德國麻疹疫苗,因此不符合一般人對於接種麻疹疫苗導致自閉症的認知,但是,威克菲爾德可以因為四號孩子接種兩次疫苗,提出四號小孩可能出現「兩次用藥」(double hit)或「再度用藥」(rechallenge)效應,藉此強化疫苗就是自閉症起因的印象。雖然威克菲爾德不曾訴說四號孩子的故事,但是四號女士的信件,以及他們之間的對話,讓威克菲爾德陷入深思。兩個月之後,四號女士再度寫信給威克菲爾德——提到四號孩子食用魚肝油之後發生腹瀉——他建議四號女士請家庭醫師開立轉診信。隨後,威克菲爾德也親自致電給該位家庭醫師,確保此事順利進行。

　　因此,在一九九六年九月的一個星期日——二號孩子入院又出院之後的三個月——四號女士和兒子離開自己的家,一間價格近人,用磚瓦和灰泥砌成的聯排房屋,準備在漢普斯特德停留六天。

侵入式的檢驗

　　四個小時之後,他們站在皇家慈善醫院六樓兩扇上鎖的門前方。此處就是馬爾康病房:通風而且友善的環境,兩處隔間區域放置十多張病床,加上數間能夠容納額外一張病床的套房,一位家長能夠與孩子在同一間套房過夜。馬爾康病房準備了適合所有年齡的玩具,藉此放鬆孩子的心情,

還有圓形的遊戲桌，鋪上藍色有彈性的墊子，作為病患的休閒。

雖然馬爾康病房的外表看起來很舒適，院方人員也非常友善，但在四號女士的記憶中，兒子在此地的經歷宛如一場惡夢。「你相信醫師們。」四號女士對我回憶那次的苦難折磨：「我知道他們會嘗試檢驗，想要確定麻疹腮腺炎德國麻疹是否導致自閉症。我就是為了這個原因，才會去皇家慈善醫院。如果我知道他們會對我的兒子進行侵入式的檢驗，我不會過去。」

四號女士抵達醫院時非常苦惱，讓一切變得更糟糕。隔天早上，等到四號女士和負責進行迴腸鏡檢查的賽門‧莫奇見面時，她因為舟車勞頓而疲倦不堪，非常希望莫奇可以提供協助，但莫奇記得四號女士崩潰痛哭。

四號孩子和二號孩子的檢驗程序相同。四號女士提供了病歷，四號孩子的腸道也做好準備。於是，早上八點三十分，星期一，四號孩子被送往馬爾康病房放方四層樓的內視鏡檢查房，接受鎮定麻醉，開始進行關鍵的檢驗程序。

直腸⋯⋯結腸⋯⋯迴盲瓣⋯⋯迴腸

他們再度看見了迴腸深處的浮腫。

從迴腸黏膜突出的瘤，在螢幕上明顯可見，曾經讓二號女士如此震驚。「細胞增生」是醫師使用的字眼，全名則是「迴腸淋巴結狀細胞增生」（Ileal lymphoid nodular hyperplasia）。

四號女士在一篇日記中提到，內視鏡檢查一共花費一個小時。隨後，她也記錄了痛苦的日子。隨著威克菲爾德想要的大量檢驗持續進行，團隊成員記錄了四號小孩出現「傷心欲絕的哭泣」。四號孩子開始打護理師，糞便中出現血液。他抽出床單，反覆嘔吐，而且在其中一次檢驗中「全程哭泣」。

九月十五日，星期三早上，為了接受 X 光檢查，要吃鋇餐，但是我

的兒子不願飲用像粉筆一樣的飲料。回到病房，護理師想要安撫他，使用注射器，但是他開始打護理師。護理師在他的鼻子中插管，只好放棄。護理師決定替他注射鎮定劑，旋即改變心意，取消了。

上述的文字是很好的例子，說明這些家庭在絕望旅程中承受的經驗。為了找到小孩為何承受痛苦的答案，他們願意做任何事情。四號小孩的情況更為嚴重：內視鏡檢查的兩天之後，嚴重自閉的九歲男孩昏倒了。

「他在走廊上昏倒了。」四號女士告訴我：「附近沒有任何人，我想帶他走回電梯。我原本往下走了幾層樓，想要拿一份報紙之類的刊物。他跟著我走，突然之間就昏倒了。附近沒有任何人，我找不到人幫忙。我稍微嚇到了，我不記得過了多久，他再度昏倒。」

四號女士記得，那一天，四號孩子一共昏倒三次。其他參與研究檢驗計畫的孩子也承受相同的痛苦。舉例而言，光是正常的抽血程序，就必須動用三個人抓住二號孩子。一名四歲的孩子接受腰椎穿刺檢驗，開始出現嚴重的頭痛現象，離開醫院之後，他的母親甚至要尋求急診醫師的協助。五號孩子的年紀是七歲，也因為接受脊椎穿刺檢驗而過度害怕（接受一般麻醉之後，取出腦脊髓液），必須用救護車送到當地的醫院，住院兩天接受觀察。

五號孩子的母親起初曾經想要爭辯是否真的需要進行脊髓穿刺檢驗。「我們認為脊髓穿刺檢驗根本不相關。」她說：「小孩接受脊髓穿刺檢驗，只是因為他們懇求我們同意。」

四號小孩不願意讓針頭刺入自己的脊椎。完成腦電波檢驗和磁共振影像掃描之後——兩個檢驗都在星期四，並且是在接受鎮定劑之後——研究團隊放棄進行四號孩子的脊髓穿刺檢驗。四號孩子身體非常不舒服，反覆嘔吐。星期五，四號女士匆匆帶著孩子坐上計程車，回到二百八十英里之外的家中。

那個星期五夜晚，威克菲爾德在倫敦的 JABS 活動中致詞，在《新聞之夜》中穿著鮮紅色洋裝的女人弗萊契也在現場，還有巴爾，四號女士因為一篇新聞剪報開始注意注意麻疹腮腺炎德國麻疹疫苗，剪報中提到的律師就是巴爾。「你在活動上的簡短致詞提供很有用的資訊，而且非常有趣。」一位六歲孩子的母親在活動之後寫信給威克菲爾德，隨後帶著自己的孩子，也就是十二號孩子，接受內視鏡檢查。

重新修改的檢驗結果

兩個星期之後，回到泰恩賽德，四號女士收到了好消息。雖然小孩出現了迴腸淋巴結增生，但腸道疾病的血液測試結果正常。醫院的病理學家（嚴格來說應該是「組織病理學家」，因為用顯微鏡研究人體組織屬於組織學的範疇），檢驗小孩的活體組織，想要尋找疾病跡象時，發現「沒有任何組織病理學的異常現象」。

因此，四號女士心想，她與兒子不用繼續接受折磨了。但是，後來發生了罕見的事件。將近六個月之後，約翰・沃克—史密斯修改四號孩子的診斷。

雖然四號孩子沒有回到醫院接受其他檢驗，小兒科專家和病理學家也複審並且同意四號孩子的診斷結果為正常，但是來自澳洲的沃克—史密斯教授重新修改了檢驗結果：從明確的腸道健康，改為腸道有疾病。現在，沃克—史密斯主張，四號孩子罹患「性質不明的結腸炎」，對於腸胃病學家而言，這個病名代表非常嚴重，可能改變病患人生的病況，但是，在檢驗的時候無法準確診斷為潰瘍性結腸炎或者克隆氏症。

然而，四號小男孩並未罹患上述的兩種疾病。後來發現，二號孩子也沒有。雖然前哨案例的檢驗結果讓研究團隊非常振奮，但是，二號孩子後

來被送到其他單位，採用兩個月的流質飲食療法，由另外一位沒有參與威克菲爾德研究計畫的醫師重新進行內視鏡，而這位醫師的報告認為小孩「已經完全恢復正常」。正如沃克—史密斯還在巴斯醫院時提出的結論，二號孩子的問題是「食物不耐症」。

但是，沃克—史密斯在一九九七年三月的一個星期二，寫信給四號孩子在當地的醫師。沃克—史密斯在信中解釋，依照「結腸炎的組織病理學研究發現」，他建議當地的醫師開立強力的消炎藥美沙拉泰（mesalazine），而美沙拉泰通常開立給克隆氏症的患者。

十一年之後，沃克—史密斯面對醫療疏失的起訴調查時，他承認自己無法解釋當年修改診斷結果，究竟出自何種依據。他根本無權改變孩子的病例。美沙拉泰也絕對不是普通的藥物。美沙拉泰採用特殊的「黑盒子」包裝，特別在藥物說明指示中強調，此種藥物可能會造成嚴重、甚至致命的反應。但是，服用這些藥物的孩子就算產生不良反應，他們也是無法說話，承受發展困難問題的孩子，根本無法表達不適。

英國藥品安全委員會（Committee on Safety of Medicines）建議，服用美沙拉泰、歐沙拉泰（olsalazine），或者柳氮磺胺吡啶（sulphasalazine）時，應該提醒病患注意，如果在服藥期間出現任何無法解釋的出血、挫傷、紫斑、喉嚨發炎、發燒，或者不適，應該立刻回報，並且進行血細胞分析，如果有任何血液惡病質的跡象，必須立刻停止用藥。

四號女士甚至不相信美沙拉泰是必要的藥物。她認為只要注意飲食就能避免腹瀉。但是，正如四號女士在那個時候的文件記錄顯示，她決定和皇家慈善醫院的一位醫師討論自己的想法，在那個時候，四號女士相信這位醫師。

威克菲爾德醫師告訴我，藥物可以減輕腸道發炎，並且減少小孩的行為問題和自閉症問題。我不想要讓我的兒子吃那種藥，所以我非常反對他

的想法。他用非常強烈的態度建議我接受，甚至請另外兩位孩子的母親和我討論相關後果。

到最後，四號女士讓步了，接受院方的決定，而院方的行為顯然就是在進行實驗。但是，她的兒子服用藥物之後，出現腹痛現象，而行為問題也沒有改善。讓兒子服用美沙拉泰是「嚴重的災難」，她告訴我。「我很驚訝。」她提到自己閱讀藥物包裝資訊之後的反應。「藥物資訊還提到『結腸炎』……我兒子根本沒有結腸炎。」

但是，回到漢普斯特德，威克菲爾德的團隊，即使沒有陷入集體的狂喜，至少也能說是非常心滿意足。他現在開始懷疑自閉症本身就是一種腸道疾病，而沃克—史密斯替研究計畫的幾乎所有孩子開立美沙拉泰、歐沙拉泰，或者柳氮磺胺吡啶藥物。

第六章

道德問題

向全世界報告十一位男孩和一位女孩的研究結果

　　想要釋放由恐懼、罪惡感,以及疾病構成的傳染病,必須做好充足的準備。在眺望漢普斯特德的水泥城堡中,已經鋪設讓威克菲爾德完成個人成就的基礎——而他的成就,受到一間醫院和醫學院的鼎力協助——數個月之後,威克菲爾德正式向全世界將報告十一位男孩和一位女孩的研究結果。

　　自從《新聞之夜》的報導之後,威克菲爾德的聲勢水漲船高。《星期日時代雜誌》(The Sunday Times Magazine)在全國媒體率先刊登一份篇幅為五頁的報導(標題是〈暗夜槍響〉),介紹威克菲爾德、潔姬‧弗萊契,以及律師理查‧巴爾。英國獨立電視網(ITV)的黃金時段三十分鐘節目《大報導》(Big Story)介紹威克菲爾德主張麻疹腮腺炎德國麻疹疫苗與克隆氏症之間的關聯。《星期日郵報》的羅萊琳‧弗雷瑟曾經報導JABS團體的成立以及二號孩子的內視鏡檢驗結果,現在成為威克菲爾德陣營中的英雄,一位堅定的宣傳者。

　　然而,只要歷史稍微改變,一切都會煙消雲散。到了一九九七年夏天,

威克菲爾德因為前瞻研究的內視鏡檢驗結果而大獲成功——特別是屢次發現迴腸內部腫脹的腺體——再加上孩子的家長在醫院提出的相關報告。每一個接受檢驗的孩子家長，都告訴約翰・沃克—史密斯，他們的孩子接種麻疹腮腺炎德國麻疹疫苗不久之後，都出現行為發展問題以及腸道不適。

　　根據傳統，研究調查結果必須先保持機密，直到接受同儕審查並且發表於相關期刊。但是，醫師雜誌《脈搏》洩漏相關資訊之後，八月，媒體大量湧出關於漢普斯特德研究的報導，將三合一疫苗連結至自閉症和克隆氏症。

殺戮或治療？
我的兩個小男孩都罹患了自閉症，美好的婚姻也破碎了
疫苗受害者的莫大恥辱

　　報導內容引述威克菲爾德「即將出版」的一篇五頁論文。他主張，參與研究計畫的孩子「明確地證明了他們的懷疑」。一位更為資深的人物，來自醫療體制的高層，讓威克菲爾德的研究獲得更多關注。他是羅伊・龐德，五十三歲，曾經是倫敦皇家內科醫師學會的委員會成員，擁有醫學政治的野心。十年以前，龐德聘請「沒有病患的醫師」威克菲爾德到皇家慈善醫院任職，也是威克菲爾德職業發展生涯的導師。

　　「我非常相信威克菲爾德的研究結果。」該年八月，龐德在英國廣播公司電視臺的專訪表示。「幾乎所有的數據資料」都在「生物學上是可信的」，他想要藉此證明「病毒確實就在腸道中」。

　　以上只是公開的行為。在私下，威克菲爾德團隊送至《刺胳針》期刊的論文不只一篇，而是兩篇，主題是前瞻研究的結果。其中一篇是客觀的臨床醫學研究，標題為〈新的症候群：大小腸炎和退化行為失調症〉（A New Syndrome: Enterocolitis and Regressive Behavioral Disorder），加

上「神經精神醫學診斷」、「研究發現」，以及威克菲爾德和另外十一位共同作家提出的相似字眼。另外一篇論文則是科學研究，主題是免疫組織學，加上大量的分子研究數據。

威克菲爾德的嘗試非常大膽，即使可以重來，他還是會再做一次。就算是發現幽門桿菌的前輩，羅賓‧華倫和貝瑞‧馬歇爾都不曾同時在《刺胳針》刊登兩篇論文。威克菲爾德現在是四名孩子的父親（最小的孩子柯林‧約翰‧奧格維爾〔Corin John Ogilivie〕剛出生四個月），等候《刺胳針》期刊的決定。

對於未來的發展，其實沒有懸念。世間潮流的走向支持威克菲爾德。即使《刺胳針》期刊基於傳統，不願意接受威克菲爾德的投稿，但威克菲爾德在那年夏天的公共曝光程度，肯定成功吸引曾經在皇家慈善醫院任職的《刺胳針》主編理查‧霍頓。霍頓主編的《刺胳針》期刊，關鍵的影響力計算——吸引研究學者的引用次數——正在下滑，無法對抗期刊市場的領導者《新英格蘭醫學期刊》（New England Journal of Medicine）。

威克菲爾德還有更多好運。霍頓指派的校對編輯正在思考是否同意刊登威克菲爾德的稿件。編輯的名字是約翰‧比格諾（John Bignall），五十四歲，他是一位家庭醫師，性格非常有趣。當時，比格諾正在趕工編輯一系列關於罕見腦部疾病的文章（庫賈氏症的新變形）。比格諾支持一種編輯策略，他的同仁將這個策略稱為「比格諾法則」：如果編輯針對投稿討論超過十分鐘，代表這篇文章「非常有趣」，應該刊登。

但是，期刊編輯接受刊登之後，才是論文的真正考驗。成功不該是理所當然。論文投稿必須取決於同儕審查過程。威克菲爾德再度獲得幸運眷顧。一九九七年十一月，比格諾將威克菲爾德的兩篇論文，交給一位小兒腸道病學的教授，他的名字是大衛‧康迪（David Candy），他住在倫敦西南方八十英里處。在此之前，康迪不曾替《刺胳針》審查任何一篇論文，

他的職業發展生涯導師是約翰‧沃克─史密斯。「我很清楚。」康迪告訴我：
「約翰投稿的論文必定有良好的寫作，而且內容很可靠。」

世界真小。

誤判

皇家慈善醫院和醫學院已經開始準備了。這是數十年來最盛大的時
刻。威克菲爾德和龐德，與院方和期刊的管理高層見面，說服他們舉行另
外一次的媒體發表會，甚至比上次使用問號作為結尾的論文發表會更盛
大。「威克菲爾德醫師表示，所有的主要新聞組織都和他聯繫。」在一
場夏日的公共關注風暴之中，醫院的媒體主任菲利芭‧杭奇森（Philippa
Hutchinson）告訴院長瑞爾‧薩克曼。

薩克曼，六十五歲，身材高大，戴著和貓頭鷹一樣大的眼鏡，行為拘
謹，一生都在追求卓越。他不只是一位微生物學教授和《醫學病毒學期刊》
的編輯。他還是世界衛生組織的其中一位主管階層，以及發明 B 型肝炎疫
苗的其中一位先驅。因此，他內心認為，如果想要安全處理此事，必須下
令這次的活動不該是「媒體發表會」，而是「簡報」，向媒體報告臨床研
究發現「人類腸胃的特殊改變」。

薩克曼將會因為這次的誤判而永遠感到後悔。他假設，身為院長，他
可以贏得媒體關注，將威克菲爾德的研究貢獻作為背景脈絡。他又假設，
由於已經有一間媒體事先公開院方的文件，並且將威克菲爾德的研究發現
描述為「具爭議性」，將會減低記者的熱情。「除非相關的英國國家單位
以及國際單位，還有世界衛生組織決定重新評估關於施打麻疹腮腺炎德國
麻疹疫苗的政策。」院方的文件表示：「皇家慈善醫院將會繼續支持目前
的政策。」

　　即使薩克曼強調院方必須謹慎處理，但是威克菲爾德早已聘請公關顧問公司，做好未來數個月的規劃。為了快速通報訊息（在那個年代，因為電池過於巨大，行動電話的體型依然龐大），他們安裝了額外的電話線路，讓記者能夠迅速致電辦公室。他們訂購機械式電話答錄機，接聽社會大眾的訊息，並且安排預演，確保一切安排都能順利進行，甚至預約了史無前例長達二十一分鐘的錄影服務，讓此次發表可以在電視上達到最大宣傳效果。

　　任何一位參與者，都無法嚴正否認他們並未察覺即將造成的效果。威克菲爾德以問號作為結尾的論文，已經導致社會大眾的恐慌，造成麻疹腮腺炎德國麻疹疫苗的接種比例下降百分之一，考慮到每年累積的複數效應，百分之一是非常巨大的數據。在《脈搏》報導曝光之後的幾天之內，皇家慈善醫院遭到「淹沒」（威克菲爾德本人的說法），許多家庭前來詢問相關的檢驗。在醫院委託的影片製作成果中，威克菲爾德宣稱，他檢驗十幾位孩子之後的發現結果，已經讓政府決定「暫停」施打三合一疫苗，改為支持單一疫苗。

　　「對於多價疫苗——也就是麻疹腮腺炎德國麻疹疫苗——的長期安全性，我的內心有充分的擔憂，我認為應該暫停施打。」威克菲爾德在同一段影片的訊息中提到麻疹疫苗的四種不同稱呼。「我重申一次，我個人的意見認為，單價疫苗——單一疫苗；麻疹疫苗；腮腺炎疫苗；德國麻疹疫苗，在這個脈絡中，可能比較安全。」

　　威克菲爾德的導師龐德，一心期待能夠在倫敦皇家內科醫師協會提升自己的地位，也警告政府留意之後的發展。雖然威克菲爾德團隊投稿的第二篇以「科學」為主題的論文，遭到《刺胳針》的拒絕（後來，威克菲爾德在法律訴訟中主張，他甚至無法保留備份存檔），但以臨床醫學為主題的論文，必然能夠引起群眾嘩然騷動。「我們相信，目前能夠施打的單價

疫苗數量非常有限。」龐德寫信給時任英國政府醫療總監的肯尼斯·卡爾曼（Kenneth Calman）：「您領導的部門可能會希望調查這個潛在的問題。」

　　但是，腸道病學教授龐德還有更私人的關注重點：特別是他的門徒威克菲爾德發表論文之後，能不能替龐德領導的醫院帶來任何利益。英國政府執行「全國學術研究評估」（National Research Assessment Exercise），希望將經費交給最成功的單位——論文出版再度成為重要的指標。簡言之，威克菲爾德團隊的論文不只代表皇家慈善醫院醫學院可以獲得經費，也代表腸道病學領域能夠獲得補助。確實，多年以後，我在調查相關事件時，曾經詢問一位曾經在皇家慈善醫院工作的科學家，「究竟什麼原因造成威克菲爾德的反疫苗現象？」她的答案只有簡單的幾個字：「羅伊·龐德。」

　　於是，一切準備就緒——充滿記者的媒體室，擺放五十人份的咖啡和點心——一九九八年，二月二十六日，星期四，早上十點過後不久，威克菲爾德最新完成的論文即將發表。皇家慈善醫院將發表地點稱為「中庭」，地點在一樓，靠近醫院大樓的入口，長五十英尺，寬一百英尺，沒有自然採光，挑高只有二十英尺，上方安裝了一道白色的螢光燈柱，即使是蛾，也不會認為那裡就是天空。四分之三的地板鋪設了金黃色的硬木地板，中庭的邊緣則是七根長柱，並且用地毯覆蓋，此處就像中價位飯店的宴會廳。

　　到了十點，記者、新聞節目製作人，以及攝影師成排坐在硬背椅上，面對鋪著藍色桌巾的大桌子，發表人的舞臺就在此處，旁邊還有木製講臺，薩克曼將站在那兒。《泰晤士報》、《衛報》、《每日電訊報》，以及《獨立報》的記者都出席了。還有《星期日郵報》、《每日快報》，以及《執業護理師》。英國的第四頻道、第五頻道、英國廣播公司電視網，以及天空新聞臺也到了。報聯社和路透社也來了。《脈搏》派出兩個人，《刺胳針》

則是派出三個人。威克菲爾德團隊的總人數則是十二人。

從威克菲爾德團隊第一次將論文投稿至《刺胳針》，已經過了數個月，在這段期間，論文的內容也產生了顯著的改變。多了一名共同作者，一位擔任顧問醫師的病理學家蘇珊・戴維斯（Susan Davies），作者人數總計為十三人。經過討論之後，他們提出新的論文標題。論文標題印在現場發送的資料，已經送到記者手中，也散落在各張椅子上，以一面雙頁方式列印，總計五頁，標題兩行，採用哥德字體：

迴腸淋巴結狀細胞增生、非特異性結腸炎，
以及孩童廣泛性發展障礙

不是醫師的人，幾乎無法念出如此冗長艱澀的標題，即使許多醫師也無法理解。但是，論文的結論，採用「詮釋」作為子標題，則是明確清晰，所有人都能明白。

我們在一群原本正常的孩童研究隊列中，發現腸道疾病和發展退化之間的關聯，在可能的環境觸發條件之下，腸道疾病和發展退化將會出現普遍的連結。

上述文字明確表達威克菲爾德的研究團隊並未證明任何關聯。但是，被描述為「明確誘發情況」的觸發條件，已經被記者用電話聯絡辦公室，成為新聞報導的重點。

在論文的第二頁和第三頁，有兩個緊密排列的圖表，寬度長達三英寸，兩個圖表都橫跨了單面雙頁的列印寬度，列出檢驗孩童的相關事實。病患以匿名處理，從一號編號至十二號，其中有十一位男孩和一位女孩，年紀則是從三歲到九歲。沒有一位孩子罹患克隆氏症。

圖表一非常複雜。即使經驗老道的醫學記者也難以破解藏在其中的密碼。在病患的編號旁邊，有三個欄位，依序是「異常實驗室檢驗」、「內

視鏡檢查結果」，以及「組織學檢驗」相關發現，幾乎每行數據都有同一句難以理解的神祕描述。幾乎所有描述都有「慢性非特異性結腸炎」——大腸的發炎疾病——以及「迴腸淋巴細胞增生」，也就是他們在病患的小腸內部發現的可怕腫脹結狀物。

圖表二相當單純，容易閱讀的程度，就像看著一個巨大的標語正在呼喊「危險」。圖表的篇幅橫跨整頁，標籤則是「神經精神診斷」，第一個欄位的標題是「行為診斷」，第二個欄位的標題則是「由家長或醫師發現起因」。底下列出每一位小孩的診斷結果，還有明確的誘發因素：

自閉症……自閉症……自閉症……自閉症

麻疹腮腺炎德國麻疹疫苗……麻疹腮腺炎德國麻疹疫苗……

麻疹腮腺炎德國麻疹疫苗……

麻疹腮腺炎德國麻疹疫苗……

人們終於知道這篇論文的主題了。

其中九名孩子的診斷報告為「自閉症」（雖然其中一位，也就是四號孩子的診斷報告為「自閉症？兒童期崩解疾患？」）

八名孩子的起因為麻疹腮腺炎德國麻疹疫苗。

回到第一頁，論文開頭的「摘要」提供論文的首要「發現」——顯然的，這篇論文的發現是基於二號女士和四號女士等家長告訴約翰·沃克一史密斯和他的研究團隊成員。

在十二位小孩之中，有八名小孩的父母發現行為病徵的開始與麻疹、腮腺炎，以及德國麻疹疫苗有關聯。

十二分之八？也就是三分之二。因此……三個有自閉症孩子的家庭，其中兩個將責任歸咎於麻疹腮腺炎德國麻疹疫苗。

最令人驚訝的資訊在下一頁：內容提到行為問題用可怕的方式突然出現。「首次出現行為症狀」（也描述為「行為特質」以及「行為改變」）

據說是在接種疫苗的數天之後。

在八名孩子之中，發現首次病徵的平均時間區間為六‧三天（範圍從一天至十四天）。

因此，出現病徵的時間最多十四天，也就是兩個星期——這個數字就是二號女士告訴醫院醫師，她的兒子再度出現撞擊頭部行為的時間。同時，最短的出現病徵時間是在接種疫苗之後的「二十四小時」以及「立刻」。

論文的最後是篇幅最為冗長的章節，標題為「探討」。在其他重點之外，該章節假設了疫苗造成傷害的機制，包括維他命 B12 以及「鴉片過量」等問題，都是二號女士與威克菲爾德電話聯絡時提到的重點。論文的最後則是少見的「最新補充」附錄——就像威克菲爾德的神經病學家父親葛拉漢在一九六六年發表論文時，也提供了補充附錄。目前已經有超過四十名病患接受評估，附錄的資料寫道，其中三十九名出現所謂的「病徵」。

引爆了一枚「炸彈」

在鋪著藍色桌巾的桌子前，坐著四個主講人：威克菲爾德（後來查明，威克菲爾德獨自寫完這篇論文）、龐德（並未列入該篇論文的共同作者）、賽門‧莫奇（列為本論文的第二作者），以及童山濯濯的馬克‧貝瑞羅維茲（在論文的十三位作者之中排行第七）。

薩克曼在講臺上主持會議，位置在藍色桌子的左邊，他面對媒體，努力安撫人心。「世界各地已經施打數億劑疫苗。」他宣稱：「已經被證明是絕對安全。」

雖然薩克曼負責主持，但威克菲爾德才是主講人，也是所有媒體出席的原因。威克菲爾德穿著沒有墊肩的黑色西裝外套，白色襯衫，以及花紋領帶，對著電視攝影機刺眼光線說話，完完全全就是一位誠實正直的醫師，

在危險的科學研究前線，提出腳踏實地的指引觀點。

「在麻疹腮腺炎德國麻疹以及自閉症之間的關聯——目前只是時間順序的關聯——首次出現在美國。」威克菲爾德說：「我們已經在目前的小型研究隊列中確認這個時間順序的關聯。」

威克菲爾德說話的同時，會議地點「中庭」正有數十雙手正在快速揮舞。記者潦草寫下威克菲爾德的發言，新聞節目的製作人進行插撥。醫院的媒體主任杭奇森負責製作會議紀錄。

研究選擇標準：（1）孩童正常發展、（2）行為退化、（3）腸道症狀。

平均發病時間：六·三天，範圍從一天至十四天。

淋巴結狀細胞增生以及慢性結腸炎。

這篇論文四次提到「症狀」，主張為腸道和腦部疾病的集合症狀。「我們現在描述的特定症狀非常新。」威克菲爾德坐在前方的椅子上表示：「可能初次出現於一九八八年之後，也就是麻疹腮腺炎德國麻疹疫苗首次施打之後。」

院長藉由麻疹的統計數據還擊。在一九八八年的前一年，羅馬尼亞早已出現兩萬個病例，其中十三名孩子死亡。

但是，威克菲爾德將統計數據背景棄之不顧，呼籲暫停施打三合一疫苗。「對於我個人而言，這是一個道德問題。」他呼籲：「有鑑於目前的症狀發展情況，我無法支持繼續施打三合一疫苗，直到相關問題獲得解決。」

光是以上的文字已經夠了——即使只是一位醫師的意見。然而，坐在威克菲爾德的右手邊，偶爾會調整麥克風的龐德，支持威克菲爾德表達的訊息。

龐德教授的表情看起來就像一種充滿好奇心的凝視，他的內雙眼皮彎曲的模樣彷彿新月，而他的視線投射至人群，彷彿一隻鳥。「現在，我對

於疫苗的感覺，愈來愈支持安德魯‧威克菲爾德。」他說：「如此奇特的症狀組合，同時出現三種疫苗病毒，可能是非常不自然、不尋常的現象。」

龐德教授的支持就夠了。在那天，也確實如此。經過幾個月的規劃，威克菲爾德、龐德，以及一間小型的醫學院，在擁擠的小地方，引爆了一枚「炸彈」。

英國獨立電視網新聞用這個方式描述當晚的事件：

今日，醫學界開始質疑麻疹、腮腺炎，
以及德國麻疹組合疫苗的安全……

英國第四頻道：

最新的研究結果顯示，腸道疾病可能引發自閉症……

英國第五頻道：

醫界宣稱，兒童時期注射的疫苗可能與自閉症有關聯。

當天晚上的新聞從火車和貨車送至各地，消息印刷在報紙上，進入書報攤和各戶人家的信箱。隔天清晨，英國人甦醒之後開始閱讀《衛報》的報導，一共有三篇，刊登於頭版。

今天的一項醫學研究主張，小孩在兩歲時接種麻疹、腮腺炎，以及德國麻疹疫苗（三合一疫苗），可能會引發腸道發炎疾病和自閉症。

安德魯‧威克菲爾德醫師和倫敦漢普斯特德的皇家慈善醫院同仁，在《刺胳針》表示，有自閉症跡象和腸道問題的孩子，經由當地醫師介紹轉診，迄今都出現不明腸道症狀，治療腸道症狀能夠減緩自閉症的症狀。

他們也發現，典型的自閉症孩童行為轉變，例如失去剛學會的基礎語言能力，也在接種麻疹腮腺炎德國麻疹疫苗的數日之後開始出現。

　　不認同威克菲爾德的人，彷彿希區考克恐怖電影中的渡鴉般發出激烈尖叫，認為他們的研究樣本太小，十二個孩子沒有任何代表性，也沒有控制組（排除自閉症或者麻疹腮腺炎德國麻疹疫苗），才能確定威克菲爾德檢驗的確實是「獨特」的症狀。十二個孩子的家長可能受到「回憶偏差」的影響。病理學的研究也不符合盲測標準。

　　《刺胳針》也遭到抨擊。確實，《刺胳針》在沒有證據的情況之下，對於疫苗提出質疑，並且發表只有十二個孩子作為樣本的研究論文。然而，正如三年前刊登威克菲爾德以問號作為結尾的論文，《刺胳針》一樣知道如何保護自己。兩位來自於美國疾病管制和預防中心的科學家——包括流行病學專家法蘭克·戴史帝芬諾（Frank DeStefano）——都獲得《刺胳針》的邀請，發表一篇一千二百字的反駁論文，抨擊威克菲爾德的論文。

　　「每一年，英國接種第一次麻疹腮腺炎德國麻疹疫苗的小孩人數大約是六十萬人，大多數都在兩歲時接種，兩歲也是自閉症症狀變得明顯的時間。」他們如此評論：「因此，自閉症症狀會出現在接種疫苗之後，其實不令人意外。」

　　但是，有些公共衛生醫師就像多此一舉的牧師，想要說服教會中虔誠的聖歌班，只是英國全體人民已經不願傾聽了。如果在世界上的某個地方有一間醫院，在幾個月的時間之內，腸胃科連續出現大量的家長回報，小孩接種麻疹腮腺炎德國麻疹疫苗之後的幾天之內出現行為症狀，倘若以上的消息為真，人民確實需要解釋。或許，在世界上其他地方的其他醫院，醫師的戒心較低，才會忽略造成傷害的傳染疾病初兆。

　　還有，十二個人的樣本不足？沒有控制組？以及其他原因？否定威克菲爾德的人應該更謹慎處理。一九三二年，克隆氏症首次獲得有系統的回報，只需要十四名病患的腸道組織樣本。一般認為，自閉症的初次典型描述出現在一九四三年，孩童病患人數也只有十一人。一九八一年，後來取

名為「愛滋病」的症狀首次曝光,則是五名來自洛杉磯的同性戀男子。如果人們只是害怕觸動警訊,而刻意忽視上述重大疾病的發現,這個世界又會變得如何?

　　潔姬・弗萊契和 JABS 團體的角色並未寫在論文中,也沒有出現在中庭發表會的對話內容。他們沒有提到小孩是被帶來參與研究計畫,不只是單純藉由當地醫師的轉診介紹。多年以後,我才發現這些引發憤怒的真相。但是,如果威克菲爾德研究的受試者和發現,確實符合論文描述的情況,這篇論文確實值得在《刺胳針》擁有一席之地。

　　前提是,一切都是真的。

第二部
祕密計畫

　　幾乎沒有風險投資人有足夠的科技知識，能夠真的明白威克菲爾德的專利究竟是什麼。

第七章

眾所皆知

加拿大以及美國都出現的大規模法律訴訟

　　我很確定當年發現自己即將接種疫苗時，我哭了。又有哪一個嬰兒不會哭呢？皮下注射器刺穿我的肌膚，地點是倫敦北方肯帝許鎮拉格蘭街（Raglan Street in Kentish Town）的一間診所，而皮下注射的恐怖程度，足以用來搶劫銀行。可重複使用的玻璃針筒，其厚度宛如雙簧管，度鎳的銅製推筒，針筒的吸力可以清除水管積水，還有斜面針頭（每次注射結束之後，都會加熱消毒），我的母親或許還能用這種針頭編織毛線衣。

　　人類的記憶就像玩笑。但是，那個時候的疫苗注射採用標準配備，時間點則是第二次世界大戰結束之後的十年。再過十三年，我的母親因為乳癌過世，留給我一臺移動式的打字機、喜歡論斷的性格，以及一疊文件，包括出生證明、學校成績報告，還有我的疫苗接種紀錄。根據一張長四英寸、寬三英寸的綠色卡片，我第一次接種疫苗是白喉桿菌疫苗，時間為一九五五年的五月四日星期三。當時，我的年紀只有十五個月又四天。

　　你可以從這個時間點開始判斷我的年紀。我現在確實很老了。我必須

坦承，我很老，我加入《星期日泰唔士報》的時候，這家報社才剛開始在市場取得領先地位。一九八〇年代，我還是一個穿著黑色麂皮尖頭皮鞋，自以為是的二十多歲小伙子，剛加入報社的商業版部門，擔任編輯重寫人員和「鉛版印刷編輯」，前後顛倒的印刷字體嵌鑲在宛如墓碑般巨大的鋼鐵平板上，印刷機推動鋼鐵平板，我在旁汗如雨下。

然而，讓我與安德魯‧威克菲爾德相會的，其實只是一篇小文章。我在寫這篇文章的時候，擔任報社的社會事務編輯，正在報導要求議會立法讓殘疾人士擁有新權利的運動。關鍵的那一天——一九八八年，四月一日，星期五——我正在一千字的社論欄位中滔滔不絕地發表意見，文章稍微提到了一個古老的疫苗爭議，爭議主角是對抗百日咳桿菌（bordetella pertussis）的疫苗，百日咳桿菌造成長期咳嗽，在一九七〇年代和一九八〇年代的大多數期間，醫師以及大多數的家長認為，百日咳有時候，或者至少在罕見的情況之下，能夠造成腦部傷害。

一個世代之後，當初的疫苗故事已經被人遺忘，取而代之的是對於麻疹腮腺炎德國麻疹疫苗的焦慮。但是，就在我書寫關鍵文章的兩天之前，一位法官，坐在倫敦皇家司法院的雄偉哥德式建築之中，地點在泰唔士河的河堤旁邊，宣佈了一則指標性的命令。經歷六十三天的聽證會，以及來自世界各地的專家意見和證據之後，法官斯圖亞特—史密斯（Stuart-Smith），他的別名是莫瑞爵士（Sir Murray），一位六十三歲的父親，膝下有三名兒子和三名女兒，會議室的木板吱吱作響，現場氣氛扣人心弦，法官大聲宣讀一份長達二百七十三頁、共有十四章的意見書，終結該項爭議。

他的答案是「不」。考慮所有的可能性，百日咳疫苗在過去不曾造成許多人想像的傷害。「我原本已經準備相信這種想法確實有事實依據。」這位法官曾經在英國馬上騎兵團服役，他的興趣包括射擊以及演奏大提琴：

「但是，在過去數個星期，我傾聽並且親自檢驗各種證據和主張，我愈來愈質疑過去的想法。」

我不同意法官的說法。在東方二‧五英里處，倫敦塔附近，我執筆反駁法官大人的觀點。那個星期五，我開始自己進行調查。我在《星期日泰唔士報》編輯室的椅子上旋轉，彈著橡皮筋，迅速翻閱裝滿泛黃新聞剪報的牛皮紙袋。我找到非常多的證據——即使《星期日泰唔士報》後來都有相關的標語：「疫苗的受害者」（The Vaccine Victims）。

疫苗受害者贏得賠償訴訟初審
疫苗受害者的家長主張，政府隱瞞百日咳疫苗的風險
百日咳：家長並未被告知的事實

我找到許多證據，毫無疑問。報社醫療記者完成的「特別調查」甚至認為，百日咳疫苗本身的風險，大過於百日咳本身。這位記者相信「政府使用誤導性的數字呈現疫苗。」專家的意見也遭到「隱瞞」。

我迅速翻閱剪報，發現情況並非如此單純。家長開始產生戒心之後，疫苗接種比例大幅下降。其中一項指標，每年的百日咳通報人數從八千五百人提高至二萬五千人。就在眾多爆發潮的其中一次，時間是一九七〇年代末，三十多位孩子因為咳嗽致死，另外十七名孩子則是因此承受腦部傷害。

疫苗接種比例下降「可能會引發大規模傳染」
三萬二千四百六十三人在民眾不願接種疫苗之後感染百日咳
四名孩童因為百日咳致死

對於新聞報導而言是很有價值的消息：一篇文章可以引發兩種驚恐。

藏在報導文字背後的憂慮，則是指出腦部受損孩子的家庭如此掙扎，他們需要幫助，無論起因究竟是什麼。報社高層要求我以「民眾的需求大過於追究責任」作為標題寫文章，並且提供二十二字的「內容預覽」：

在法院上個星期針對「疫苗造成腦部受損」一案做出判決之後，承受相關傷害的孩童不會獲得協助。布萊恩‧迪爾主張，所有殘疾人士都應該獲得相同的權利。

我依然有相同的想法，但那篇文章的內容很難記住——除了最關鍵的一段話。根據英女王掌管的媒體主管部門資料，我的報導一共印刷了一百二十萬次：

眾所皆知，百日咳和嚴重的腦部傷害之間，確實有罕見的關聯。

在電子郵件普及前的黃金快樂年代，沒有人會用電子郵件向我表達不滿。但是，我認為自己的發言確實讓某些人覺得他可以藉此證明他的觀點。幾年之後，我接到一通電話，對方是一位來自愛爾蘭的女士，她是當時疫苗運動的女王。

她的名字是瑪格麗特‧貝斯特（Margaret Best）。她住在柯克市（Cork）附近，地點就在風雨永不停止的愛爾蘭南部。她因為贏得一筆巨大的賠償和解金而聞名——兩百七十五萬英鎊，還要額外支付她的律師費用——賠償對象是惠康基金會製藥公司（巧合的是，這間基金會也曾經資助威克菲爾德的早期研究），訴訟的主題則是她的兒子肯尼斯承受神經發展困難。一九六九年九月——瑪格麗特二十二歲，她的兒子剛滿四個月——她讓兒子接種百日咳疫苗，種類是混合疫苗，結合破傷風以及白喉，此種三合一疫苗的縮寫是 DTP 或 DPT。

後來，瑪格麗特主張，接種疫苗之後的幾個小時，她致電當地醫師，因為肯尼斯出現嚴重的癲癇。「他的臉色漲紅，眼珠朝向右方。」她說：「雙臂緊緊抱住胸口，身體好像完全僵硬。」

一九九六年十一月，瑪格麗特邀請我去探望她。她當時四十九歲，身材嬌小，但充滿能量，濃密的黑色捲髮，行事風格是捲起袖子，苦幹實幹。她已經和丈夫肯分居，現在和男友克里斯帝（Christy）同居，住在一間剛落成的大樓，大門是電子控制，車道鋪著碎石，還有看門犬，他們的家具看起來就像是在百貨公司逛街時，只用了一、兩個小時，就決定購買的。

肯尼斯已經二十七歲，住在大樓的附屋。他不能說話，偶爾會發出尖叫。他最大的樂趣是用各種編織毛線，揉成一個充滿色彩的大毛球。

瑪格麗特和我在餐桌上交談，我試著想像當年的事發經過。我們之間放著她當年交給都柏林法院的證據紀錄表，還有一臺小型的藍色迷你卡帶錄音機，即使我在作筆記的過程中分析，也不用擔心遺漏細節。

「所以，當初妳從哪個地點打電話給醫師？」大約三十分鐘之後，我提出這個問題，希望能夠重建她口中的恐怖夜晚。

瑪格麗特起身，拙劣地調整爐灶。我暫停錄音機。她回到桌子。「嗯……」她說：「我有時候會借用隔壁鄰居的電話。」

她的說法很合理。在那個年代，電話很稀有。意外發生的那一年，人類第一次登陸月球，而瑪格麗特當時住在貧困的金塞爾漁村（Kinsale）。

「所以妳在鄰居家中打電話給醫師嗎？」我繼續追問，希望能夠找到更多細節。

瑪格麗特再度起身，回到爐灶前方，停頓了一會兒，才說：「不是。」我暫停錄音機，又打開錄音機。「等等，所以妳用公共電話？」

「對。」

我覺得沒有問題。或者，我在當時覺得沒有問題。但是，等我回到倫敦，重新播放錄音時，我揚起眉頭，臉色沉重。如果她使用付費的公共電話，為什麼要提到鄰居？為什麼回答問題的時候，瑪格麗特四處走動、緩慢回答，而且答案很簡潔？那天夜晚毀滅了孩子的人生，記憶必定深刻地

銘記在她的心中？

她打敗了一間製藥公司

　　我因而開始注意威克菲爾德的人生道路。前往愛爾蘭的一個星期之後，我申請一份貝斯特控告惠康基金會的文件紀錄——裝滿螺旋裝訂資料夾的大箱子到了，內容仔細報告為時三十五天的審判過程，而我個人認為，那次審判充滿反常。舉例而言，醫療紀錄和瑪格麗特的說法相互矛盾，除此之外，雖然第一次接種白喉、破傷風，以及百日咳三合一疫苗出現明顯的不良反應，她還是讓兒子接種第二次的疫苗。

　　「我從來不曾主張貝斯特太太說謊。」一九八九年六月，惠康基金會的律師亨利・希奇（Henry Hickey）告訴愛爾蘭高等法院的首席法官。「但我認為貝斯特太太的回憶是錯的，她提到的不良反應事件，其正確的發生時間，比貝斯特太太認為的，還要晚六個星期至兩個月。」

　　如此多年之後，誰又能準確記得當初的時間？但是，首席法官不願輕易採信律師的說法。「我認為你的主張更強烈。」愛爾蘭高等法院的首席法官連恩・漢米爾頓（Liam Hamilton）表示：「我很確定，如果貝斯特太太的說詞不精確，她就是在說謊。」

　　但是，製藥公司惠康堅持自己的立場——這次的法律訴訟在此處變得非常有趣。雖然男孩的醫師已經提出各種紀錄（「鼻塞」、「溼疹」，以及「胸部發炎」等等），但沒有任何關於癲癇的紀錄，然而，根據瑪格麗特的證詞，男孩一天最多會發生二十次癲癇。

　　希奇主張這位母親「記錯時間」，並且堅持這個論點。「人在回首過去的時候，說服自己相信真相到底是什麼。」他說：「每個星期的每一天，我們都會在道路交通意外事件中看見這種現象。」

　　但是，律師提出的法庭意見，終究決定了惠康的命運，讓愛爾蘭最高法院找到表達意見的空間。瑪格麗特的說詞如此錯綜複雜——包括每日的**癲癇**發作次數以及看醫師的次數——導致法院認為，如果瑪格麗特的說詞不是真的，代表她必定刻意說謊。因此，由於惠康公司的立場認為瑪格麗特並非說謊，從邏輯上而言，代表她說的是事實。

　　「惠康公司應該要保持沉默。」後來，在一場小型的媒體嘉年華會上，瑪格麗特向我談起當初的訴訟勝利。「如果他們什麼都不說，專心捍衛自己的利益，不要多嘴討論他們是否認為我在說謊，或者我是否訴說真相，還是我可能弄錯了——根本不是重點——倘若他們什麼都不說，他們可能會獲得更好的判決結果。」

　　我必須承認，這就是我的健力士時刻。我開始思忖，她可能說謊嗎？她會說謊嗎？她為什麼不說謊？我非常重視某些指標。她是一位勞工階級母親。她在十二歲的時候就離開學校。她打敗了一間製藥公司。真是令人驚奇。

　　但是，隨著我愈加思考，所有的陳腔濫調都消失了。她不是在幻想的泡沫中贏得自己的勝利。對於其他的家庭而言，她的成就非常重要，他們面對接種疫苗的抉擇，想要權衡利弊。除此之外，我是一名記者，我不是運動人士。我相信真相才會帶來自由。

　　因此，我稍微更深入地挖掘事實。事實上，我用了一年的時間。我找到了真正的故事——真正的人物，以及特定的事實——而故事就藏在高等法院的法官以及星期日報紙記者的意見差異之中。

報章媒體加入，接種比例下降

　　雖然難以置信，但是，貝斯特的故事起源於一位醫師，一位在倫敦某

間醫院任職的醫師。這位醫師在醫學期刊發表了一篇論文，而這篇論文受
到電視和報紙的重視。論文的主題是許多孩子，據說在接種三合一疫苗的
十四天之內，承受神經傷害。這篇論文引發的恐懼宛如傳染疾病，流傳至
全球。

　　但是，這位醫師不是威克菲爾德。他的名字是約翰‧威爾森（John
Wilson），一位小兒神經顧問。醫院的名字則是患病兒童醫院（Hospital
for Sick Children），地點在倫敦的大奧蒙德街（Great Ormond
Street），世上首屈一指的小兒科研究中心，位於漢普斯特德皇家慈善醫院
南方三‧五英里處。期刊則是《孩童疾病檔案》（Archives of Disease in
Childhood）。媒體發出的警訊來自《本周》（This Week）節目──當時，
英國只有三個電視頻道。

　　我立刻訂購該節目的錄影帶，反覆觀看多次。

　　「你很相信百日咳疫苗和腦部傷害之間確實有關聯嗎？」一九七四年
四月，《本周》節目的記者詢問威爾森。那位記者穿著粉紅色的大領子襯
衫、大方型眼鏡，鬢角的毛髮綿延到了下顎。

　　「我個人確實如此相信。」這位神經學家說：「因為，到了現在，我
已經親眼目睹太多孩子的例子，接種疫苗與嚴重疾病之間確實有關聯──
包括失去意識、常見的神經重要病徵。」

　　「你為何會有這種觀點？你看過很多例子？」

　　「在這間醫院服務的時間，也就是過去的八年半，我看過很多例子。」
他提到自己在大奧蒙德街患病兒童醫院的任職時間。「我個人已經看過
八十名左右的相關病例。」

　　威爾森曾經是威克菲爾德父親葛拉漢的同事，而威爾森和葛拉漢一樣，
都是眾神之中的神。他的烏黑頭髮總是抹了油，黑色的西裝外套上別著閃
亮的袖釦，說話的口氣一絲不苟、毫無生氣，甚至比天主教的主教更沒有

熱情。

　　威爾森在職業生涯的早期就對疫苗產生了興趣，早在可怕的天花遭到消滅之前。英格蘭在對抗天花時篳路藍縷，可以追溯至十八世紀晚期，一位醫師艾德華‧簡納（Edward Genner）發明了天花接種（variolation）；也被譽為是人類的第一個疫苗。一九六○年代，威爾森抓住了時代氛圍的尾巴，他與一群人身傷害律師共同經營副業，協助客戶爭取因為注射疫苗蒙受傷害的損失。

　　一九七四年一月，威爾森發表了探討百日咳、破傷風，以及白喉三合一疫苗的論文，時間點則是他參加《本周》錄影之前的三個月，比威克菲爾德的十二名孩童研究早了二十四年。威爾森連同兩位實習醫師，第一位是德國人馬西亞‧庫倫坎夫（Marcia Kulenkampff），第二位則是巴西人荷西‧薩魯馬歐‧史瓦茲曼（José Salomão Schwartzman），一起在《孩童疾病檔案》發表了一篇四頁論文。

　　「在一九六一年一月至一九七二年十二之間，大約有五十名孩童因為可能與接種三合一疫苗有關的神經疾病而前往倫敦患病兒童醫院就診。」威爾森在論文中解釋：「其中有三十六名孩童的時間資料非常準確，而他們的神經疾病最多在接種三合一疫苗的十四天之後就會出現。」

　　威爾森要求兩名初級醫師查閱醫院的病歷庫，想要尋找孩童接種疫苗的紀錄。隨後，威爾森設定了兩個星期的時間軸，親自找出疫苗的受害者。「當年的研究手法非常單純。」超過二十四之年之後，我前往巴西聖保羅採訪史瓦茲曼時，他如此表示。

　　在電視節目播出之前，英格蘭孩童接種百日咳、破傷風，以及白喉疫苗的比例是百分之七十九，報章媒體加入這場喧囂之後，接種比例下降了百分之三十一。

　　隨後就引發了法律訴訟案。隨著我開始探索當初的歷史，我發現加拿

大以及美國都出現大規模的法律訴訟，倫敦也有兩起因為疫苗測試發生的
訴訟——倫敦的兩次法律訴訟，首席法官都是那位喜歡演奏大提琴的斯圖
亞特－史密斯。從以上的調查經驗中，我學會了生命的啟示。後來，我開
始剝開宛如腥臭洋蔥的威克菲爾德故事時，那些啟示將會幫助我。

疫苗的法律訴訟案歷史

　　英國第一個因為百日咳、破傷風，以及白喉三合一疫苗出現的法律訴
訟案，主要的人物是一位承受發展困難的男孩，他的名字是強尼・金尼爾
（Johnnie Kinnnear）。根據母親蘇珊提供的證據，在接種疫苗的當天夜晚，
強尼就出現「五次或六次」的癲癇症狀。從此之後，每天的癲癇次數都會
增加。但是，雖然醫師確實記載了一系列的細微身體不適，但是，在未來
的五個月，小男孩的病例沒有任何嚴重的現象。

　　蘇珊說謊。

　　場景很淒涼。蘇珊在法庭咆嘯，彷彿一隻想要保衛幼獅的母獅。「你
們想要讓我混淆，你們都想要讓我混淆。」

　　實際上，他們並未如此。

　　斯圖亞特－史密斯判定蘇珊「並未訴說真相」，強尼的律師決定想要
結束這個窘境。「任何人，只要出席這次的法庭訴訟，並且聆聽相關的證
詞。」一九八六年五月，強尼的律師對法官表示：「看見強尼和蘇珊的解釋，
以及醫療紀錄之間的差異，都會毫無疑問地相信，這個男孩已經沒有未來
了。」

　　隨後就是第二個相關的法律訴訟，這次的主角是一位名為蘇珊・勒夫
戴（Susan Loveday）的小女孩，也承受發展困難之苦。但是，這一次，
小女孩的父母不被允許提供證詞（擔心造成二次傷害，造成法庭訴訟成本

增加以及延長審判時間），除非科學檢驗能夠支持他們的主張。最值得一提的是，這次的審判分析了一個指標性的英國研究，這個研究提出百日咳、破傷風，以及白喉三合一疫苗造成腦部永久傷害的「相差危險性」（attribute risk）是三十一萬分之一。

這項研究計畫的名字是《英國國家孩童腦部疾病研究》（the National Childhood Encephalopathy Study），研究時間長達三年，研究範圍包括兩百萬劑的百日咳、破傷風，以及白喉三合一疫苗，並且提出全球最具決定性的結果。這個研究的主要主張也將會被全世界的醫師引述採用。

但是，法官審理此案時，認為計算結果最終取決於七名關鍵的病患。因此，法官駁回負責該計畫負責研究人員的反對，決定獨立製作七名關鍵病患的紀錄，並且逐一審理。其中一位孩子罹患雷氏症候群（Reye's Syndrome），不是由疫苗引起。另外三位則是受到病毒影響，最後三位孩子的檔案結果顯示為「正常」：代表相差危險性根本不存在。

斯圖亞特—史密斯迅速處理此案，瀏覽更多的孩童病例，他的結論認為，即使最悲慘的案例，都不必然是可靠的證據。

案例第一四七三號：家長的說詞前後不一。

案例第一五○九號案例：病徵發生的時間原本是去年十月；但家長在數個月之後的說詞，則是將病徵發生的時間改為接種疫苗的不到二十四小時之內。

案例第一二一五號：家長在文件紀錄中宣稱，小孩在接種疫苗之前完全正常，則是完全不正確的說詞。

斯圖亞特—史密斯也發現訴訟案中看似詐欺的行為，而他很難想像還有什麼其他的解釋原因。法官發現孩童技能的測試出現兩種不同的資料，顯示測驗分數遭到無法解釋的竄改。兩份印出資料的受試者是同一位病患，而且是相同的檢驗內容，但更新的檢驗分數出現詭異的降低，低過某些處

於模糊階段的病患分數。

「我認為非常詭異。」法官表示：「很難想像相同的病患會出現不同的測驗分數。」

然而，威爾森和他對於三十六名受害者的研究資料，則是最為惡劣。斯圖亞特—史密斯全部都仔細檢閱。這位神經學家只好承認，在其中八位案例中，疫苗和疾病毫無關聯。在另外十五位案例，他接受可能會有合理的其他原因。他只能夠在十二位案例中，堅持自己的觀點。至於剩下的三位案例，雖然有足夠的資訊理解相關情境，但無法證明疫苗在其中扮演的角色。

令人驚訝的是，威爾森在研究報告中提出的某些孩子，甚至是在接種疫苗之前，就出現首次的病徵。但是，最令人訝異的則是，在威爾森的報告中，有一對同卵雙胞胎女孩，不只被診斷有基因問題——雖然她們的發展難題引發二十世紀的公共衛生恐慌——而且從未接種百日咳、破傷風，以及白喉疫苗。

永生難忘。我的調查結果最後創造了將近七千字的報告，在《星期日泰晤士雜誌》中優雅地刊登了六頁篇幅。這次的調查讓我明白，探討疫苗的受害者時，你不能單純相信醫師或家長。除此之外，我也精通了某些神祕難懂，而且再也不需要的主題，範圍從「老鼠體重增加測試」到「惠康基金會前任醫療總監艾爾文‧葛瑞費絲（Arlwyn Griffith）的信念」。從此之後，我明白，作為一種調查領域，疫苗非常困難，無法在短時間就能夠完全理解。

毫無可能

因此，我有了以上的想法——但是，就在名符其實的「隨後」——時

間是一九九八年的二月二十七日，我在一位醫師家中的客廳拿起《衛報》，從頭版開始閱讀來自漢普斯特德的威克菲爾德新聞。威克菲爾德因為麻疹腮腺炎德國麻疹三合一疫苗登上新聞版面時，我還在追查百日咳、破傷風，以及白喉三合一疫苗的道路上。

「你應該調查威克菲爾德。」我離開的時候，那位醫師建議我。

「不可能。」我笑著說：「毫無可能。」

第八章

第一次接觸

麻疹在英國已經絕跡，
我們為什麼要嚴肅看待威克菲爾德的想法？

　　因此，威克菲爾德的起點究竟在何處？真正的起點，是否符合威克菲爾德的說法，來自二號女士的來電，讓他接觸前哨案例？是不是在《新聞之夜》節目上，穿著紅色洋裝的女士，提供了 JABS 團體的資訊，而這位女士正在尋求同伴，協助她贏得法律賠償的訴訟案？或者，一切的起點是數十年之前，在大奧蒙德街，另外一位不同的醫師，以及另外一種不同的三合一疫苗？

　　我將負責剝開這個腥臭的洋蔥，所以你不必弄髒你的手，事後，我們的頭條新聞標題將是：

真相。

　　真正的起點確實有一通電話，但不是給威克菲爾德，而是威克菲爾德聯絡一位英國政府官員。他的名字是大衛・薩利斯布瑞（David Salisbury），四十六歲，擔任英國政府的高階疫苗官員。他是一位非常溫

和的人,相當謹慎,不曾有失控傾向。他也是一位小兒科醫師,曾經在神經學家約翰‧威爾森旗下工作。這個經驗也塑造了薩利斯布瑞的一生。

在百日咳危機期間,他曾經親自在現場作戰,迎接閃爍藍色燈光的救護車以及配戴特殊尺寸呼吸器的孩童進入大奧蒙德街的醫院。他親眼目睹孩童從救護車上被抬出,為了自己的生命而咳嗽,家長在旁哭泣,護理師四處匆忙奔走,而病人的醫療紀錄鮮少有好結果。他看到嬰兒罹患能夠造成腦部傷害的先天性德國麻疹、失聰、失明,以及心臟病。他甚至看見恐怖的亞急性硬化全腦炎(Subacute sclerosing panencephalitis, SSPE)。

亞急性硬化全腦炎:因為麻疹病毒引起的疾病,在初次感染的長時間之後,開始攻擊人類腦部。一開始的病徵是輕微的記憶喪失,隨後惡化、發病,陷入昏迷以及植物人狀態,一年到三年之內就會死亡。一位小男孩被診斷罹患亞急性硬化全腦炎之後,薩利斯布瑞甚至和威爾森一起向家長報告不幸的消息。

「我會永遠記得約翰非常溫柔體貼地告訴家長。」一天夜晚,我用電話採訪薩利斯布瑞時,他說:「他們的孩子即將死亡。」

威克菲爾德致電給薩利斯布瑞時,他任職於橢圓形的辦公建築法瑞爾大樓(Friar's House),地點就在泰唔士河下游南岸不到一英里處的象堡區。此處圍繞著複雜的交通系統,也是英國政府單位的聚集地點──退休金、社會福利,以及社會服務機構都在此處──幾乎沒有政府官員的辦公室地點比薩利斯布瑞的更好,他的辦公室房號是三八八,能夠直接鳥瞰停車場。

威克菲爾德致電薩利斯布瑞的時間,是二號女士致電給威克菲爾德的兩年前,根據潔姬‧弗萊契在《新聞之夜》的說法,威克菲爾德的電話則是早於她兒子初次接種疫苗的兩個月前。具體的時間是一九九二年九月二十三日,星期三,在薩利斯布瑞的辦公室之外,她的秘書通知有一通來

電，這通電話揭開了序幕。

　　當時，薩利斯布瑞正在進行一個大型計畫，準備推出一種新的疫苗，對抗 b 屬嗜血桿菌（Haemophilus influenzae type b）。薩利斯布瑞必須追蹤製藥公司的疫苗供應情況，解決英國衛生部承包商的運輸問題，並且巧妙回應來自無數位內科醫師的詢問。

　　「皇家慈善醫院的安德魯・威克菲爾德醫師來電，他想要討論關於麻疹腮腺炎德國麻疹疫苗。」

　　又是麻疹腮腺炎德國麻疹疫苗。由於新聞報導三合一疫苗的安全疑慮，薩利斯布瑞已經接到許多詢問電話。上個星期的星期一，英國政府的醫療總監肯尼斯・卡爾曼才寫信給英格蘭和威爾斯的所有醫師，宣佈停用兩個品牌的疫苗。第一個品牌是普魯薩瑞克斯（Plusarix），由英國製藥公司史密斯克林・畢查姆（SmithKline Beecham）開發。第二個品牌則是法國製藥公司帕斯特—馬修（Pasteur-Merieux）開發的印瑞疫苗（Immravax）。於是，英國只剩下一種疫苗，默克開發的第二型三合一疫苗（M-M-R II）——前提是美國藥廠的供應量充足。

　　卡爾曼在信中解釋道，理由很單純。德國麻疹病毒的原始成分過熱，會造成零星的疾病。正如麻疹和腮腺炎，德國麻疹病毒也以「修改調整之後的病毒」方式進入三合一疫苗。禁止使用的兩種疫苗稱為 Urabe AM9，此種疫苗使用的菌株，有時候反而導致疫苗本來應該防止的疾病，通常會出現輕微的腦膜炎——也就是大腦的黏液層發炎。

　　加拿大和日本政府已經立法禁止。但是，英國政府的實驗室現在才完成風險評估：在一萬一千次的疫苗注射中，將會出現一次異常現象。「這種比例」，卡爾曼在信中強調，「明顯低於」腦部因為其他自然因素發炎的風險。

　　整整九天，媒體的報導消息都會在每天早上送至薩利斯布瑞的辦公桌，

他仔細監控。《泰唔士報》在九月十五日星期四以一百四十字的報導首開先例。由於報導的內容非常節制，加上相關的疫苗品牌已經遭到停用，公共的擔憂也降低至最小程度。

　　薩利斯布瑞從來沒有聽過「沒有病患的醫師」威克菲爾德。他的秘書按下電話按鈕，讓致電者與薩利斯布瑞交談，電話那頭的聲音聽起來很雄武，他向薩利斯布瑞自我介紹，薩利斯布瑞變得非常疑惑。薩利斯布瑞思忖為什麼威克菲爾德要聯絡他，而他的感覺就像兩年半之後，二號女士前往威克菲爾德的辦公室時，威克菲爾德的感受。

　　依照後續的發展，一位新聞報導者不應該相信片面之詞。因此，我非常感謝威克菲爾德在他們通話之後寫了一封信件，內容統整了通話內容。當時，威克菲爾德正在等候《醫學病毒學期刊》決定是否刊登他對於克隆氏症病毒的研究論文。威克菲爾德在這篇論文中主張自己在病患腸道中發現麻疹病毒，而研究團隊成員也成功拍攝他的發現。

　　「因此，我認為，」薩利斯布瑞告訴我：「我們為什麼要嚴肅看待威克菲爾德的想法？我們已經有非常好的疫苗接種計畫。麻疹在英國已經絕跡。」

　　但是，在那天的電話中，威克菲爾德非常直接，將《醫學病毒學期刊》作為自己的證據。雖然，威克菲爾德承認那篇文章與疫苗沒有關係（與德國麻疹、腦部疾病也沒有關係），但是他依然解釋自己的目的：他想要和薩利斯布瑞見面，更重要的是，他想要錢。

賠償訴訟專家？

　　如果我可以在這本書中採用分割鏡頭，就像昆汀・塔倫提諾的電影，現在就是最適合的時刻。因為，威克菲爾德不是唯一一位在政府禁止使用

特定疫苗品牌時察覺機會的玩家。

另外一位玩家是一位律師。他的名字則是理查·巴爾，他往後將出現在《星期日泰唔士雜誌》，而他的名字也刊登在告示板上的簡報，引發四號女士對於疫苗的猜疑。

巴爾有一頭深色的頭髮，兩眼之間的距離很寬，說話的口氣非常平坦，有著一種鄉村氣息的口音。他看起來很像一位鋼琴調音師、地毯銷售業務人員，或者古法釀製啤酒酒吧的房東。當時，巴爾的年紀是四十二歲，他的名聲主要來自於和其他人共同撰寫了一本書《究竟該選哪一間房間？買屋、賣屋，以及搬家的法則》（Which? Way to Buy, Sell, and Move House）。在當年的十一月之前，Urabe 品牌的疫苗停用之前，他的職業發展不是非常光鮮亮麗。

「打零工的初級律師。」將近十二年之後，我和巴爾見面時，他如此描述自己當初的發展。「早上出席地方法院，午餐時間處理財產轉讓，下午則是遺囑。」

他在金斯林（King's Lynn）執業，就在諾福克海岸（Norfolk coast）附近，與倫敦之間的距離，大約已經是整個英格蘭東海岸北方的一半。但是，就像皇家慈善的「皇家」沒有任何意義，金斯林雖然是 King's Lynn，但 King 不代表任何與英王有任何關係。金斯林的人口將近四萬，已經背棄當年的中世紀傳統，自從一九六〇年代開始，就因為缺乏良好的市政規劃而逐漸凋萎，沒有大學點亮夜間生氣，還有頑強的白人單一文化至上主義。

然而，巴爾渴望大多數律師都想要追求的目標。除此之外，他還有一個長久不變的雄心壯志。他希望將一場審判帶到皇家司法院，英國法律紛爭的大教堂。巴爾的父親也是一位律師，他的母親則是醫師，因此，父母的傳承讓他想要的，不只是控告藥商。

　　第一次出現在《泰唔士報》之後，巴爾的行動就像一隻善於奔跑的灰色獵犬。他可以用幾個小時和記者交談。八年之前，正如俗諺所說，世上最好的機運，是你替自己創造的機運，他替一位商業酒席承包商處理財產轉讓事務，這位客戶的名字是安潔拉・蘭卡斯特（Angela Lancaster）。蘭卡斯特購買了一間四臥室的平房，地點在桑德令罕府（Sandringham Estate）附近，此處是英國王室的眾多地產之一，在金斯林東北方十英里處。

　　這次的委託只是一次性的，並未讓巴爾獲得太多價值。但是，就在某一天，他的委託人又出現了。一九九○年五月——距離英國宣佈停用兩個藥廠製造的疫苗，已經過了兩年半——蘭卡斯特的兒子，理查，當時年紀十三歲，罹患了德國麻疹造成的腦膜炎。理查曾經在一間有嚴格限制的私立學校中，和同學一起排隊接種麻疹腮腺炎德國麻疹疫苗。

　　「非常可怕。」安潔拉回憶兒子在醫院發生的急性症狀，一開始是頭痛、畏光、發燒、嘔吐、脖子僵硬，以及昏睡。「醫院十分鐘就會量一次體溫。」

　　安潔拉詢問巴爾是否能夠控告醫師。她從另外一位母親聽說，全科醫師只要滿足疫苗接種目標人數，就能拿到額外的補助。因此，安潔拉認為，到學校施打疫苗的醫師，藉由高風險的醫療程序獲利。

　　對於巴爾而言，第一步就是取得法律援助：用納稅人的金錢，協助無法支付律師費用的人民。在英國的法律系統中，弱勢少數永遠都符合法律援助的資格，因此，巴爾填寫了一張綠色表單，完成第二步：一份專家報告，以及母親的聲明，描述兒子的遭遇和時間。蘭卡斯特的案例看起來沒有問題，英國政府的法律援助委員會將會支付律師費用，無論訴訟的結果是勝或敗。

　　但是，小男孩在黑暗的房間休養五個星期之後，已經完全康復了。他

沒有承受任何損失，也不需要時時刻刻的照顧。如果真的要說，他的母親反而有了一種印象，認為 Urabe 疫苗可能造福了他的兒子。

「那個疫苗可能改變了我的兒子。」她告訴我。她笑著提到發炎可能讓兒子的專注力變得更為銳利。「他開始閱讀電腦雜誌。十三歲的時候，他基本上表示自己想要替美國航太總署工作。到了二十三歲時，他拒絕航太總署的工作邀請。」

時間快轉至一九九二年的十一月──巴爾還記得蘭卡斯特的案例。《泰唔士報》刊登相關文章，時間是星期二下午四點，安潔拉回到家中，發現律師巴爾留言詢問他是否可以將安潔拉的電話號碼提供給記者。她兒子的故事，現在已經是新聞，也是一個完美的軼事，能夠說明英國政府大多數的行為。

母親安潔拉告訴我，她曾經與中階報紙《每日郵報》（Daily Post）接觸過，但該名記者錯過截稿日期。更優秀的採訪記者來自高階報社《獨立報》，而《獨立報》的醫療新聞編輯席莉亞．霍爾（Celia Hall）是百日咳、破傷風，以及白喉病毒恐慌事件的新聞老將。那天夜晚，她接受了不只一次新聞採訪，而是兩次，兩個採訪單位都和巴爾有關係。

其中一個關係非常間接，英國當時的人口數是五千八百萬人，而巴爾和對方之間的關係可能純屬巧合。霍爾曾經在維斯貝希（Wisbech）附近的小村莊採訪一位家庭醫師，此處距離金斯林十三英里。巴爾任職的律師事務所在維斯貝希有分公司，他的父親從前曾經在此擔任很長一段時間的初級律師。

霍爾的第一篇報導是第二版橫跨三欄的頭條新聞，「儘管疫苗和腦膜炎之間可能有關聯，孩童依然接受疫苗注射」，新聞的內容多半仰賴於那位家庭醫師對於衛生部缺乏處理速度的批評。

一位全科醫師指出，衛生部選擇追求行政上的便利，而不是民眾的最

大安全。「他們希望在通知醫師之前,就能夠準備足夠的第二型三合一疫苗。」在劍橋郡威維斯貝希鄰近小鎮奧特維爾(Outwell)執業的大衛・畢文(David Bevan)表示。

對於全國性的新聞報導而言,上述的文字絕對不是中肯有效的疫苗反對意見,或者消息來源。特別是,所有的醫師,包括他在內,都知道接種Urabe 品牌疫苗的效果,絕對勝過於不接種任何疫苗。但是,霍爾成功在報紙版面上刊登超過半版的疫苗爭議新聞,已經替巴爾奠下基礎。

「『可怕的』經驗導致民眾採取法律行動。」《獨立報》在上述報導的下方就刊登了第二則報導。唯一符合的案例是許久以前早已放棄提告的蘭卡斯特,該則報導用了四段描述安潔拉當初如何計畫提告,隨後是令人感覺芒刺在背的句子。

但是,他們委任的初級律師,來自金斯林鎮的理查・巴爾,他是一位賠償訴訟專家,正在代表來自英格蘭北方的另外一個家庭,這個家庭的五歲孩子接種麻疹腮腺炎德國麻疹疫苗之後,產生腦膜炎現象,因為陷入嚴重的失聰。

巴爾是一位賠償訴訟專家?顯然的,霍爾是一位先知。在當時,一九九〇年代初期(所有的印度餐廳都還沒有把菜單放在網路上),只要名字出現在新聞報紙上,就是律師吸引客戶的良好條件。

如果沒有上述的事件,巴爾只是一位令人無法記住的初級律師,但是,他從自己選擇的專業領域最底層掙脫了,贏得法律委員會的聘任,代表許多希望控告麻疹腮腺炎德國麻疹疫苗的家庭。這張合約將在未來十二年開花結果,因為巴爾和威克菲爾德開始孕育一場關於疫苗的危機,有朝一日,世界各地都將感受這場危機。

媒體會特別注意？

　　律師和醫師尚未見面。但是，威克菲爾德致電給薩利斯布瑞時，他的大觀念已經產生演化。現在的重點不是麻疹病毒，而是麻疹疫苗中的病毒。雖然威克菲爾德並未在《醫學病毒學期刊》的論文中「處理這個問題」，但他還是警告「這將是第一個出現的問題」。

　　薩利斯布瑞在三樓的辦公室感應到「狗哨」。他以前曾經看過此種恐懼成真的可怕發展。他還記得替威爾森工作期間看見百日咳、破傷風，以及白喉三合一疫苗恐慌時期的病房，作嘔想吐的嬰兒、亞急性硬化全腦炎，還要通知家長，他們的孩子要死了。

　　【譯註：狗哨的原意是一種哨子，其聲音只有狗能聽見，人類聽不見，可以引申為只有特定人士能夠接收的訊息，現代也有「狗哨政治」的用法，意指用特殊訊息瞄準特定群眾。】

　　「我擔心。」威克菲爾德告訴薩利斯布瑞：「雖然麻疹，特別是麻疹疫苗，最後可能與克隆氏症等疾病沒有任何關聯，但是媒體會特別注意疾病和疫苗的關聯。」

　　媒體會特別注意？為什麼？威克菲爾德的電話確實命中了薩利斯布瑞的擔憂。

　　威克菲爾德的職業發展生涯道路和薩利斯布瑞的不同。病患從來不是威克菲爾德高度重視的對象。「因此，我認為，我們必須盡快見面，討論往後的發展。」電話那頭的聲音告訴薩利斯布瑞，正如威克菲爾德在後來信件中的說明。「然而，關於這個研究計畫，擁有充足的資金很關鍵，我們見面時也必須討論這個議題。」

　　我和薩利斯布瑞見面談話之前，此事已經過了超過十餘年。但是，他對於那場對話的記憶，清晰地宛如昨日。「即使只是他第一通打來的電話，

也都敲醒了警鐘。」他告訴我，並且承認他認為當初的威克菲爾德就像勒
索。「他的口氣，那種勒索和霸凌。『你想要注意這件事情。你想要進行
這個研究。因為，可能會有嚴重的後果。』

第九章

交易

製造反對疫苗的證據

　　理查・巴爾出生在醫學和法律的交界，以及美國和英國的相遇。他的母親馬裘莉（Marjorie）是一位來自美國內布拉斯加斯考斯布羅夫（Scottsbluff, Nebraska）的病理學家，巴爾的父親大衛則是英國的初級律師，他們在納粹德國毀滅的殘骸之中相遇。因此，早在馬裘莉和大衛的兒子開始策動推翻麻疹腮腺炎德國麻疹疫苗之前，理查早已渴望追求一種史詩的、聖戰的，走向法官前方的法律行動，最後的結局則是讓大企業垮臺。

　　根據另外一位律師的說法——她告訴我，她曾經親自檢查紀錄——巴爾第一次接觸威克菲爾德是在一九九五年的十月。那是英國政府禁止兩種疫苗品牌的三年之後、《新聞之夜》報導腸道腦部併發症的六個月之後、第一批十二位孩童在皇家慈善醫院接受內視鏡檢查的九個月之前，距離威克菲爾德在《刺胳針》刊登論文還有兩年多。巴爾和威克菲爾德的合作結果，將在未來多年迴盪，讓當時尚未出生的人成為父母之後，依然膽顫心驚。巴爾和威克菲爾德第一次接觸的兩個月之後，兩位男人在《星期日泰唔士雜誌》分享了勝利的戰果，也就是那篇〈暗夜槍響〉文章，他們和潔姬・

弗萊契一起登上版面。到了一九九六年一月，巴爾宣稱，七十位案例因為接種包含麻疹病毒的疫苗而承受傷害，他還說，有數百人的症狀「正在浮現」。

　　雖然，直到多年以後，經過我的調查，初次揭露他們的垮臺徵兆，真相才曝光，但他們早已開始合作。「正如各位在《星期日泰唔士報》上看見的內容。」一月，巴爾在寫給委託人和合約客戶的第四次「業務通訊」信件中提到：「安德魯‧威克菲爾德博士已經發表了非常令人不安的研究結果，顯示疫苗之中的麻疹病毒成分和克隆氏症之間，有著明確的關聯。」

　　事實並非如此。威克菲爾德從來沒有找到「明確的關聯」。但是業務通訊信件（我從安潔拉‧蘭卡斯特處取得相關內容，她曾經協助巴爾，讓巴爾在媒體上聲名大噪）列出巴爾所說的「注意跡象」，包括體重下降、腹瀉、「無法解釋的低度發燒」、嘴部潰瘍，以及關節疼痛。「如果你的小孩出現上述某些，或者全部的症狀。」巴爾呼籲：「請您聯繫我們，或許適合將您介紹給威克菲爾德醫師。」

　　後來出席皇家慈善醫院中庭發表會的多數人，依然不知道巴爾和威克菲爾德等人的行為。不只是弗萊契，包括巴爾，都將客戶和委託人交給威克菲爾德，他們談論非常空泛，或者說常見的症狀，基本上所有家長都可能認為自己的孩子罹患可怕的腸道發炎疾病，只要接受轉診到皇家慈善醫院，就可以獲得良好的治療。

預言歷史上最大的醫學訴訟

　　寄出業務通訊信件的兩個星期之後，巴爾搭乘火車，迅速南下前往冬日的英格蘭。巴爾再也不需要在法庭上代表小偷，或者在吃農夫午餐的時間簽訂房地產轉移，還是對著快樂的喪偶人士宣讀遺囑。前往倫敦需要兩

個小時的車程,加上十分鐘搭乘計程車之後,巴爾進入一座喬治時代風格的宏偉上流建築,與「御用大律師」(英國稱呼資深律師的頭銜)以及充滿個人魅力的皇家慈善醫院醫師進行協商。

巴爾的個人助理克絲汀・林伯(Kirsten Limb)和他同行。五年之後,兩人結婚了。林伯有著一頭棕色的直髮,長髮及腰,她比自己陪伴的男人年輕十歲。一開始,林伯也是巴爾的委託人。她的女兒布萊恩尼(Bryony)在一次醫療意外事件中承受嚴重的腦部損傷,林伯希望能夠提出法律訴訟。

對於麻疹腮腺炎德國麻疹有關的委託人,巴爾介紹林伯是他的「科學和醫學調查人員」、「科學專家」,更常見的說法則是單純的「科學家」。正如《獨立報》的報導,而且沒有提到威克菲爾德:

巴爾先生拒絕讓自己的小孩接種疫苗,並且表示一位團隊內的科學家分析相關案例的結果,對於他們的研究相當有幫助。

但是,林伯不是家長以為的真正科學家。根據林伯的第一任丈夫,羅賓・林伯(Robin Limb)的說法,他們在大學時相識,而兩人都獲得了農業的科學學士學位。我也取得他們就讀時的課程表,與農業幾乎沒有關係。他們後來一起在一間實驗糖用甜菜農場工作,地點位於劍橋郡東方的平坦田野。

那一天,巴爾和林伯舟車勞頓前往倫敦會面的主要對象是四十九歲的奧格塔斯・烏爾斯坦(Augustus Ullstein)。烏爾斯坦的個性活潑,有著一對藍色的眼睛,以御用大律師來說,他的年資尚淺,專長是人身傷害、犯罪性疏失,以及產品責任爭議。「烏爾斯坦是一位真正的紳士,願意為了委託人而全力以赴。」如果民眾可以拿到一本關於律師的消費者指南,指南就會如此描述烏爾斯坦。

聘請烏爾斯坦的代價很高,但是,聘請一位御用大律師從來都不便宜。疫苗的法律訴訟要等到多年之後才會結束,根據我取得的文件顯示,烏爾

斯坦的律師費用一共讓納稅人支付三十六萬英鎊（根據我在寫作本書的時間點，大約等同於五十九萬五千英鎊或者七十四萬四千美元）。

　　威克菲爾德也在現場。那個時候，他是巴爾團隊唯一一位專家，他們用於反對有執照疫苗的證據非常薄弱。對於麻疹腮腺炎德國麻疹疫苗能夠造成的感染傷害範圍，甚至沒有共識。雖然林伯奮力挖掘堆疊如山的論文資料，卻沒有找到令人信服的數據（除了被英國政府禁用的疫苗品牌）。即使林伯出身的農學界沒有共識，但醫學界確實有強烈的共識認為，疫苗產品的安全性質非常良好。

　　巴爾交給威克菲爾德醫師的任務就是擾亂醫學界的共識。他們之間的交易如此機密，特別是時間點，導致多年之後，我揭露真相時，引發公共憤怒，威克菲爾德必須否認兩人開始接觸的時間點。根據他的說法，孩童前往漢普斯特德的皇家慈善醫院，純粹是因為需要接受腸道科的治療，在此之後，他才提出協助巴爾律師的要求。

　　「現在，讓我清楚地說明。」舉例而言，威克菲爾德參加美國全國廣播電視網（NBC）的《日界線》（Dateline）節目，該次節目以我提出的調查報告作為主題，並且由記者麥特・羅爾（Matt Lauer）進行採訪。威克菲爾德表示：「皇家慈善醫院讓孩童住院接受治療的原因，是為了調查他們的症狀，與研究計畫沒有關係，跟集體訴訟無關，也跟疫苗沒有關係。」

　　至於威克菲爾德和諾福克海岸巴爾律師之間的關係，他曾在比利時布魯塞爾的一場研討會上表示：「一位律師開始接觸那群孩童時，我確實也有收到詢問——時間點則是在孩童送至皇家慈善醫院之後——他們詢問我是否願意擔任法律團隊的醫療專家，判斷他們是否能夠對於疫苗製造廠提出法律行動。」

　　事實上，威克菲爾德同意替巴爾工作的時間點早於、等於巴爾和烏爾

斯坦會面的時間，或者就在幾天之內——當時，出現在《刺胳針》期刊論文的孩童，還沒有任何一位進入皇家慈善醫院的大門，參與威克菲爾德的研究計畫。

「感謝您在上週與大律師見面之後提出的親切回應。」一九九六年二月十九日，星期一，威克菲爾德寫信給初級律師巴爾，確定了他們兩人之間的委任關係：十二位孩童往後將前往皇家慈善醫院一樓的門診，而第一位孩童在六個星期之後，才會抵達皇家慈善醫院。「我很樂意代表您的委託人，擔任團隊中的專家顧問，費用為每小時一百五十元英鎊，外加其他支出。」（在我寫作的當下，威克菲爾德的顧問費用等同於現在的二百四十八英鎊或三百一十美元）。

多年之後，他也會針對這個主題發表評論，堅持自己只是一位專家，以及「在巴爾律師團隊提出訴訟期間，許許多多的醫師都曾經擔任過他們的醫學專家」。

但是，威克菲爾德的身分絕對不只是一位醫學專家。醫學專家提供意見，用科學知識協助法律審判，並且為了委託人而代表醫學界的觀點。威克菲爾德的角色是前所未有的，他接受委託，正如他後來的行為，製造反對疫苗的證據。

初級律師和醫師之間進行了數百次的電話通訊。他們甚至使用卡車來回運送成箱的醫療紀錄。巴爾律師事務所的另外一位助理，阿黛爾・柯斯（Adele Coates）則是被指派為相關助手，在一間擁擠的車庫辦公室工作，地點就是威克菲爾德位於泰勒大道的住宅旁。

他們所有人將一起創造威克菲爾德預言的「歷史上最大的醫學訴訟」。

創造在法庭上無懈可擊的證據

　　他們的起點很微小，一開始只是巴爾從烏爾斯坦身上借用的說法，「細緻的計畫」——他們從百日咳、破傷風，以及白喉三合一疫苗爭法律訴訟借來的說詞。在二審的結局，（在我提出「眾所皆知」的社論文章之前），首席法官斯圖亞特—史密斯以蘇珊・勒夫戴的名義設置了一份清單，列出所有必須用於說服法庭相信疫苗造成人體傷害的各種類型證據。

　　法官提出的第一個項目是「明確而且特殊的臨床症狀」。

　　第二是「特殊的病理學」。

　　第三則是斯圖亞特所說，接種疫苗和病徵出現時間的「時間順序連結」。

　　第四，「可信的機制」（或者「生物學的機制」）。

　　第五的重要性最低，「動物實驗」。

　　最後，流行病學證據。

　　威克菲爾德已經受雇於巴爾，他將嘗試創造所有類型的證據（除了動物實驗）。皇家慈善醫院則是成為製造訴訟證據的工廠，我可以證明，他們至少檢驗一百名以上的孩童（法院列出孩童的家長清單，我也取得了此張清單），從其他來源獲得的孩童病例至少是兩倍。皇家慈善醫院的小兒腸病科，每個星期能夠使用內視鏡的時間為四次，每一次都排滿，而且只用於檢驗約翰・沃克—史密斯的病患，此種情況的時間可能長達一年以上。

　　但是，巴爾一開始要求威克菲爾德設計一種研究，包括臨床證據（病徵、跡象，以及醫療歷史等等）以及科學性質或實驗室類型的檢驗。與烏爾斯坦會面的五個月之後——早於任何一位孩童接受內視鏡之前——巴爾開始要求法律援助計畫支付律師費用。

　　如果我沒有親自取得文件，我也無法相信他們在那個夏天簽訂交易內容的文件，竟然會記載相關的內容。但是，在三頁的「計畫書和預算提案」，加上十七頁的「臨床和科學研究提案」之中，他們提出孩童將會承受的可

怕檢驗方法，提供後來出現於《刺胳針》論文的八名員工姓名，並且條列列出他們向法律援助委員會申請的經費，以及可能得到的結論（讀者或許會非常驚訝）：檢驗疫苗造成的傷害。

「在約翰・沃克—史密斯教授的照顧之下，孩童將進入皇家慈善醫院的小兒腸道病房。」威克菲爾德在計畫書中如此表示：「孩童與家長在醫院居住四個晚上，加上腸道內視鏡的費用是一千七百五十英鎊。」

計畫書也提到威克菲爾德的「協同研究人員—分子研究專家」，那位年輕的科學家尼克・查德維克，他會在內視鏡房等待，檢驗液態氮冷凍切下的組織，一次檢驗的費用為五百英鎊，用於檢驗菌株特性，確定麻疹病毒的基因序列：分析病毒的基因編碼，確認病毒來自何處究竟是疫苗、感染，或者實驗室。

在計畫書的階段，威克菲爾德等人提出兩組孩童實驗，一組五個人。威克菲爾德宣稱，第一組孩童罹患克隆氏症。當時，克隆氏症依然是威克菲爾德的主要關注。另外一組孩童將會讓威克菲爾德關注另外一個嶄新的研究領域，聚焦於巴爾的野心。正如百日咳、破傷風，以及白喉三合一疫苗的法庭審判，律師巴爾的主要目標是大腦，特別著重於出現自閉症類群障礙的孩童：自閉症類群障礙是一種愈來愈普遍的發展困難診斷，也出現在弗萊契的團體委託人清單中。

計畫書提到的草案認為，病患部分形成一種「新的疾病症候群」——也就是符合斯圖亞特法官提出的第一個檢查項目。這種新的疾病症候群結合腸道發炎以及「類似自閉症的病徵」。此外，計畫書文件主張，相關證據（符合斯圖亞特法官提出的第二個檢查項目）「毫無疑問地顯示，此種症候群是疫苗引發的特定病理學現象」。

我們確實不能期待找出準確的結論，但是，相關跡象顯示，我們確實可能在疫苗以及兩種病徵之間，找出明確的因果關聯。

　　換言之，在威克菲爾德等人開始進行研究，尋找結果之前，他們已經先決定研究應該找到何種結果。

　　巴爾在一九九六年六月六日星期四，將計畫書文件郵寄給法律援助委員會。雖然巴爾等人在計畫中預定進行疫苗傷害檢驗（議定之後的總經費低於六萬美元），並未受到青睞。在英國，集體控告製藥公司的法律訴訟總是敗訴，而在敗訴之後，不只是百日咳、破傷風，以及白喉三合一疫苗的訴訟敗訴，還有苯并二氮呼類藥物（benzodiazepine tranquilizer；數百位「受害者」的證詞都被證明是造假），法律援助委員會的管理人懇請英國政府進行改革，批評許多訴訟的當事人都只是隨意「放手一搏」。

　　「關於申請法律援助的初級律師，沒有任何動機顯示，他會成為一位負責任的律師，過濾可疑的案例。」在三十六頁的報告中，法律援助委員會如此寫道：「由於申請人無法自行支付相關法律訴訟的費用，而且計畫書提到的相關主張只是因為媒體曝光而受到重視，以上的事實也導致上述問題更為嚴重。」

　　雖然法律援助委員會提出反對意見，但巴爾強調烏爾斯坦的意見指出「初步證據」（prima facie case）已經存在，導致委員會讓步。因此，一九九六年八月二十二日星期四，一位二十九歲的委員會律師，喬安・考伊（Joanne Cowie）在兩頁的「授權同意書」上簽署自己的名字，要求「安德魯・威克菲爾德醫師繳交初步研究報告」，並且同意支付以下的經費款項：

　　用於協助由安德魯・威克菲爾德醫師提案的臨床研究和科學研究，聘請十位相關協助人員，最高經費額度為五萬五千英鎊。

　　「如果檢驗出現正面的結果，我有合理的自信相信，法律援助委員會將允許我們繼續讓孩童接受檢驗。」巴爾在後來寫給威克菲爾德的信中提到，並且指派醫師的職責：「正如我先前和你提到的，最主要的目標就是

創造在法庭上無懈可擊的證據，說服法庭相信疫苗非常危險。」

沒有任何資料提到經費來源

　　巴爾很高興，他告訴所有人，他已經找到一間醫院檢驗他所有的委託人。雖然威克菲爾德的個人費用是他和巴爾之間的祕密，但在考伊簽署法律援助申請書的一個月之後，一張支票到了，作為第一期的費用，引發皇家慈善醫院醫學院持續數個月的祕密危機風暴。

　　醫學院的院長艾瑞爾・薩克曼立刻察覺該支付款項引發研究行為不當的問題。薩克曼的學術研究生涯超過三十年，他從未接觸過此種經費來源。原則上，這種經費來源其實與菸草藥廠資助的肺部疾病研究很相似。但是，薩克曼相信，巴爾在此項科學研究計畫中的角色確實具備深刻而且明確的爭議性質。

　　「醫學院現在面對的矛盾是律師資助特定的研究計畫，而該研究計畫與特定的法律訴訟有關，此種行為是否合乎學術倫理。」薩克曼寫信給麥可・佩格（Michael Pegg）時提到，佩格是一位身材魁梧的麻醉顧問，也是皇家慈善醫院的倫理委員會主席。薩克曼和佩格之間的通信是「極度私人而且保密」。

　　佩格的回應並未安撫薩克曼的緊張。學術倫理委員會的主席知道威克菲爾德的研究有問題。「我已經審查威克菲爾德在過去交給倫理委員會的所有資料。」佩格在回信中寫道：「沒有任何資料提到經費來源包括法律援助委員會。」

　　如果你有任何證據顯示，威克菲爾德向學術倫理委員會提出造假資料，倘若你可以將證據交給本委員會，我將非常感激。

　　但是，薩克曼對於威克菲爾德的行為睜一隻眼、閉一隻眼。他後來宣

稱自己因為工作太多而疏忽了。我個人的判斷認為,薩克曼已經不知所措。無論如何,兩天之後,薩克曼回信給佩格時用底線強調,主張佩格的調查是「誤解」。

安德魯・威克菲爾德醫師的研究計畫絕對沒有任何不當行為。

因此,院長主張,醫學院不會領取這筆經費,而是轉交給一個特別信託基金,並且由醫院的首席執行官馬丁・艾爾斯(Martin Else)進行管理。艾爾斯在「私人保密」的要求中表示,他唯一要求的條件,就是醫學院必須「明文說明此筆款項沒有利益衝突問題」——在爭議事件中,這是艾爾斯的「逃脫條款」——威克菲爾德也樂於提供保證。

我在此以書面確認,關於法律援助委員會資助醫學院的臨床研究,其中沒有利益衝突……而醫學院的臨床研究經費將由法律援助委員會支付。

因此,上述的事件內容為:巴爾提供的臨床研究和科學研究經費支付給皇家慈善醫院醫學院,轉入醫院的特別信託基金,於是這筆錢被「漂白」之後,再度轉回威克菲爾德的研究計畫,研究進行單位則是醫學院。

誰能夠知道真相?《刺胳針》的編輯不知道,《刺胳針》邀請的同儕審查人不知道,讀者不知道。捲入全球疫苗恐懼的數百萬人,也不知道。誰能夠猜到巴爾和威克菲爾德之間的交易——有錢好辦事——誰又可以猜到我將在決定歷史的十二名孩童內視鏡研究中揭露的其他真相?

「我還記得當時曾經指出,威克菲爾德並未在文章中提到經費來源。」巴爾拒絕回答後續問題之前,以書面告訴我:「但是,我不認為這是一個重要的問題。」

第十章

實驗室危機

率先發難的是一個來自日本的研究團體

一九九七年二月的最後一個星期一，一臺計程車從皇家慈善醫院離開，準備轉入醫院大樓前方的龐德街，大樓裡面滿是運送病患的擔架床和正在觀察停車場的訪客，計程車再度轉向，加速駛向南方。那天的雨勢溫和，卻是十一月以來最潮濕的一天，灰色的天空籠罩英國首都，就像小狗躺在上面的灰色絨毛墊子。

這位孤獨的訪客是一位男性。他的身材結實，有著一頭黑色頭髮，穿著名貴的衣物，表情悶悶不樂。他是白人，年紀四十歲，來自美國加州灣區，職業是工程師兼企業家，擁有一間電解拋光公司，專營不鏽鋼和鋁製品。他非常富裕，頭腦聰明，有著工程師的精準特質。我將稱呼他為「十一號先生」。

他的目的地是名聲鶴立的契斯特・畢帝實驗室（Chester Beatty Laboratories）：一座癌症研究中心，與鄰近的馬爾斯登醫院（Marsden Hospital）合作，共同被評比為全球排行前四名的癌症研究中心。契斯特・畢帝實驗室的主人曾經是一位紐約人，他們將他稱為「銅之王」（King of

Copper），過去的實驗室地點則是位於切爾西福爾漢路（Fulham Road）的一間狹窄磚頭建築。契斯特．畢帝實驗室解開了眾多生物學的謎題，他們是科學研究領域的績優股，位於漢普斯特德的皇家慈善醫院則是非常普通的單位。

十一號先生的手指緊緊抓住一個塑膠壺，細心照護的方式，彷彿這個塑膠壺裝著他的生命。計程車穿梭倫敦市中心六英里，行經柏靈頓（Paddington）、海德公園，以及南肯辛頓，他能夠感覺到，隨著計程車轉彎或煞車，瓶中的液體也隨之輕微搖動。

同一時間，在漢普斯特德的皇家慈善醫院，他的孩子，十一號孩子已經完成迴腸內視鏡檢查，回到馬爾康病房。他五歲，已經被診斷罹患自閉症。但是，正如許多出現發展問題的孩童，他們都難以獲得更為準確的醫學診斷。他和二號孩子和四號孩子不同，十一號孩子非常聰明。我曾經見過十一號孩童，那一天，他看起來就像一位害羞、喜歡科技的青少年，或許可以描述為不擅長社交。

「我的孩子有時候非常無禮。」他的父親告訴我。我們在洛杉磯南方的一間餐廳見面。當時，十一號孩子已經十六歲了。「他喜歡閱讀科技雜誌，寫電子郵件給科技教授，用傲慢的態度和他們交談，但他的觀點都是正確的。」

因為不明的原因——他的父親質疑疫苗有問題——十一號孩子的幼年發展更為令人擔憂。直到兩歲，十一號孩子都還沒有開口說話，也有消化不良和免疫系統問題，認知能力的發展較慢，經常出現過度著迷和反覆行為。「一切都不對勁。」十一號先生告訴我，隨後又修正自己的說法。「百分之二十都不對勁。」

十一號先生的情況與一般不同。在他們的家庭，父親負責領導整個家庭尋找孩子出現異常狀況的原因和治療方式。十一號先生相信「自閉症可

能有兩百種不同的類型」，他責怪疫苗、重金屬、殺蟲劑、氟化物，以及病毒。「其中任何一個原因都有可能。」他說。他已經無數次尋找小孩的準確診斷和調整方式，前往倫敦的旅程只是最新計畫，正如一位工程師在控制面板前的努力。

不久之前，十一號先生學會了「氧化應激」（oxidative stress），他閱讀無數的書籍和論文，理解相關的起因和治療方式，也花費大筆的金額進行血液檢驗以及購買營養補充品，例如維他命 B12、葉酸，以及麩胱甘肽。「我可以告訴你，我兒子的大腦正在治療。」他說：「我已經找到很特殊、非常特殊的檢驗方式，我希望能夠針對他的情況，理解我認為他身上出現的失調，或者說缺陷。」

十一號先生完全不知道《刺胳針》的論文，因為該篇文章必須等到他前往倫敦之後的十二個月才會刊登。他只是從一位來自南卡羅萊納州的免疫學家身上聽聞——這位免疫學家喜歡抽菸斗，個性非常古怪，名字是休・傅登伯格（Hugh Fudenberg）——皇家慈善醫院可以檢驗疫苗造成的傷害。

「我們非常感謝有這個機會，盡快將我們的孩子帶到倫敦，前往您的醫院接受檢驗。」十二位孩童的研究接近完成時，十一號先生曾經寫信給威克菲爾德。「我們相信，他的醫學問題可以獲得成功的治療，如果能夠辨識導致病徵的病毒，並且更良好地理解病毒感染的範圍，他也可以從病痛中復原。」

六個星期之後，十一號先生搭乘倫敦的計程車，手中握著塑膠壺——從他兒子身上切除的腸道組織，在壺中的福馬林裡漂浮。

「我和妻子一起待在內視鏡室。」他告訴我：「他們切下活體組織，切成一半，將一片放入特殊的容器中。我跑出醫院，進入一臺正在等候的計程車。我在半個小時之內趕到研究中心。」

他解釋道，他四處奔走的任務來自一位免疫學家的想法。六十九歲的

傅登伯格提出第二種觀點。縱然威克菲爾德非常有自信，認為殘存的麻疹病毒造成腸道發炎疾病，但是美國國家醫學圖書館公共醫學資料庫的相關研究文獻沒有此種共識。即使威克菲爾德遞交給法律援助委員會的書面資料非常樂觀，然而，許多研究一再想要重製威克菲爾德的病毒研究結果，但他們一再失敗。

我們沒有任何發現

　　對於威克菲爾德的研究結果，各界的追查起點是將近四年之前，也就是論文刊登在《醫學病毒學期刊》之後。克隆氏症的起因是腸道病學的聖杯，任何醫療院所都不能允許其答案被特定一間單位壟斷。

　　率先發難的是一個來自日本的研究團體，由秋田大學的飯塚政弘（Masahiro Iizuka）教授領導，這間大學的地點在東京北方六百英里。一九九五年一月（威克菲爾德發表以問號結尾論文的三個月之前），飯塚政弘的團隊寫了一封信給《刺胳針》，內容提到他們檢驗了十五名克隆氏症病患的組織，使用漢普斯特德皇家慈善醫院提到的各種方法。採用強化分子的技術：聚合酶連鎖反應檢驗（polymerase chain reaction；也就是著名的 PCR 基因檢驗方式，只要性侵犯和連續殺人犯曾經舔過郵票，多年之後，依然可以藉由這個檢驗方式找出其身分），飯塚政弘的團隊成員，在麻疹病毒的細胞核、病毒包膜，以及突出單元的六種基因之中，尋找其中四種。

　　飯塚政弘的研究團隊告訴《刺胳針》：「我們沒有任何發現。」

　　隨後，來自康乃狄克大學的美國研究團隊突然出現。就在二號女士致電給坐在辦公桌前的威克菲爾德時，同一個月，《腸胃病學》刊登了一篇九頁的研究論文——第一作者是劉穎（Ying Liu，音譯）——這篇文章屬

於另外一個更大的研究計畫，目標是重新複製威克菲爾德採用的研究方法。他們研究十六位病患的組織，使用免疫組織化學方法（威克菲爾德在《醫學病毒學期刊》使用三種方法的其中之一），想要尋找麻疹病毒的蛋白質，威克菲爾德宣稱，在他的研究中，十五個病患，有十三位病患的組織找到陽性反應。

免疫組織化學方法是一種染色技術，可以用顯微鏡觀察，但不屬於分子技術。使用特別製作的抗體，用於附著想要尋找的蛋白質，並且採用特別的螢光體，通常是棕色，標示抗體已經找到蛋白質。劉穎的研究團隊成員從皇家慈善醫院實驗室獲得相同的抗體。但是，威克菲爾德的團隊宣稱他們成功在特定區域找到病毒蛋白質，但來自康乃狄克大學的劉穎研究團隊成員卻失敗了。劉穎團隊的結論認為，此種抗體似乎固定並且附著於人類細胞的普通成分。

「因此，我們的研究結果，」他們在論文中寫道：「無法同意以威克菲爾德作為第一作者的論文，以及該篇論文對於麻疹病毒存在的結論。」

傅登伯格很容易就會知道這幾篇論文的研究資訊。對於任何一位免疫學家，康乃狄克大學團隊研究成果的意義在於，皇家慈善醫院的研究結果，很有可能來自於交互反應：抗體產生錯誤的辨識結果。完全不令人意外。在生物學界，各種詭異的現象都會發生。研究團隊想要尋找的目標，不一定具備足夠的特殊性，能夠讓抗體產生辨識效果。

但是，威克菲爾德在火線上，一如往常，繼續保持冷靜。他不在意批評者的研究，反而認為他們的成果「有瑕疵」或者「欠缺考量」，主張他們並未在正確的區域尋找麻疹病毒，又認為麻疹病毒在人體組織的數量非常稀少，所以批評者使用的方法無法找到病毒——但是威克菲爾德團隊的方法可以。威克菲爾德堅持，他本人用顯微鏡就能看見病毒。麻疹病毒的感染是「持續」而且「確定的事實」。

　　雖然威克菲爾德提出了辯護，但學界的批評並未減少。一九九六年二月——威克菲爾德在這個月正式和理查·巴爾簽訂合約，一年之後，十一號孩子將會被帶往倫敦接受內視鏡檢查——日本弘前大學（Hirosaki University）的羽賀陽一（Yoichi Haga）和其他學者，在《腸胃學》期刊發表了一篇六頁的研究報告。羽賀陽一的團隊主張，他們採用高敏感的聚合酶連鎖反應擴增檢驗——他們認為，這種檢驗方式甚至可以找出單一的麻疹病毒粒子——他們將尋找目標設定為威克菲爾德在《醫學病毒學期刊》提到使用原位雜交技術時尋找的基因序列。但是，威克菲爾德在論文中提到，他們在十個組織中找到十次麻疹病毒，而羽賀陽一團隊在十五個組織中，完全沒有找到麻疹病毒。

　　「克隆氏症的病因依然未知。」羽賀陽一團隊在論文中表示：「雖然長久以來，學界都在尋找證據，想要證明病毒引起克隆氏症。」

　　傅登伯格希望，在十一號先生深入參與威克菲爾德的計畫之前，能夠釐清相關原因。於是，十一號先生帶著兒子的腸道組織，搭上計程車，想要檢驗腸道組織中是否有病毒。

　　十一號先生前往倫敦，不是為了證明某個假設，或者參加集體訴訟。美國舊金山也有比倫敦漢普斯特德更優秀的醫院。「我只是想要一個簡單的結果，到底與疫苗病毒有沒有關係。」他告訴我：「我不需要他們提出大型報告。」

在那群孩子之中

　　前一天，十一號孩子和父母親一起抵達倫敦的機場之後，立刻進入馬爾康病房。他和其他十一位孩子一樣，前一天晚上做好腸道準備，並且在隔天，也就是星期一早上被送到內視鏡房。他的母親和父親在旁邊使用螢

幕觀看內視鏡儀器逐漸深入他的身體：直腸、乙狀結腸、降結腸、橫結腸、升結腸、盲腸、迴盲瓣，以及迴腸……

注意看。

在粉紅色發亮的黏膜中，十一號孩子的父母親看見了斑點：蒼白突起的瘤，醜陋腫脹的腺體，也就是迴腸淋巴結狀細胞增生。

向法律援助委員會遞交申請書的科學研究計畫時，威克菲爾德等人是否藉由迴腸淋巴結狀細胞增生證明自己的麻疹病毒理論？十一號先生對此毫不知情。威克菲爾德等人告訴十一號先生，腸道腺體是感染引發的反應，而威克菲爾德非常有自信，認為就是病毒引發的感染。迴腸淋巴結狀細胞增生是威克菲爾德團隊投稿至《刺胳針》的第二篇論文標題，以科學為主題，最後遭到拒絕。

但是，十一號孩子完成內視鏡檢查，正要送回病房時，關於麻疹病毒的觀點，出現了更多爭議，而且爭議地點就在漢普斯特德。來自美國的十一號先生前往契斯特‧畢帝實驗室，「協同研究人員—分子研究專家」尼克‧查德維克正在處理《刺胳針》論文十二個孩子與其他人的腸道組織、血液，以及脊髓液的聚合酶連鎖反應檢驗。

查德維克——一位看起來像流浪動物的安靜年輕科學家——曾經被診斷罹患克隆氏症。他以威克菲爾德門生的身分來到皇家慈善醫院，就讀醫學博士班之前，曾經擔任實驗室的低階技術人員，努力工作了一年。一開始，查德維克想要調查，並且複製威克菲爾德團隊在《醫學病毒學期刊》提出的結果。

查德維克是一位專業、固執，而且一絲不苟的科學調查人員，他可以忍受在實驗室生活中，長達無數個小時，完完全全相同的化驗分析和人際關係。在醫院工作的其中一種喜悅，就是在實際的生活脈絡中，看見自己的研究究竟有何用途，例如檢驗十一號孩子的組織，照顧十一號孩子雙親

的心情。對查德維克而言，他自己就是克隆氏症的病患，負責治療查德維克的醫師是羅伊·龐德，也就是威克菲爾德的導師。

查德維克的辦公室是醫院十樓的三二四房。他的研究團隊通常有四個人，他們穿著實驗室白色長袍，一起使用兩張平行擺放的實驗工作臺。他們用放滿瓶子和箱子的櫃子，區隔彼此的空間。在實驗工作臺的右方，有一處強化玻璃窗戶，能夠稍微看見北倫敦的美麗景緻。

查德維克的研究計畫起點是評估麻疹病毒核糖核酸的擴增技術。這個研究結果創造了一篇十二頁的論文，威克菲爾德是最後一名作者，刊登在《醫學病毒學期刊》的姊妹刊《病毒學方法期刊》（Journal of Virological Method）。隨後，查德維克將最敏銳和最特別的技術用於克隆氏症——而他的職業生涯發展開始走下坡。

檢驗結果是陰性，正如日本和康乃狄克研究團隊的結果。查德維克確實能夠找到病毒——但是，只能在額外添加的控制組組織中，以及嚴重的污染組織。查德維克向博士學位的聯合指導教授——威克菲爾德——提出報告時，威克菲爾德毫無興奮的感覺。

「他傾向於相信，你明白的，相信符合他假設的正面數據。」查德維克告訴我：「並且否認負面數據。」

在醫院從事研究工作的缺點，就是研究工作由醫學人員主導，而不是科學人員。「安迪從來不曾親自從頭進行任何研究技術工作。」查德維克回憶道：「他用很多時間觀看組織切片，或者看著數據結果。他的工作和大多數的實驗室主管相同，都是募款、詮釋實驗數據，或者撰寫論文。但是，從實際從事的角度而言，就我所知，他不曾真正穿上實驗袍。」

當年二月，查德維克開始檢驗樣本，而法律協助委員會的申請書——查德維克對此毫不知情——已經在前一年的六月通過了。查德維克在二十二名孩子的生物組織中尋找麻疹病毒（加上腮腺炎病毒與德國麻疹病

毒），其中包括十一號孩子，以及六名作為控制組的病患樣本。

「你檢驗的孩子，」我在電視採訪中請教他：「是否就是被刊登於《刺胳針》的孩子，而那篇文章最後引發對於麻疹腮腺炎德國麻疹疫苗的恐慌？」

「對的。」他回答。

「你在那群孩子的樣本中是否找到了麻疹病毒？」

「不。在那群孩子之中，我沒有在任何一個樣本中發現任何麻疹病毒。」

「你也檢驗藉由腰椎穿刺手術獲得的腦脊髓液？」

「對的。」

「你是否在腦脊髓液中找到麻疹病毒？」

「不。」

「因此，你在論文提到的孩子身上，沒有找到麻疹病毒，而這群孩子被介紹給社會大眾，造成對於麻疹腮腺炎德國麻疹疫苗的恐慌——威克菲爾德醫師的理論認為，麻疹病毒本身造成腸道疾病，並且引發特定類型的自閉症——但你沒有找到任何麻疹病毒，對嗎？」

「沒錯。」

查德維克檢驗的腸道組織和十一號先生手中的樣本不同——十一號先生攜帶的樣本浸泡醫院進行病理學研究使用的福馬林——查德維克檢驗的組織樣本，從人體身上切除之後，在五分鐘之內，就用氮冷凍。儘管查德維克的檢驗確實有優點，而且他在威克菲爾德研究計畫中的地位是「協同研究人員—分子研究專家」，但是，他的檢驗數據並未公佈，也沒有被用於威克菲爾德向法律援助委員會提出的報告。

我從查德維克的另外一位指導教授身上取得相關的數據資料，伊恩·布魯斯（Ian Bruce），一位非常受到尊重的分子生物學家。當時，布魯斯

教授執教於倫敦東南方的格林威治大學（University of Greenwich），他也願意擔保年輕科學家查德維克設計的研究途徑。「尼克開發了當時可能實現的最佳檢驗方式，在人體樣本組織中檢驗麻疹病毒。」

威克菲爾德的想法則非如此。他認為查德維克的聚合酶連鎖反應檢驗不夠「敏銳」。威克菲爾德主張，聚合酶連鎖反應檢驗有「嚴重的限制」。他又說，因此導致檢驗結果出現「錯誤的陰性」。

但是，許多人都無法理解，威克菲爾德為什麼可以在顯微鏡看見麻疹病毒，但分子生物研究方法——必定比顯微鏡更為敏銳——反而持續找不到病毒。事實上，我和生物學系的大學生交談，提出威克菲爾德的主張時，他們笑了。他們以為，我說可以用顯微鏡看見麻疹病毒，只是在開玩笑。

十一號先生完全不知道威克菲爾德和查德維克之間的緊張關係，但是，他曉得威克菲爾德確實不喜歡讓外部機構交叉檢視檢體組織是否有病毒。十一號先生將裝著組織的瓶子交給契斯特・畢帝實驗室——由病毒學家羅賓・魏斯（Robin Weiss）負責處理——和妻子與兒子一起回到加州。十一號先生等待檢驗結果。他還在等待結果。

「他們不願意告訴我檢驗結果。」十一號先生告訴我，看起來依然困惑。「坦白說，我不知道為什麼。」

十一號先生反覆等待，他寫信給皇家慈善醫院，還是沒有回音。一九九七年的夏天和秋天都過去了，威克菲爾德似乎過於忙碌，沒有辦法回應。實際上，威克菲爾德在當年六月將主張發現麻疹病毒的科學研究論文投稿至《刺胳針》。八月，他藉由《脈搏》雜誌刊登的聲明，刺激了媒體界。九月，威克菲爾德和管理階層討論媒體發表會。兩個星期之後，他又搭乘飛機前往美國維吉尼亞州，在反疫苗大會上發表演講。

待在加州的家中，十一號先生非常痛苦。他採取倫敦律師的建議。他向倫敦的研究團隊提出警告，他可能會採取法律行動。已經過了很久，相

關的資訊根本沒有意義的時候——由於媒體已經引發一陣軒然大波——契斯特‧畢帝實驗室的病毒學家終於送出十一號孩子的組織檢驗報告。

　　在這個時候，實驗室採用另外一種技術——此種技術可以判斷病毒是否能夠成長於人類細胞之中。檢驗結果為陰性。病毒無法存在於十一號孩童的細胞中。「最有可能的原因」，十一號先生讓我看了報告：「是因為組織切片根本沒有麻疹病毒。」

第十一章

斯帕坦堡科學

他想要成功的前提，
就是社會大眾對於三合一疫苗的信心已經受到傷害

　　皇家慈善醫院醫學院的指揮中心在地下室，必須經過水泥城堡側邊的斜坡進入，然後穿越玻璃門，走過橫越大樓東西方的明亮寬闊走廊。在右手邊是一間套房辦公室，由醫學院院長和醫學院秘書共同使用。在更深處，越過學務規劃辦公室之後，裡面的辦公室屬於負責掌管金錢的人。

　　中庭媒體發表會的五天之後，威克菲爾德抵達這間辦公室，準備開會。時間是一九九八年三月三日，星期二。在英國，威克菲爾德現在的名聲，就像隱約逼近的，穿著白袍的「癩瘋病救世主」。如果有人錯過威克菲爾德在上個星期四的精彩演出，醫學院也已經在星期六發表聲明，重新提出《刺胳針》論文使用的十二位孩童數據資料，顯然的，他們也引述來自遙遠美國的相關數據。

　　【譯註：「癩瘋病救世主」的原文是 leper messiah，作者可能取材自大衛‧鮑伊（David Bowie）的知名歌曲 Ziggy Stardust，或者樂團金屬製品（Metallica）的同名歌曲《癩瘋病救世主》，而這個名詞的原意是願意

走向痲瘋病病人，向痲瘋病病人傳教，讓他們獲得解脫的彌賽亞（救世主）；但是，在金屬製品的作品中，則是批判利用他人罪惡感，藉此獲得自身利益和崇拜者。】

家長回報，在小孩接種麻疹腮腺炎德國麻疹疫苗（八位案例），或者可能感染麻疹（其中一位孩子曾經接種麻疹腮腺炎德國麻疹疫苗之後而感染）之後，開始出現行為病徵。孩子的行為改變包括反覆行為、沒有遊玩興趣，或者撞擊頭部。美國的研究人員也在行為病徵和麻疹腮腺炎德國麻疹疫苗之間，觀察到相同的時間順序關聯。

週末時，英國的地方媒體開始加入戰場，例如《南威爾斯晚報》（South Wales Evening Post）、《貝爾法斯特通訊報》（Belfast News Letter）、《北方回聲報》（Northern Echo），以及《格拉斯哥先驅報》（The Herald Glasgow）等等，但倫敦的報社還沒有打算收手。《晚間標準報》（the Evening Standard）報導英國的單一麻疹疫苗庫存不足。《獨立報》則是報導了威克菲爾德。「如果我錯了，我就會是壞人。」報導內容引用威克菲爾德的說法：「但是，我必須解決病患仰賴我處理的問題。」

星期二的會議，其約定時間早於媒體發表會，隨後也進行了數個月的規劃。在威克菲爾德作為冷靜學者的公共形象背後，不只藏著他和律師理查‧巴爾的交易，還有想要追求更多個人成就的野心。在星期二的會議，威克菲爾德將會和醫學院的管理階層商討此事。忘了布里爾‧克隆、羅賓‧華倫，或者貝瑞‧馬歇爾吧。威克菲爾德將會成為有史以來最偉大的腸道病學家。

在威克菲爾德的心中，在一九九八年的前幾個月，他不只解開了克隆氏症的謎題，還在孩童身上找到醫學界尚未發現的新型腸道發炎疾病。就目前的情況而言，此種新型的疾病症候群有一部分屬於退化型自閉症，正如威克菲爾德尚未用內視鏡檢查所有孩子之前，就向法律援助委員會提出

此種說法。無論實驗室團隊或分子檢驗的結果如何，威克菲爾德都非常相信，兇手就是麻疹病毒，特別是疫苗中的麻疹菌株。現在，威克菲爾德想要從這場會議繼續往上爬，獲得難以想像的成就高峰。

那一天，有兩位商業合作人與威克菲爾德一起出席會議。他們都是創投企業家（風險投資企業家）。第一位是專業投資人艾利克斯‧科爾達（Alex Korda），他在生物科技新創產業擁有長達二十年的經歷。第二位是羅伯‧史利特（Robert Sleat），史利特的背景和科爾達相似，史利特還擁有環境微生物學的博士學位。《刺胳針》的論文探討十二位孩童，史利特也是其中一位孩童的家長。史利特與前哨案例的母親二號女士一起參加自閉症會議時，才與威克菲爾德有了第一次接觸。

他們一起走入地下室，與醫學院的財務長兼副秘書簡吉斯‧泰漢（Cengiz Tarhan）見面。簡吉斯‧泰漢，三十九歲，來自土耳其的家族，有一種非常諷刺的幽默感，喜歡經典搖滾樂以及跑車。上個星期四，他與醫學院的主秘書布萊恩‧布萊奇（Bryan Blatch）一起上樓，聆聽威克菲爾德呼籲英國政府停止施打麻疹腮腺炎德國麻疹疫苗，改為採用單一疫苗。

泰漢（後來拒絕接受我的採訪）很清楚全國學術研究評估，以及威克菲爾德團隊在《刺胳針》發表論文能夠創造的金錢效益。但是，他也要向皇家慈善醫學院負責，醫學院的目標就是讓員工可以妥善利用，或者發覺能夠創造獲利的投資機會。那個星期二的會議，目標就是拓展威克菲爾德在過去數個月招攬客戶的重大投資機會。

驚人的專利申請

泰漢不是第一次和擁有大權的羅伊‧龐德的門徒交手了。即使威克菲爾德努力創造自己是理想科學家的公共形象，他長久以來，想要得到的，

都是商業的成功。事實上，從加拿大回到英國之後，威克菲爾德確實一直都在申請專利、發動商業規劃，長袖善舞，試著完成各種交易。

　　泰漢不需要從檔案櫃尋找威克菲爾德的資料。作為創業家，威克菲爾德的紀錄非常驚人。一開始，他創辦了內生植物研究公司（Endogen Research），登記的地址在薩默賽特的巴斯市，距離希斯原野只有二・五英里。藉由這間公司，威克菲爾德從一九九一年八月開始，連續三年都和皇家慈善醫學院達成協議，由內生植物公司開發單細胞繁衍抗體。一九九三年，威克菲爾德成立英賽爾特克（Inceltec）公司，一九九四年十二月，他又成立希斯多真（Histogene）公司，但是沒有一間公司能夠持之以恆。

　　然而，威克菲爾德確實在別人心中留下充滿野心的印象，而這種印象，甚至超越了他的醫學專業。威克菲爾德申請的其中一個專利產品是「聚合酶連鎖反應檢驗初級檢驗用品」：檢驗序列較短的核酸，藉此推測分子放大之後的基因檢驗序列。我個人最喜歡的是「威克菲爾德的盒子」，是一種「特殊的處理儀器，能夠製造化學反應」，可以發出微波，內部有轉盤以及風扇——就像某個知名的廚房家電用品。

　　威克菲爾德確實很勇敢，或許，也非常創新。但是，他的目標從來都不是無私的付出。在其中一次的投資行為中，泰漢必須警告威克菲爾德注意，「醫學院的利益」必須放在「個人利益」之上。還有一次，威克菲爾德則是提到「適當的股權分配，才能創造合適的動機」。另外一次，則是醫學院的管理階層非常驚訝地得知，威克菲爾德以問號作為結尾的論文，很有可能吸引高達兩千四百萬英鎊的募款，並且要求讓自己擔任教授職位。

　　對於威克菲爾德升任教授，泰漢的主管非常猶豫。論文募集的款項可能會與校方的計畫產生衝突。除此之外，醫學院也無法容忍威克菲爾德要求升職的方式。「校方究竟要不要讓你獲得教授職位，不是你能置喙之

事。」校方秘書布萊奇嚴厲反對威克菲爾德的要求。

　　隨後，威克菲爾德提出關於克隆氏症和自閉症的想法，製造一連串的商業文件。二號孩子接受內視鏡檢查的兩天之後（八歲的二號孩子和母親依然待在馬爾康病房時），威克菲爾德已經開始討論一個驚人的計畫。威克菲爾德將目標放在確定腸道發炎疾病是由麻疹病毒引起，他預估，光是在英國和美國，這個結果就能獲得三億八千五百萬英鎊的年度經費（以我寫作的時候換算，大約等於七億一千萬英鎊或八億八千萬美元）。

　　「考慮我們公司提供的獨特服務以及科技。」我後來取得威克菲爾德撰寫的「投資人、醫學院院方，以及投資人會議」文件，篇幅為十一頁（內容充滿使用粗體強調的各種重點），而威克菲爾德主張「檢驗就能夠收取高額費用」。

　　因此，威克菲爾德認為二號孩子確實罹患克隆氏症時，他所展現的興奮，確實是人之常情。威克菲爾德已經申請一項專利。威克菲爾德以自己的名字和居家地址，提出非常驚人的專利申請。他不只主張自己藉由在腸道組織和血液中檢驗麻疹病毒，發現診斷克隆氏症（以及潰瘍性結腸炎）的方法，他還註冊「治療相關疾病的藥物」專利，更重要的是他還註冊了一種「麻疹疫苗，此種疫苗的系統包含所有的或部分的麻疹病毒基因組」。

　　以上是威克菲爾德處理克隆氏症的方法。隨後，他還要處理自閉症。威克菲爾德有一位極為祕密的病患，就連約翰・沃克—史密斯事後都主張，他根本不知道這位病患。

　　在研究十二位孩童的論文問世，引發家長反對接種三合一疫苗的九個月之前，威克菲爾德已經註冊了一個更有野心的專利，宣稱他發現了宛如奇蹟的解藥，可以一次完成轟動社會的三種效果。

　　我們可以將威克菲爾德的解藥寫為「麻疹腮腺炎德國麻疹以及麻疹病毒的消除疫苗」，藉此作為克隆氏症以及其他腸道發炎疾病（inflammatory bowel diseases; IBD）的「治療方式」，也可以治療威克菲爾德所說的「退化性行為疾病」（換言之，就是治療自閉症）。威克菲爾德的新藥可以採取注射、藥劑，或者栓劑，而且是「明確沒有任何副作用」。

　　「我現在已經發現一種組合疫苗以及治療方法，不只可能讓未滿月的嬰兒和其他人藉由疫苗注射，獲得更安全的照顧。」我後來取得威克菲爾德撰寫的文件，並且刊登於《星期日泰唔士報》的頭版：「而且能夠用於治療腸道發炎疾病，或許可以完全治療，或者減輕症狀。」

　　在那個星期二，威克菲爾德、科爾達，以及史利特，就是要和泰漢討論上述藥品的投資。威克菲爾德等人希望使用皇家慈善醫院醫學院的資金，成立一間公司，公司名稱為「免疫專長生物科技公司」。得到皇家慈善醫院的支持，他們希望能夠募集二百一十萬英鎊的經費，發展診斷檢驗、治療方法，以及疫苗。

　　泰漢聆聽威克菲爾德等人提出的計畫，三天之後，他收到了創辦計畫書。雖然威克菲爾德團隊的實驗室檢驗結果失敗，但是，創辦計畫書宣稱，一位來自東京兒童醫院的日本合作研究人員川島久志（Hisashi Kawashima），在尼克‧查德維克失敗的檢驗中，成功找到麻疹病毒。

　　十六頁的創辦計畫書列出九個目標，其中三個目標是發展問題，例如募集現金資金以及尋找合夥人。另外一個目標則是「免疫治療方法和疫苗」的商品化，而其他目標的主題全部都是麻疹、麻疹，以及麻疹。例如，針對腸道發炎疾病的「麻疹特殊」治療方式；對於「發展疾患」的相同治療方式；「精緻處理」相關藥品產品的計畫，目標是獲得管制許可；成立「麻疹專門臨床診斷」；以及「建立推廣疫苗潛力」的計畫。

　　威克菲爾德的大觀念在哪裡呢？還有什麼觀念，能夠比他現在的計畫更為龐大？就在五天之前，威克菲爾德凝視電視攝影機的光線，開口表達他內心的不安，以及疫苗安全引發的「道德問題」時，他不只和巴爾在私

底下達成交易——攻擊麻疹腮腺炎德國麻疹三合一疫苗——他也夢想推出
自己的藥品（包括親自研發的單一疫苗），但是，即使威克菲爾德的藥品
確實可靠，他想要成功的前提，就是社會大眾對於三合一疫苗的信心已經
受到傷害。

斯帕坦堡的瘋狂老人

　　泰漢無法判斷威克菲爾德當下提出的科學是否有價值。這種科技也被
稱為「轉移因子」（transfer factor），萃取淋巴細胞（lymphocyte；一種
白血球）的技術，在一九五〇年代由少數幾位科學家率先提出，後來成為
醫學界的重要變革。移轉因子的基礎是一個古老的好主意——從某個人的
身體萃取之後，放入另外一個人的身體之中——目標就是從捐贈者身上，
將醫學上的益處，傳至接受者，治療範圍從阿茲海默症至愛滋病皆可受惠。
　　即使對於泰漢此種會計帳務人員來說，上述的技術聽起來非常艱
困。但是，威克菲爾德提出的計畫表面上很優秀。訪客向泰漢講述這個計
畫可以帶動三個效應。第一個效應影響他們，第二個效應影響皇家慈善
醫院醫學院，最後則是影響一間位於美國南卡羅萊納斯帕坦堡的法人單
位，該法人單位的名字是「神經免疫治療研究基金會」（NeuroImmuno
Therapeutic Research Foundation）。
　　威克菲爾德提出的計畫很有吸引力，而且看似可信。但是，泰漢的秘
書將計畫書送至走廊另一側的院長辦公室時，院長的回應非常直接，而且
是否定態度。「我對於轉移因子和病毒感染有非常可觀的研究經驗。」院
長事先在一封信中告訴：「我不支持醫學院投資這個計畫。」
　　非常睿智的決定，因為神經免疫研究基金會的經營者是那位抽著菸斗
的免疫家休・傳登伯格，他曾經建議十一號先生檢驗樣本。就算保守地說，

傅登伯格的履歷表依然非常精彩。在前往斯帕坦堡任職之前，傅登伯格曾經是加州大學舊金山分校的教授，他無法抗拒誘惑，接受菸草公司的資助，研究人類基因對於肺氣腫的影響。美國食品與藥品監督管理局以開立危險藥物為理由起訴傅登伯格，傅登伯格也因為藥品管制不當行為遭到醫學委員會停權。現在，傅登伯格經營一間顧問單位，向自閉症孩童的家長收取天價的費用。

　　傅登伯格也是第一個回報麻疹腮腺炎德國麻疹疫苗和自閉症之間有關聯的研究人員。雖然，威克菲爾德取得「反疫苗運動之父」的皇冠，許多人都認為威克菲爾德的十二孩童研究是先例，但實際上，傅登伯格確實更早提出相關研究。事實上，傅登伯格的論文就是皇家慈善醫院在那個星期六發表聲明時，提到的「美國的研究人員」也發現「相同的時間順序關聯」。

　　傅登伯格的論文最初在一九九五年六月，於義大利波隆納的研討會中提出，九個月之後，在一本初級期刊《生物治療》（Biotherapy）刊登五頁的論文，但期刊的出版社很快就決定停刊。傅登伯格在論文中分析四十位罹患自閉症的孩童，並且指出其中十五位在接種麻疹腮腺炎德國麻疹疫苗的一個星期之內，開始出現「病徵」。三位孩童在注射疫苗的一天之內出現高燒和抽搐現象，其他孩童則是在年紀為十五個月至十八個月之間時，逐漸產生各種病徵（自閉症症狀最常出現的年齡）。

　　傅登伯格將自己的論文稱為「前導研究」，並且在論文中表示，他的四十位孩童研究資料的來源是一位來自紐約的神經學家瑪莉・科爾曼（Mary Coleman），科爾曼的專長是發展問題。但是，我致電給科爾曼時，她表示傅登伯格「非常危險而且瘋狂」，並且認為「傅登伯格的心智狀態有問題」，以及「這個研究領域有吸引騙子的特質」。

　　無論傅登伯格是不是騙子，他都成功吸引了威克菲爾德。因此，我前往美國南卡羅萊納州與傅登伯格見面。我和他見面的時候，他年事已高，

身體虛弱，坐在輪椅上微笑。他戴著丹寧色的毛帽，穿著厚重的棕色套，以及黑色的眼鏡。傅登伯格稱呼威克菲爾德是一位「紳士」，他曾經拜訪威克菲爾德位於倫敦的住宅，但傅登伯格最後拒絕了威克菲爾德的提議。

「他想和我合作。」一個溼熱的下午，我們在傅登伯格位於夏洛特南方八十英里處的家中二樓陽台交談時，他提到此事。

「這個合作能夠替威克菲爾德帶來何種好處？」

「讓他賺很多錢。」

「除了賺錢之外，還有什麼目標？」

「或許可以讓他獲得名聲。我不知道。如果你是一個成功的商人，你就會很有名。」

傅登伯格表示，他不願意和威克菲爾德的免疫專長生物科技公司合作，因為他不喜歡威克菲爾德的價值觀。「他想證明自己是對的。」傅登伯格說：「威克菲爾德的主要動機，就是證明自己是對的。他克服千辛萬苦，繼續追求目標。他只是太過貪財了。」

我們談到轉移因子，我找到的文件資料顯示，這位免疫學家曾經面對政府單位的管制問題。「如果使用轉移因子技術，」我提問：「你相信自閉症可以獲得治療？」

這是一個引導問題，我想要測試傅登伯格的反應。我假設他的答案將符合所有開拓者的典型答覆，無論傅登伯格究竟是一位騙子，或是諾貝爾獎獲獎人。比較聰明的回答應該是「我們目前確實有不錯的結果」。

而傅登伯格的回答則是：「對。」

他的答案讓我出乎意料。當時還是非常早期的階段，於是我再問一次：「可以治療自閉症？」

他重複了自己的主張。「對。」

傅登伯格是一個重要的人物，他是疫苗危機的祖父，膝下就是威克菲

爾德。傅登伯格表示，他用大約三個細胞層，就能製造解藥。他在廚房餐桌上攤開記載配方的筆記讓我看。

「你的治療配方從何而來？」

「我的骨髓。」

「從你個人的骨髓？」

「沒錯。」

生物科技新創產業的誘人之處

威克菲爾德的祕密科學提出一種修改方法：將移轉因子製作為成藥。在美國，移轉因子通常從捐贈者直接移植到病患身上，但免疫專長生物科技公司打算使用動物作為中介。根據威克菲爾德交給泰漢的專利計畫書，他們會先將麻疹病毒注射至老鼠體內，隔離老鼠的淋巴細胞，放入人類的細胞進行成長，再注射至懷孕的山羊體內。

山羊的初乳，第一次分泌的母乳，將會蒐集、冷凍乾燥之後，我猜想，以「皇家慈善醫院」品牌的名義進行銷售。正如一位專家（劍橋大學的免疫學教授）後來所說，威克菲爾德提出的技術，已經從傅登伯格的「單純反常」，演變為「完全詭異」。

然而，威克菲爾德讓泰漢看見詳細的利潤分配方式。計畫書中的預定合夥人「初始股分分配」依照以下順序：史利特、威克菲爾德、龐德、科爾達、傅登伯格（他表示自己拒絕了威克菲爾德的合作邀請）、醫學院，以及一間「慈善信託基金」。

但是，有人可能會好奇（至少我會好奇），除非你是那位斯帕坦堡的瘋狂老人，否則怎麼會有人想要將時間和金錢投資在一間不切實際的公司？於是，我想起在一九九○年代後期調查「世界第一個愛滋病疫苗」時

學到的啟示，這個疫苗的名字是愛滋疫苗（AidsVax）。曾經有一群人是在喬治亞州亞特蘭大市的美國中央疾病管制和預防中心任職的員工。我猜想，他們受到了梅爾‧布魯克斯（Mel Brooks）執導電影《製作人》（The Producers）的啟發。這部電影背後的想法是，失敗的百老匯表演可以賺到的金錢，超過成功的音樂劇。來自中央疾病管制和預防中心的小型集團，替自己的公司（名字是 VaxGen）成功申請聯邦政府一千二百六十萬美元的資金。這間公司位於舊金山，本質就是一群可惡的骯髒敗類。他們在那斯達克發行股票，再回購註銷股票。

雖然我無法藉此說明任何人是否有此意圖，但是，請容我介紹生物科技新創產業的誘人之處。如果免疫專長生物科技失敗了──你會認為這是可能的結果──該公司的所有權人還是要支付自己的薪水。除了初期的股權分配之外（他們可能會在泡沫希望破碎之前，就將股權賣給信仰這個計畫的其他人），計畫書也列出威克菲爾德將會以兼職研究總監的身分，一年支領三萬三千英鎊（同時依然替巴爾和醫學院工作）；史利特是全職研究總監，支領威克菲爾德的兩倍費用；科爾達以執行董事長身分，每年支領二萬英鎊；龐德一年也會獲得七千五百英鎊。

獲得皇家慈善醫院、《刺胳針》，以及媒體的宣傳，如果他們成功募款獲得初期資本，就能夠高枕無憂。無論研究計畫最後成功或失敗，他們都會獲得很好的金錢收益。「幾乎沒有風險投資人有足夠的科技知識，能夠真的明白威克菲爾德的專利究竟是什麼。」一位知道該計畫的消息來源，在電子郵件郵件中向我透露這個推測。「即使他們知道，許多人還是會認為這個計畫值得投資。他們會投入資金，在另類投資市場（alternative investment market）炒熱公司話題，吸引投資大眾的高度注意，獲利之後就會立刻出清逃走。」

第十二章

問與答

威克菲爾德究竟從何處找到這些接受檢驗的孩子？

　　與簡吉斯・泰漢見面的三個星期之後，有一個人比我更快揭露威克菲爾德十二位孩童研究計畫的真相。她的名字是安・弗格森（Anne Ferguson），五十七歲。一位科學家、臨床醫學家，已經結婚生子，任職於蘇格蘭的愛丁堡大學，擔任腸胃病學教授，參加超過五個英國皇家大學協會，也是頂尖的腸道疾病專家。

　　一九九八年三月二十三日（皇家慈善醫院在中庭舉辦媒體發表會的二十五天之後），地點是一個全天的科學研討會。弗格森出席，威克菲爾德也在現場。弗格森對著威克菲爾德提出一個非常簡單而且基礎的問題，如果威克菲爾德可以秉持真實、公開，而且完整的精神提出答案——正如科學研討會該有的行為——或許，社會大眾對於麻疹腮腺炎德國麻疹疫苗以及自閉症的恐慌，就可以在那個時候當場結束。

　　該次科學研討會由醫學研究委員會主辦，目的就是評估威克菲爾德的研究成果。相較於威克菲爾德後來主張他受到邪惡陰謀的抹黑對待，他當時獲得的尊重和寬容，在二十世紀的英國社會非常少見。現場參與的人物

包括弗格森、威克菲爾德，以及一位美國中央疾病管制和預防中心的工作人員，從美國搭機前往英國，現場一共有五十七位來賓，包括免疫學家、病毒學家、流行病學家、腸胃病學家、小兒科醫師、統計學家，還有其他專家，其中二十位是教授（還有六個人獲得英國爵位，頭銜是尊貴的「教授爵士」）。

研討會的地點洋溢高貴特權和雄偉豪華的氣息，英格蘭皇家外科醫師學會的總部，採用新古典主義的建築──正如通往希斯原野的大門，只是更為巨大，建築高五層樓，以波特蘭石作為建材，巨大的愛歐尼亞風格門廊上有著六根刻有凹槽的大圓柱，眺望著林肯律師學院原野的草皮和樹木，此處是倫敦最大的花園廣場。

弗格森和威克菲爾德的眼神在鑲嵌木板房間的開放式長桌之上相會。她是一位頭髮凌亂蓬鬆的蘇格蘭人，性格堅強可靠的女性，曾經登上喜馬拉雅山，參加國際籃球比賽，發表的論文和專書總計超過三百筆。他則是曾經接受腸道外科手術訓練的學徒，最後成為一位充滿個人魅力的聖戰士，他的名字將會永遠留在醫學歷史中──儘管不符合他預期的方式。在他們身後，參與者坐在第二排的椅子上，一臺機器式投影機播放著幻燈片。

研討會開場進行了簡短的介紹和咖啡休息時間之後，威克菲爾德立刻抓住鎂光燈的焦點。他喜歡現在群眾關注的方向。「威克菲爾德展露雄心壯志。」在英國健康服務署工作的小兒科專家大衛・薩利斯布瑞如此回憶道。七年之前，英國宣佈放棄使用兩個特定的百日咳、破傷風，以及白喉疫苗時，薩利斯布瑞曾經收到威克菲爾德申請經費的要求。

「很榮幸參與這場研討會」。威克菲爾德如此開場，打開第一張投影片。他準備超過四十張投影片，介紹他對克隆氏症的研究結果。「我希望各位能夠暫時保留判斷，直到最後再仔細思考，因為我提出的數據資料確實非常有趣。」

　　現場來賓洗耳恭聽，他們寫著筆記。但是，威克菲爾德的演講結束之後，現場的病毒學家和免疫學家，將他當成俎板上的雞肉，用力地抨擊。他們質疑，威克菲爾德宣稱，他使用瞄準蛋白質的免疫化學組織方法（在場所有的專家學者都認為，免疫化學組織方法是相對遲緩的檢測方法）找到病毒，但是，高敏感的分子擴展檢測方法，瞄準病毒的核甘酸，通常的結果都是一無所獲？

　　當天研討會的主持人是一位溫文儒雅的微生物學教授約翰・派帝森（John Pattison）爵士，他是《臨床病毒學原則和實踐》（Principles and Practice of Clinical Virology）以及《臨床病毒學實務指南》（A Practical Guide to Clinical Virology）的期刊主編。「產生特殊蛋白的病毒基因組在哪裡？」他提出一個問題，用最簡潔的方式處理威克菲爾德的謎團：「如果你找不到核酸？」

　　對於會議桌旁邊諸位榮獲英國騎士榮譽的傑出人士、教授，以及醫師而言，享受爆米花的娛樂時刻很快就來了。威克菲爾德證明麻疹病毒造成克隆氏症最有力證據——也就是他曾經在《醫學病毒學期刊》認為「已經確認」的主張——就在他事先提交給研討會的一份稿件中。這個證據就是一個長達多年的研究最新結果，使用一種特殊的金色抗體，替病毒的蛋白質上色，威克菲爾德主張，藉由顯微鏡觀察，可以發現人體組織出現病毒的「持續感染症狀」。

　　弗格森坐著聆聽，一位來自大奧蒙德街患病兒童醫院的免疫學家大衛・高德布拉特（David Goldblatt）針對威克菲爾德使用的檢驗抗體，提出來自抗體製造廠商的使用說明投影片。關鍵在於，廠商明確指示使用者應該採用四種不同的陰性控制組——例如同時使用不同版本的抗體——藉此避免出現偽陽性反應。

　　「我不是要提出自己的意見。」高德布拉特說：「我只想讓你知道，

你的團隊成員購買的金色共軛檢驗抗體,廠商對於陰性控制組的說法是什麼。」

　　威克菲爾德就像被釘住了。高德布拉特提出的投影片已經說明一切;威克菲爾德的研究也一樣,不必多加解釋了。抗體的製造廠商明確說明,必須採用四個陰性控制組,高德布拉特只能在威克菲爾德的研究論文中找到一個。「陰性控制組非常容易執行。」高德布拉特念出抗體的使用說明,就像大聲朗讀蛋糕食譜:「務必完成四個陰性控制組。」

　　現場的氣氛很緊張,特別是因為康乃狄克大學研究團隊提出的發現,該項研究結果主張,威克菲爾德採用的研究方法只是檢驗到交叉反應,不是檢驗出病毒。

　　隨後,經過半個小時的午餐時間,研討會改變了方向,威克菲爾德的助手史考特‧蒙哥馬利以一場演講作為開場。當時,蒙哥馬利三十六歲,他是一位流行病學家,偶爾不修邊幅。威克菲爾德因為那篇以問號作為結尾的論文,成為《新聞之夜》報導的主角時,蒙哥馬利是四位共同作者其中之一。

　　蒙哥馬利的演講主題是報告病毒(疫苗以及自然感染的麻疹病毒)與隨後出現克隆氏症之間的關聯。現場出席的統計學家仔細提問,發現蒙哥馬利的研究能力實在非常低劣。除此之外,蒙哥馬利介紹自己準備的投影片之後,不但承認他提出的數據無法支持那篇以問號作為結尾的論文,實際上更是顯示,報告論文中提到的疫苗,有助於保護預防疾病。

　　「我們和其他人的研究結果都顯示,」蒙格馬利讓步了:「無法證明單價麻疹疫苗,會在特定的年齡,造成風險。」

　　無法證明?但是,威克菲爾德團隊的基礎主張,以及後續所有的發展基礎,不就是「麻疹疫苗導致克隆氏症」?

　　三位在現場的主講人都表示,他們非常「困惑」。

選擇偏差

回頭閱讀當天的討論紀錄——一百一十二頁，六萬五千字——我很難不覺得困惑。紀錄中有威克菲爾德和蒙哥馬利，三年之前，他們連同喜歡製造敏感議題的《刺胳針》、一間渴望獲得金錢的醫學院、一群來自英國廣播公司《新聞之夜》節目的愚蠢記者，讓社會大眾接觸那篇以問號作為結尾的論文——讓潔姬‧弗萊契登上電視節目，導致二號女士致電聯絡漢普斯特德的皇家慈善醫院——現在只剩下一場混亂。

難道沒有人想得到，比較不可比較的事物，只會得到垃圾結論？我不認為沒有人知道這個道理。

但是，威克菲爾德一如往常地冷靜而且不受干擾。「如果我們出生就能知曉一切，也就不需要圍坐在這張桌子之前。」他一邊說，一邊發放讓他獲得公共關注的論文，宛如擺脫褪去的蛇皮。「顯然的，我們提出的假設會產生演變。」

弗格森的專業知識如此寬廣深邃，那一天，她打斷威克菲爾德的發言二十多次，但其中沒有任何一次，能夠比擬她在下午茶時間提出的一針見血質疑。現在，研討會開始討論十二位孩童的研究論文，弗格森的質問，就像我在多年之後的懷疑。

威克菲爾德究竟從何處找到這些接受檢驗的孩子？

這是一個很關鍵的問題，但是沒有人質問過，彷彿他們的行為禮儀，不允許探聽這個疑問。從表面的價值而言，這篇文章探討一般的病人問題——從小兒科腸道疾病診所的病例為基礎，發展極為細緻的探討，家長一再提出令人驚訝的主張：在自閉症以及注射麻疹腮腺炎德國麻疹疫苗之

間有一種相關性，行為問題的病徵將會在接種疫苗的幾天之內發生。

　　「我會很直接。」弗格森以這句話開場。「因為，似乎沒有人準備提出創造這篇研究論文主題的偏差問題。」

　　選擇偏差。在學術研究人員的正式規範之中，確實必須遵守相關的出版規定。在一篇標題非常冗長的文件《投稿生物醫學期刊論文的統一需求 》（Uniform Requirements for Manuscripts Submitted to Biomedical Journals；超過二百五十本期刊採用此規範，其中包括《刺胳針》），明確規定作者必須說明的相關資訊。當時採用的版本為第五版，而第五版規定，一篇論文必須在開場的「摘要」部分說明「如何選擇研究主題」，並且在隨後的「研究方法」中詳細說明。

　　明確描述作者如何選擇觀察或實驗主題（病患或者實驗室動物，包括控制組）。

　　弗格森的質疑確實有其個人理由。她也曾經參與《新聞之夜》節目。她在節目中主張，接種麻疹疫苗和「克隆氏症的任何變化模式」毫無關係。她目睹一群家長在鏡頭前變得非常僵硬，也看見穿著鮮紅色衣服的女人弗萊契創造了一個名為 JABS 的團體。

　　「或許我得知的時間點，以及我得知的事實，都不是正確的，但是，我個人的認知如下。」弗格森在該場研討會如此質問威克菲爾德：「大約在一九九四年，你的研究團隊出於某種偶然的原因，開始探討麻疹疫苗，與 JABS 團體組織產生一種巧合，他們可能創造、支持，甚至資助，讓你們對於這個觀念產生了興趣。」

　　弗格森確實找對了方向。一九九四年一月，由於弗萊契決定發起法律訴訟，才成立了 JABS 團體。一九九二年十一月，弗萊契的兒子接種疫苗，在兩個月之前，英國政府公開停止使用特定兩個廠牌的疫苗。弗萊契與威克菲爾德一起參加《新聞之夜》節目之後，她將委託人和相關委任契約都

轉介給威克菲爾德。

　　弗格森繼續說道，並且提到皇家慈善醫院。「我可以理解，如果電視新聞、報章媒體，以及網路都出現高度密集的宣傳，希望解開一個人的小孩罹患自閉症以及腸道問題之間是否有關係，你的研究團隊就是我們必須探索的目標，我的意思是，我的觀點應該是正確的，對嗎？」

　　弗格森的觀點確實是正確的，只是不完整。關鍵的人物不只是 JABS 團體，還有律師理查‧巴爾，他也邀請自己的委託人聯絡威克菲爾德。結果導致——在我的調查問世之前，沒有人察覺這個真相——前往醫院接受檢查的家長和孩子形成一個群體（cohort），幾乎所有人都有提出法律訴訟的意願。弗格森已經進入了那篇論文的核心，但她還不知道，那篇論文的起源是一位律師，律師巴爾支付第一作者威克菲爾德鐘點費用，而他們的經費是納稅人，管道則是法律援助委員會，就是為了控告麻疹腮腺炎德國麻疹疫苗。

　　約翰‧沃克─史密斯（他拒絕參與在皇家慈善醫院中庭舉行的媒體發布會），正是因為上述的問題，懷疑該項研究計畫是否符合學術倫理。「顯然的，幾乎所有的病患家長都有相關的法律行動，而他們的利益問題，將會影響這項研究計畫。」在十二位孩子的最後一人接受內視鏡檢查時，約翰─史密斯就已經在寫給威克菲爾德的信中提及此事。

　　我取得該封信的副本（標題是〈小腸結腸炎與退化性自閉症〉），並且將部分節錄刊登於《星期日泰唔士報》，內容包括這位澳洲醫師最中肯的觀察：

　　在我的職業生涯中，從來沒有在進行研究計畫時必須面對正在處理法律訴訟的病患家長。我認為，這個情況讓研究計畫變得非常困難，特別是出版和呈現研究結果。

　　沒錯，特別是出版和呈現研究結果。

　　弗格森對於這封私人信件的內容一無所知，她也不是一位記者，或者律師。因此，與其更努力推開一扇本來就應該打開的門，她繼續質問臨床醫學觀察問題，例如潰瘍、腫脹的腺體，以及耳朵疼痛。

　　但是，威克菲爾德回應了。他終於提出自己的回應了。經過一整天關於組織病理學和理論假設的難堪之後，他認為弗格森的控訴毫無證據。

　　「感謝您的坦率。」他一邊說，一邊用弗格森本人並未使用的方式，重新描述了她的問題：「我猜想，您意思是，我們的研究計畫只是憤恨不平的家長宣洩情緒的管道，但我們並非如此。」

　　弗格森從來沒有說過「宣洩情緒的管道」或者「憤恨不平的家長」。但是，威克菲爾德否認對於他本人的指控，甚至加倍提出一個主張，連他自己都知道絕對不是真的。

　　「事實上，這些家長來皇家慈善醫院時，都是初診病患。」他說：「與其他組織也沒有任何關係。」

　　如果 JABS 團體的創建者在場，她可能會提出不同的說法。除了來自美國加州的家庭是一個明確的例外，其他的關鍵家長——也就是這場公共健康危機的核心基礎——幾乎所有人都與 JABS 團體有關係。

　　威克菲爾德是否忘了沃克—史密斯的信件內容？或者，威克菲爾德也忘了四號孩子，那位擁有「最有說服力」醫療歷史的案例，他的母親曾經寫信給威克菲爾德，並且在印著小花紋的信紙上，第一個段落就開宗明義地提到弗萊契以及相關的法律訴訟？或者，威克菲爾德也忘了十二號女士，他在 JABS 團體的聚會上認識十二號女士之後，她才將孩子帶到皇家慈善醫院？我還知道一個例子，巴爾團隊的「科學專家」克絲汀・林伯曾經寫信到皇家慈善醫院，要求醫院接收一位委託病患。

　　我有太多證據，但人生苦短。我完全不懷疑，威克菲爾德確實知情。

　　但是，威克菲爾德在鑲嵌木板的房間中成功打發弗格森。因為弗格森

就是不知道足夠的事實證據。

　　「最近，」他繼續說道：「許多家長聽到我們的研究成果——藉由媒體，或者其他組織——確實與我們接觸了。」

　　最近？我很確定，他所說的最近，其實是從一開始。從二號孩子開始，就是他所說的前哨案例，他們早就一起合作，共同組織，聯手策劃這場陰謀。

　　我不需要用其他時間更久的例子，只需要二號女士。在《新聞之夜》的節目之後，弗萊契將二號女士介紹給威克菲爾德。威克菲爾德將二號女士送至巴斯醫院，沃克—史密斯檢查二號女士的兒子，認為這個孩子並未罹患腸道發炎疾病。但是，六個月之後——從二號女士本人的文件紀錄——她也加入巴爾提出集體訴訟的委託人名冊之中。再過四個月，在威克菲爾德的建議之下，沃克—史密斯教授邀請二號女士將孩子帶到漢普斯特德的皇家慈善醫院。

　　在皇家大學協會，威克菲爾德提出了最後的觀點。他不希望還有人覺得困惑。「到目前為止，我們檢驗的所有病患，」他告訴現場所有的來賓：「都是經由他們的全科醫師、小兒科醫師轉診介紹，並且依照標準的程序。」

　　標準的程序？實際上，威克菲爾德的程序如下：他知道有一位孩子的情況可能對於他的研究有幫助，他就會致電給該位孩子的母親，或者請該位母親致電給他，然後聯絡他們的全科醫師。這種行為本身已經前所未聞。英國國民健保署的醫師不會用這種方式招攬客戶。但是，在電話聯絡的過程中，威克菲爾德可能會告訴母親，他推測孩子（他從未見過他們）或許罹患了可怕的潛在腸道發炎疾病，並且提到皇家慈善醫院能夠提供的協助。

　　這樣就夠了。請想像家長會有多麼擔心。威克菲爾德一定可以獲得來自那些家庭全科醫師蓋章的推薦轉診信。

威克菲爾德擺脫了追查者

　　那天前往鑲嵌木板會議室的來賓，又有誰能夠猜到，藏在分散於大不列顛各地醫師辦公室的醫療紀錄，將會因為老派的新聞調查而重見天日？

　　一位七歲的男孩，他的居住地點位於漢普斯特德西北方六十英里：

　　皇家慈善醫院的腸道病學顧問威克菲爾德醫師致電，縝密而且有說服力地提到（五號孩子）的案例，建議我們將孩子轉診至約翰・沃克—史密斯教授。

　　一位四歲的男孩，他的居住地點位於皇家慈善醫院南方六十英里：

　　皇家慈善醫院的威克菲爾德醫師致電，討論麻疹病毒、自閉症，以及腸道發炎疾病的關聯……如果我們覺得有必要，可以將孩子轉診至皇家慈善醫院的沃克—史密斯教授接受治療調查。

　　還有一位八歲的女孩，她的居住地點則是西北方二百八十英里：

　　病患的母親將女孩帶往皇家慈善醫院的威克菲爾德醫師，接受電腦斷層掃描以及腸道切片，懷疑是克隆氏症。威克菲爾德醫師致電給我，提出他們需要轉診推薦信，並且提到他們的資金來自於法律援助委員會。

　　寄給威克菲爾德或者沃克—史密斯的其他推薦轉診信件，也清楚記載了究竟發生何事。

　　這位七歲又九個月自閉症孩童的家長一直都與威克菲爾德醫師有聯絡，並且要求我將孩子介紹轉診至威克菲爾德醫師。

　　（小女孩的）母親已經來找我，表示你需要一封介紹轉診信件，才能將小孩列入調查研究計畫中。

　　感謝你主動提起要治療這位小男孩。

　　在那個研討會的會議室，誰能夠知道威克菲爾德等人究竟如何行事？

可能連蒙哥馬利都不清楚。威克菲爾德等人精心策劃的介紹轉診信件流程，正如來自巴爾的資金，都會揭開一個藏在十二位孩童研究論文背後的祕密：向法律援助委員會施壓，要求他們提供資助訴訟費用。

威克菲爾德擺脫了追查者，如此輕而易舉。幾個星期之後，他故技重施。一位《刺胳針》的讀者，一名醫師，名字是安德魯‧羅斯（Andrew Rouse）。羅斯寫了一篇關於巴爾的事實清單，他在網路上發現一個小團體張貼相關資訊，這個團體的名字是「自閉殘障協會」（Society for the Autistically Handicapped），在此之前或之後，我從來沒有聽過這個團體。羅斯非常擔憂法律訴訟可能造成研究偏差，威克菲爾德的論文也沒有提到這個法律訴訟。

威克菲爾德再度成功偏離主題，藉此打發羅斯。「沒有任何利益衝突。」他寫信給《刺胳針》，就像將手中的沙子丟出，導致追查者的眼睛無法看見任何事物。「安德魯‧威克菲爾德本人從未聽過自閉殘障協會，也沒有向該協會提供任何事實清單。」

對於此事，他甚至加了一句說明，有朝一日，他會將這句話視為自己無罪和堅守學術倫理的證據。

這篇文章唯有一名作者（安德魯‧威克菲爾德）同意，代表法律援助委員會，協助評估少數孩童的情況。

威克菲爾德認為，這句話代表他確實說明過相關情況，他承認自己在法律訴訟中的角色。我在《星期日泰唔士報》揭露此事之後，《刺胳針》譴責威克菲爾德導致利益衝突，而威克菲爾德威脅要控告《刺胳針》。但是，通訊紀錄回擊：威克菲爾德用現在式語態表達自己的角色──同意──這個事件的時間點是威克菲爾德團隊在皇家慈善醫院中庭舉行媒體發布會的三個月之後。因此，威克菲爾德同意的「協助」，似乎是在論文發表之後，實際上是在兩年之前就已經開始了。

　　弗格森已經盡力了。但是，她沒有獲勝的機會。弗格森接受撰寫博士論文的訓練。想要打倒威克菲爾德，需要特定的事實：數據資料、文件，以及證據。聽見威克菲爾德的回答之後——弗格森的肩膀上，反而承擔了威克菲爾德應該要有的罪惡感——弗格森只能逆來順受。威克菲爾德很安全。

　　「我道歉。」她說，彷彿她的行為不合乎禮儀。「我並非暗示你有任何不當行為。」

　　但是，弗格森已經如此接近威克菲爾德策略的核心。威克菲爾德團隊論文的「發現」，將自閉症和麻疹疫苗相連，其實根本不是任何一種類型的學術發現，而是威克菲爾德研究方法的必要元素；不是發現，而是執行研究的方法。家長之所以前往皇家慈善醫院，是因為他們擔心疫苗會對孩子造成傷害：有些人甚至旅行了數百英里（其中一位家長則是旅行了超過一千英里）。威克菲爾德的手法就是預先計畫將病患納入標準。

　　就在弗格森道歉之後不久，就在當天研討會最後的茶敘開始前幾秒鐘，威克菲爾德的假面具短暫地滑落，證明他擁有一種堅定的心智，自從他形成大觀念之後，從來不曾改變。威克菲爾德將重點從弗格森身上，轉向與會的所有來賓，他提出的說法，對於一位科學家而言，在當天所有的討論過程中，最能透露一個人的性格。二十多年之後，我致電給當天在旁邊負責主持的約翰・派帝森，他也回憶起這個時刻。

　　「顯然的，我的觀點不同於在座的許多人。」研討會即將結束時，威克菲爾德告訴他們。「我猜想，我的觀點來自於實際使用顯微鏡觀察，實際使用電子顯微鏡觀察，我看見我們的發現，並且完成目標。我絕對堅持自己的觀點。我依然認為，在這種情況中，麻疹病毒和慢性腸道發炎疾病有關係。現在，我的工作就是努力說服各位相信。」

　　然後，威克菲爾德又說了一句：「這也是我會完成的目標。」

第十三章

世紀更替

「我們要求你不可以提出你在相關領域已經形成，
或者正在思考的不完整觀察。」

末世論者預言世界末日。在二十世紀的最後十二個月，人們的話題都是一個電腦臭蟲，名字是「千禧蟲」（Y2K），在迎接公元二〇〇〇年的午夜時刻，可能會造成銀行存款憑空消失、飛機墜毀，並且引發美國和蘇聯之間的戰爭。其中的原因，據說是因為舊型的電腦程式使用二進位，可能會沒有足夠數字，導致系統出錯。

但是，在皇家慈善醫院，第二個千禧年的最後一年，其開端似乎是讓威克菲爾德的前景看好。一九九九年一月，他的辦公室提高了八層樓，現在位於十樓，倫敦市區華麗的街景點亮了威克菲爾德的人生。他的信箱充滿轉診介紹信以及詢問信件，代表更多孩子會到醫院接受內視鏡檢查。曾經彼此不相關的法律訴訟、科學研究，以及商業投資計畫，現在也合而為一，彷彿木星、金星，以及火星在夜空中相會。

第一個升起的星象是他和律師理查·巴爾簽訂了祕密合約，威克菲爾德將會替巴爾製造證據，提供給英國政府的法律援助委員會。他承諾可以提供分子擴增檢驗結果、麻疹病毒的「特殊菌株」序列檢驗結果，以及讓

尼克・查德維克擔任協同研究人員。但是，上述的努力都沒有獲得結果。因此，威克菲爾德在一九九九年的一月二十六日星期二，填寫了一份報告，主題是以染色試驗為基礎的前導研究結果。

根本沒人在乎。威克菲爾德甚至可以把自己的午餐當作報告題材。法律援助委員會怎麼可能會知道什麼是蛋白質和核甘酸？他們藉由《刺胳針》創造的風暴，已經足以讓巴爾的法律訴訟獲得英國納稅人的金錢補助。四家全國級的報社都支持他們反對疫苗的聖戰。巴爾的委託人名單擁有將近一千八百戶家庭。英國皇家司法院已經正式發出對於疫苗製造廠商不利的第一波文件。

威克菲爾德交給法律援助委員會的報告，其實是一份祕密文件，內容宣稱他發現一種新類型的腸腦疾病「症候群」。在威克菲爾德等人用內視鏡檢查一號孩子之前，他就已經預言了這種疾病症候群。提出症候群就能夠符合首席法官斯圖亞特—史密斯的第一個核對項目：「特殊的臨床症候群」。在這份報告中，還有威克菲爾德準備提出的疾病名稱，一種特殊的病理學（斯圖亞特—史密斯法官的第二個核對項目），威克菲爾德將這個疾病取名為「自閉型小腸結腸炎」。

「已經受到症候群影響的孩子，受到法律援助委員會的資助，以及更大一群受到相似症狀影響的孩子，則是透過全科醫師的獨立轉診介紹，兩種類型的孩子都獲得了檢驗調查。」藉由巴爾的遞交，威克菲爾德在報告中如此表示：

這個報告的結論認為，在某些孩子身上，可以發現麻疹病毒以及麻疹腮腺炎德國麻疹疫苗的特定成分，可能與新類型的症候群之間有強烈的因果關係。

關於腸道疾病的故事，威克菲爾德在報告中的描述與他在《刺胳針》期刊發表的論文內容一致。結腸炎以及腫脹的腺體——迴腸淋巴結狀細胞

增生——都是一種「持續出現的腸道病理學現象」，他如此告訴法律援助委員會，而且「符合」起因就是病毒的觀點。但是，威克菲爾德表示他目前提出的「時間順序關聯」（符合斯圖亞特一法官的第三個查核項目）已經發生明確的變化。現在，威克菲爾德的報告內容檢驗人數已經不再只有十二個孩子，而是超過四十個，而接種疫苗之後出現行為病徵的最高天數，也從十四天，變成平均四個星期。

我認為巴爾必定知道這個研究結果的變化。他也明白時機的重要性。在威克菲爾德發表論文之前——甚至是在小孩接受內視鏡檢查之前——這位律師，以及他未來的妻子兼團隊科學家克絲汀・林伯，已經建議威克菲爾德提出這個時間順序關聯。想要提出法律訴訟的家長，必須支付檢驗成本，為了讓法律援助委員會提供資金，巴爾夫妻強調，他們必須提出「明確的接種疫苗反應」、「即時提供明確的關聯」，最好是指出「在幾天之內就會發生病徵」。

上述的情況，不代表巴爾夫妻指導委託人提出說詞，而是強調必須被講述的重點。「讓我釐清這個事實，」在我的早期調查階段，巴爾尚未拒絕發表進一步的評論，他曾經堅持：「我的角色，就是替委託人謀求最佳利益，以前向來如此，以後也會如此。委託人來找我，讓我知道他們的孩子發生什麼事情了。」

他說的沒錯。但是，後來洩漏的眾多事實清單和通訊紀錄顯示，這對夫妻確實主導了許多說詞。這個情況或許不令人意外，因為林伯相信，她的女兒就是醫療疏失的受害者。也有可能，他們對於追求實現志業或鈔票很有熱情。無論巴爾夫婦的理由是何者，他們都不只是指控醫師是錯的，而且暗示醫師不誠實。

我們非常擔心，與實際疾病有關的風險受到誇大描述，或許想要藉此威嚇民眾，逼迫他們讓孩子接種疫苗。

以及：

即使接種疫苗和人體傷害之間的關係如此明確，醫師依然輕忽事實，並且主張造成疾病的原因絕對不是疫苗。

以及：

我們非常擔心，醫師可能在一定程度上操控了相關數據。

巴爾夫婦提出含糊的主張，也對於心碎的家長提供有用的建議。在未來的數十年，此種有毒的果實將孕育為一種黑暗的意識形態。想要製造一種意識形態戰爭，最有潛力的方法，就是競爭對手已經被貼上愚人和說謊者的標籤。

「她是一個完完全全自我中心的人。」一位參與法律訴訟案的母親，向我如此提起林伯。「她喜歡談英國，很少放輕鬆，滿口都是陰謀論。」

「我要老實告訴你，布萊恩。」一位曾經與巴爾夫婦共識的同仁，負責協助他們準備法庭集體訴訟。「替他們工作，就像是把自己的手臂放進一鍋滾燙的熱油。」

巴爾和林伯告訴委託人，威克菲爾德是一位「小兒科腸道病學專家」，但威克菲爾德根本不是；巴爾和林伯也主張，任何人「只要用任何方式質疑」疫苗的安全性，就會受到「公共侮蔑」，但他們從來沒有遭到公共侮蔑；巴爾和林伯甚至承認，他們的目標是「引發疑惑」，而不是「理性思考」疫苗。

「不必多說，克絲汀和我都很滿意，在個別的委託人案例中，接種疫苗和人身傷害之間的關聯並非幻想，而是明確的因果關係。」巴爾在一封業務說明信件中如此主張，當時巴爾甚至還沒有與奧格塔斯・烏爾斯坦見面，威克菲爾德要在兩年之後，才會在《刺胳針》發表論文。

他們早已下定決心，不惜犧牲公共利益，而且不會將想法放在心裡。

多年來，他們在委託人身上強加一種觀點，逐漸創造滲透醫療專業領

域的詐欺行為。與為了家庭閱讀而出版的業餘醫學書籍相比,巴爾等人在業務信件中強調,在疫苗推行之前的時代,醫師刻意低估麻疹、腮腺炎,以及德國麻疹,並且告訴家長,相關症狀其實非常輕微。但是,就在疫苗獲得合法牌照之後,巴爾等人使用長達七頁的事實清單篇幅,製造驚人的對比,說明「對於相關疾病的認知」顯然改變了。醫師現在用「難以理解」的方式,強調相關疾病的風險。

　　「醫師看待孩童疾病的『正式』態度產生了可疑的變化。」巴爾等人如此告知委託人,許多委託人都是非常單純的家長。「自從採用疫苗之後,醫師對於相關疾病的正式態度都變得更為謹慎嚴肅。」

　　擁有如此聰明的論述技巧,委託人人數水漲船高,巴爾和林伯終於能夠在一間更大型的法律事務所任職,辦公室的地點就在倫敦,雖然能夠操作的空間因此減少,但家長還是可以將自己的所見所聞,自由地告知巴爾——通常是二號女士負責帶領其他家長。「想要掩飾真相的可悲嘗試。」針對英國政府資助完成的一篇研究論文,二號女士大聲念出過敏引發自閉症家長團體的主張:「可恥的公共詐欺行為。」

疫苗傷害機制

　　二號女士是一個難能可貴的人,百萬分之一的奇特。她的執行能力就像可以高速完成使命的助產士。一九九九年三月,她組織了一場研討會,威克菲爾德擔任會議的明星人物,吸引將近四百名來賓前往英國國家摩托車博物館附設會議廳,其中包括來自澳洲的醫師教授沃克—史密斯。除此之外,最重要的是,二號女士率先提出必須聲明疫苗造成傷害的機制,也就是斯圖亞特—史密斯首席法官要求的第四個查核項目。在《新聞之夜》的節目之後,二號女士在電話中提出這個想法,而這個想法將會維持到巴

爾的法律訴訟結束。

　　她提出的疫苗傷害機制要追溯至在前述篇幅提到的「鴉片」概念，而這個概念甚至也進入了威克菲爾德團隊刊登在《刺胳針》的論文。鴉片的概念來自一位愛沙尼亞的生物心理學家雅克・龐賽普（Jaak Panksepp），他將嗎啡注射在實驗室老鼠和天竺鼠體內。龐賽普觀察牠們陷入遲緩狀態，或者發狂。一九七九七月，龐賽普發表篇幅二・五頁的論文，提出一個假設，認為類鴉片肽（opioid peptide；最常出現在小麥製品和乳製品）會導致他所說的「鴉片過量」。如果在小孩身上發生此種情況，將會造成「情感混亂」——他認為，那就是自閉症。

　　「只要思考嗎啡或者海洛因，你們就能知道其中的基礎原理。」二號女士開始推廣這個觀念。

　　到底需要食用多少麵包，才有可能造成人體受到損傷，這個問題從來不是威克菲爾德的重點。但是，威克菲爾德從二號女士身上聽聞這個機制——我將這個機制稱為「孩童自閉症的吸毒嚙齒動物」理論——很快就開始利用了。在《刺胳針》出版的論文中，威克菲爾德用兩百字說明機制，篇幅甚至多過於他交給法律援助委員會報告的相關內容。

　　「關於腸道問題、麻疹病毒持續感染、人類自體免疫，以及自閉症之間的關聯，一個連貫的解釋就體現於『鴉片過量』假設。」威克菲爾德在報告中如此告訴委員會：「這個假設認為，在人類生命的早期階段，攝取類鴉片肽——原則上其實就是 β- 酪啡肽（β-casomorphin）以及 β- 麥醇溶蛋白肽（β-gliadorphin）——分別來自於日常飲食的酪蛋白以及麥醇溶蛋白（一種麩質），藉由受損或者破損的腸道進入人體循環。」

　　這就是威克菲爾德等人主張麻疹腮腺炎德國麻疹疫苗如何造成自閉症的想法。持續生存的麻疹病毒導致腸道發炎。隨後，從食物中攝取的「過量」類鴉片肽逃出腸道，進入血液循環，前進至人類大腦，造成損傷。正

如二號女士在法庭上為了自己兒子提出的法律文件所說：

　　麻疹疫苗病毒存在於人類腸道組織，造成免疫系統失常或者人體反應免疫，也可能兩者皆有，而此種反應導致腸道發炎疾病，並且引發生物化學反應，造成類鴉片肽在血液循環中過量，傷害人類大腦，引發自閉症。

　　就理論上而言，確實可能。但是，這種觀點其實是引述一種新的學說，也就是生物心理學，一九九九年出現的人體免疫系統如何影響大腦的新觀念。一九九九年七月，美國浮現一種擔憂，造成美國公共衛生局以及美國兒科學會呼籲停止使用含汞的防腐劑、抗菌劑，眾多疫苗都採用這種類型的藥劑，他們希望藉此避免可能的神經發展影響。

　　抗菌劑已經使用大約七十多年，目的是用於防止多劑量的疫苗病毒受到細菌感染。美國想要停止使用抗菌劑的作法令人想起英國當初停止使用兩個廠牌的疫苗——也確實引發了相似的社會反應。政府決定採取行動，加強疫苗的安全性，律師抓住機會，各種運動團體趁機成立，發起集體訴訟。

　　但是，採用「活病毒」的麻疹腮腺炎德國麻疹疫苗，從來不曾使用抗菌劑。只是，威克菲爾德依然藉此獲得了力量。在那個時候，他的思維還集中在麻疹病毒，以收取鐘點費的方式參與巴爾的法律訴訟，並且觀察思考來自二號女士的吸毒嚙齒動物理論，在那個豐收年，他的第三個優先事項是商業投資——也就是賺錢。

威克菲爾德對抗否定人士的最終勝利

　　威克菲爾德的生物科技公司「免疫專長」還在與皇家慈善醫院醫學院洽談合作，但在那個時候，醫學院已經被倫敦學院大學合併——倫敦學院大學是一間非常潛力的機構，擁有超過一萬六千名學生、七千名教職人員，

以及無數間大樓。倫敦學院大學現在擁有威克菲爾德的申請專利──檢驗方式、治療方式,以及單一麻疹疫苗──雖然沒有獲得雇主的許可,威克菲爾德依然使用院方的經費進行相關開發。

更多商業開發的好消息出現了。威克菲爾德成立的另外一間公司已經準備就緒。威克菲爾德的創投企業合夥人羅伯‧史利特、艾利克斯‧科爾達,以及腸道病學教授羅伊‧龐德,他們共同策劃一間更有野心的企業,取名為卡梅爾健康照護(Carmel Healthcare),而這間公司的第一個首要目標,就是販賣以偵測麻疹病毒為主的檢驗器具組。

我取得了該間公司的起草計畫書,目的是向投資人進行宣傳,計畫書上的標籤是「私人機密文件」,文件內容非常勇敢。

卡梅爾公司的自我定位非常獨特,卡梅爾公司希望解決新千禧年最主要的健康照護問題之一。

卡梅爾公司是一間新成立的生物科技新創公司,專長為開發並且銷售麻疹特殊臨床症狀必須的相關事物。

在我擔任記者的調查生涯之中,我從來都不明白,為什麼研究麻疹病毒,還能夠找到麻疹以外的結果。但是,他們原本的計畫是在明年,也就是二○○○年的一月十七日星期一成立新創公司,必須早於威克菲爾德在研討會上發表演講。在發表成立消息之前,威克菲爾德已經成為一位應對媒體的教練,他做好了準備,他的聲音,甚至會比兩年之前在皇家慈善醫院中庭時更為宏亮。

他原本打算提出團隊研究成員使用分子研究方法,找到「明確的」證據顯示自閉症孩童的腸道組織中確實有疫苗造成的麻疹病毒。二號女士將會與威克菲爾德同行,提出家長的觀點。因此,威克菲爾德就可以繼續表示,他們將會把研究結果刊登於《自然》期刊:全球兩家最頂尖的科學期刊之一。

　　威克菲爾德認為這是一個重要的轉折點——而且能夠讓自己反向受益。倫敦的法律訴訟案採用威克菲爾德的建議，巴爾的律師團隊不只依照雙方合約支付顧問費用，也替威克菲爾德創造了卡梅爾公司的啟動跳板。卡梅爾公司將「英國法律援助委員會」列為創辦時的客戶，並且在三十五頁的起草計畫書中，主張自閉型小腸結腸炎有極大的獲利潛能。

　　我們估計，相關診斷的初始市場將是來自於美國和英國的家長，他們的小孩罹患自閉型小腸結腸炎，因為法律訴訟的關係，必須進行診斷檢驗。我們也估計，到了第三年，這種類型檢驗的收入將會從三百三十萬英鎊提高至二千八百萬英鎊（在筆者寫作的時候，考慮到相關物價指數，金額大約是四千八百萬英鎊或五千九百萬美元）。

　　威克菲爾德等人追求的不是慈善投資。他會拿到豐厚的報酬。威克菲爾德捏造了導致民眾恐懼的背後證據，加上他的祕密法律交易，以及他掌握媒體，他的股分比例將是百分之三十七。史利特，十二位小孩其中一位的父親，則是拿到次大的股分——百分之二十二‧二——科爾達百分之十八，龐德為百分之十一‧七，第五位合夥人則為百分之十一‧一。威克菲爾德同時獲得每年三萬英鎊的顧問費用，其他人則依照比例擁有相對應的顧問費。

　　以上就是威克菲爾德對抗否定人士的最終勝利。無論成功，公司都會支付威克菲爾德費用。唯一剩下的小型挑戰就是處理一個容易被注意的問題：一位剛到漢普斯特德皇家慈善醫院任職的醫學主任。正如多年來的眾多情況，此事也是威克菲爾德必須施展其魅力和領袖特質的其中一次機會。

威克菲爾德不能涉及我管理的部門

　　新的醫學主任馬克‧皮普斯（Mark Pepys）在一九九九年十月一日

上任，他的辦公地點在皇家慈善醫院大樓後方的新建築，這個建築的目的就是為了容納皮普斯的團隊。皮普斯的年紀是五十五歲，身材非常纖細，出生於南非，成就斐然：他是免疫學教授，擁有劍橋雙學位，也是皇家學會的成員（世界最菁英的科學俱樂部，艾薩克・牛頓曾經是該俱樂部的會長）。皮普斯是皇家慈善醫院自從一九五九年以來最大的收穫，當時，肝臟權威席拉・夏洛克（Sheila Sherlock）加入皇家慈善醫院，成為英國歷史上第一位女性醫學教授。

皮普斯的專業也讓他對於威克菲爾德的研究方法有了一些想法。他是類澱粉沉積症領域的領導者。類澱粉沉積症是一組神祕罕見的病症，因為惡質的蛋白質纖維堆積造成人體器官的損傷。一九八〇年代，皮普斯發明了類澱粉沉積症的診斷方式。在往後的十年間，他也設計了一種監控系統，找出可能的治療方式。因此，雖然皮普斯的研究內容艱澀難解，但是他依然多方涉獵臨床、細胞，以及分子研究。

除此之外，皮普斯駕駛紅色捷豹汽車，不苟言笑，他到皇家慈善醫院任職時，內心早有想法。「他們開了我無法拒絕的條件。」皮普斯向我說明他決定前往漢普斯特德任職的協商過程。「我告訴他們：『我提出二十五個條件，你們同意，我就願意，我希望院長從第一個條件簽名至第二十五個條件——一共二十五個簽名——同意我的要求』。其中一個條件就是威克菲爾德不能涉及我管理的部門。因為我知道他是一個傻子和騙子。」

這就是在世紀更替時發生的轉變，而這位沒有病患的醫師也沒有能力控制。「終身職」的原則讓他們難以開除威克菲爾德，但是，皮普斯不只是一位難以對付的科學家，他還非常熟悉辦公室政治。因此，威克菲爾德向皇家慈善醫院提出申請，希望院方聘請兩間顧問，第一間是製藥公司嬌生，第二間就是名為卡梅爾的生物科技新創公司——新的醫學主任不需要

多久時間，就知道「卡梅爾」是威克菲爾德妻子的名字。

　　「他說：『但是我們已經證明了，我們還有在《自然》的期刊論文』。」皮普斯告訴我他們第一次在漢普斯特德辦公室的見面過程。「我說：『不要再說了，什麼《自然》的期刊論文？他們接受刊登了嗎？『還沒有。』『你投稿了嗎？』『沒有。』我說：『感謝上天。你究竟打算投稿什麼論文？』他說：『我們已經證明了，因為我們有十個這種案例，又有七個這種案例⋯⋯』⋯⋯所以我說：『你不懂統計學基礎吧，威克菲爾德先生？』」

　　現在輪到皮普斯提出無法拒絕的條件。威克菲爾德可以選擇有薪假，前往自己開設的生物科技公司工作一年，或者替自己提出的假設進行符合最高標準的檢驗。有了倫敦學院大學的資金、協助，以及設備，威克菲爾德可以進行分子研究——提出決定性的基因序列——能夠證明或者反駁他對於麻疹病毒的觀念，而且是一勞永逸、毫無疑問的結果。他宣稱自己已經找到一百五十名案例孩童，研究結果必須包含這一百五十名孩童，他的研究方法也必須獲得兩個外部研究機構的模仿並且成立，才能確保研究的精準程度和發表進度。

　　你可能會認為，任何一位科學家都會因為收到此種條件而感到高興：時間、協助，還有金錢。但是，威克菲爾德退縮了。他似乎不願意接受。他沒有任何回應。

　　同時，皮普斯也得知醫學院的商業部門進行了一個傑出的交易，如果威克菲爾德的新創事業成功，醫學院可以執行選擇權而獲利，倘若威克菲爾德失敗，醫學院將會否認他們參與其中。「醫學院可能永遠都不會執行選擇權。」財務長簡吉斯・泰漢在一九九九年十一月寫信告訴威克菲爾德：「因此，無論是醫學院，或者醫學院的商業部門，都不會用任何方式與卡梅爾公司有關係，直到正式執行選擇權並且領取利潤。」

　　因此，皮普斯越過校方，將威克菲爾德叫來，與他一起前往市中心，

用行政術語來說，他們一起到校方上層。他們與龐德一起前往南方三英里處的布魯姆斯伯里（Bloomsbury）的校總區。總區的大門口有石獅子保衛，一位說話語氣非常柔和的理論物理學家重複說明了皮普斯的條件。他的名字是克里斯·魯威倫·史密斯（Chris Llewellyn Smith）。他曾經是瑞士日內瓦大型強子對撞機的總監，也是英國皇家協會的成員。身為倫敦學院大學的校長總裁，他的辦公室佔地將近半個足球場。

坐在沉重的研討會議桌前，魯威倫·史密斯要求威克菲爾德進行研究，因為那些嚇壞的年輕家庭值得知道真相。他也要求威克菲爾德停止發出公共聲明，直到威克菲爾德發表研究結果。倫敦學院大學校方不只會依照上述條件支持威克菲爾德的研究計畫，如果他同意，校方還會同意將威克菲爾德的檢驗方法、疫苗，以及產品專利都還給威克菲爾德，讓他可以自由應用在卡梅爾公司。

「我們要求你不可以提出你在相關領域已經形成，或者正在思考的不完整觀察。」會議結束之後，威克菲爾德在十二月十三日收到魯威倫·史密斯的來信，篇幅為兩頁：「現在的良好科學標準，要求你和其他成員必須可以確定或者反駁你們提出在麻疹腮腺炎德國麻疹疫苗以及自閉症／自閉型小腸結腸炎／腸道發炎疾病之間的可能關聯，而且擁有信度以及可重複性。」

二十世紀即將結束時，彷彿水泥城堡的皇家慈善醫院決定如此處理威克菲爾德。正如對於千禧蟲危機的恐懼引發多次的研討會談話，新任醫學主任皮普斯也經常熬夜思考威克菲爾德的可能回應。皮普斯的個人想法認為，威克菲爾德只是一個幻想家。他不可能同意進行真正的科學研究。

但是，就在二〇〇〇年一月的第一道曙光出現之前的十一天，威克菲爾德反擊了。「關於我們先前的會議討論以及院長的信件。」信件表示：「我已經準備好遵守院方的要求。」

第十四章

國會山丘

諷刺的是，眾議院的伯頓就是一隻喜歡衝突的老鷹

　　約翰‧歐利（John O'Leary）有一種鬼扯的天賦。在美國雷伯恩議會辦公室大樓（Rayburn House Office Building）的二一五四房，距離美國首都只有三百五十碼之遙，他似乎能夠用一種權威說話——一種獨立的權威——彷彿威克菲爾德終於找到棋逢敵手。

　　「我可以確定。」歐利用一種柔軟的愛爾蘭口音說：「威克菲爾德的假設是正確的。」

　　從天花板挑高的委員會辦公室前方觀察，歐利坐在狹長桌子的左邊，桌子包著白色的亞麻布，彷彿是為了晚宴而準備的擺設。歐利已經童山濯濯，頭皮上只剩下像是僧侶的深色瀏海，肥胖的程度足以引起醫學上的擔憂。他勉強穿上海軍藍的西裝外套、白色襯衫，以及灰色的領帶。他透過金絲眼鏡觀察周圍。

　　他當時三十六歲，職業是組織病理學副教授，他對著精美雕刻的二層講臺發表自己的言論，對面是十多位立法者，他們凝視著歐利。此處就是疫苗安全危機在英國之外的決定時刻。

　　「在威克菲爾德送到我實驗室的孩童切片組織之中，」歐利繼續說道：「百分之九十六罹患自閉型小腸結腸炎的孩子，切片組織有麻疹病毒的基因組。」

　　時間是二○○○年四月六日，星期四，早上。我提出第一份調查報告的將近四年之前。歐利受邀到國會提出專家意見。他的證詞是當天最大的事件。二號女士搭乘飛機前往美國，在旁邊的小房間觀看整個過程。《星期日郵報》的醫學記者羅萊琳‧弗雷瑟則是在倫敦的辦公室觀看轉撥，在周末提出一篇詳細報導的主要文章：

獨家：醫療體制選擇忽略的疫苗傷害

　　歐利在臺下聆聽將近兩個小時之後，於二十分鐘之前走向會議桌。會議的開場是幾位政治人物發表聲明，隨後是六位家長組成的小組坐在會議桌之前，他們向眾議院政府改革委員會提出說明，眾議員丹‧伯頓（Dan Burton）擔任委員會主席。

　　伯頓是共和黨員，代表印地安納州的一個選區，他召集這次聽證會——緊密的五個小時會議——想要完成個人使命。他相信，他至愛的孫子克里斯汀（Christian）就是疫苗傷害的受害者。

　　「我沒有辦法相信，孩子接種疫苗之後，」伯頓表示，家長將會議桌的位置讓給歐利和其他五位醫學專家。「就在幾天的時間之內，他們原本是和我們一起玩耍、說話，以及其他生活種種的普通孩子，突然就開始四處亂跑，撞擊自己的頭部，並且胡亂揮舞雙手。」

　　伯頓隨即念出六位專家證人的名字。他們起身，肩並肩，舉起右手，發誓證明自己提出的證據是準確而且完整的。波頓眾議員使用一種電視廣告上提醒藥品副作用的快速發言方式，詢問六位專家。「你們是否願意莊嚴地發誓，在上帝的見證之下，你們將會訴說真相，而且只說真相。」

歐利表示，他願意宣誓。

在歐利身後坐著六排穿著精緻服飾的男男女女，他們大多都是當天聽證會的參與者。在歐利的右手邊，則是威克菲爾德，他正在將自己的聖戰出口至第二大的市場：美國。當天早上，威克菲爾德和反疫苗運動人士一起舉行記者招待會，美國公共事務衛星有線電視網（CSPAN）進行現場直播。今天是威克菲爾德的機會，他可以種下觀念的種子，並且替自己的商業藍圖擘建基礎。

我很少如此清晰地看見他出席公開場合，他坐在桌子最左邊的遠處。他的頭髮非常整習簡潔，說明了他花了一筆很值得的髮型設計費用。他的膚色非常光滑，對於一位四十三歲的男人而言，代表他可能稍微使用了化妝品。他穿著正式的黑色淡條紋西裝外套、黑色襯衫，以及長方形圖案的領帶。

威克菲爾德比歐利更早發言。他使用安裝在牆上高處的螢幕播放投影片。「我在本次聽證會提出的證詞，不應該被視為反疫苗。」他開場說道：「我支持最安全的疫苗使用政策。」

隨後，威克菲爾德用了十三分鐘瀏覽他的證據──不費吹灰之力、講話非常清楚、優雅，而且非常有說服力──就像一位滑翔翼玩家乘著熱風飛行。「自閉型小腸結腸炎」是一種「真正的症候群」，他說，而且「顯著一貫地」產生「腸道疾病」和「退化」。他還主張腫脹的腺體是「重要的圖片」。他在螢幕上顯示金髮二號孩童在接受檢驗後的照圖片比對。威克菲爾德提到類鴉片肽對於「人類大腦的影響」，區分退化型的自閉症和典型的自閉症，並且向聽證會現場的美國國會議員提出前面六十位孩童在馬爾康病房檢驗的摘要結果。

「我們檢驗的大多數孩子都有自閉症。」他用手指摸著鉛筆。「但是，神經精神疾病有一個光譜，包括亞斯伯格症候群以及注意力不足症。」

　　有鑑於發展疾病診斷的演變，此處確實值得提出相對應的強調觀點。「亞斯伯格症候群」（Asperger's Syndrome），是當時世界衛生組織國際疾病分類在歐洲的稱呼方式——在美國心理協會的手冊中也稱為「亞斯伯格症候群」（但英文不同，美國採用 Asperger's Disorder）——相較於自閉症，亞斯伯格症候群在光譜上更容易定位。

　　但是，威克菲爾德一如既往，在當天早上的論述重點則是他的大觀念：麻疹病毒。在歐利開始談話的兩分三十秒之前，威克菲爾德對著聽證會提出了一種彷彿自白的宣言。「我們使用分子擴增技術，想要找出這個病毒，但完全失敗了。」威克菲爾德坦承，言下之意就是尼克·查德維克的聚合酶連鎖反應檢驗失敗了。當時，威克菲爾德和巴爾簽訂交易時，他也承諾向英國的法律援助委員會提出相關證據。

　　威克菲爾德提到的技術，聚合酶連鎖反應檢驗是一個非常強大的檢驗工具。長久以來，聚合酶連鎖反應就是科學世界的實驗室最辛苦的工具，此種技術可以分割基因的雙重螺旋，因而讓研究者可以特定放大瞄準檢驗的特定序列。在試管中反覆加熱冷卻的過程，雙鏈的病毒基因分離了，彷彿解開拉鍊，就像變成破碎的階梯。隨後，一種驚人的酵素開始舞動破碎的階梯，加入新的核甘酸，取代原本消失的基因，創造兩個完全相同的雙鏈病毒基因，而原本只有一個雙鏈病毒基因。

　　威克菲爾德的好兄弟麻疹病毒，其基因編碼屬於核糖核酸，需要進行前置步驟（「反轉錄」〔reverse transcription〕）才能轉變為一般的基因。加上聚合酶連鎖反應，就可以將相同的基因數加倍增加，反覆進行指數成長，直到其數量足夠，構成生命的建構單元——腺嘌呤（adenine）、胸腺嘧啶（thymine）、胞嘧啶（cytosine），以及鳥嘌呤（guanine）——能夠使用核苷酸序列技術進行檢驗、分析，以及查核。

TGACTGG TTCCAGCCAT CAATCATTAG TCATAAATT

AATGCCCAAT

（基因的遺傳編碼）

但是，那位年輕的科學家尼克・查德維克，在組織樣本中沒有任何發現，無論是自閉症患者，還是克隆氏症患者。雖然威克菲爾德曾經擔任查德維克的指導教授（甚至和他共同撰寫一篇文章，想要證明相關結果的信度），但曾經是外科醫師的威克菲爾德依然得到與查德維克不同的結論。威克菲爾德主張，實驗室的失敗來自技術本身。聚合酶連鎖反應不夠敏感。威克菲爾德本人曾經用顯微鏡染色技術，就能找到麻疹病毒的蛋白質，並且堅持分子研究方法無法找到基因組（基因組決定蛋白質的構成胺基酸，如果沒有胺基酸，病毒就不可能存在）。

「在我的實驗室中，我們大約檢驗出一萬次的反應樣本。」在歐利發言之前，威克菲爾德如此告訴美國國會委員會，並且提到這個結果可能代表百萬的病毒粒子。「但我們確實沒有找到比病毒粒子更小的跡證。」

威克菲爾德的研究獲得背書

現在，輪到坐在威克菲爾德左邊的愛爾蘭人歐利。他們認識彼此，共同合作兩年了。羅伯・史利特，創投企業家以及《刺胳針》論文研究的其中一位孩子家長，建議沒有病患的醫師搭乘飛機前往紐約——相關費用則是由英國法律援助委員會支付——向歐利提議共同合作研究。當時，歐利在康乃爾大學擔任訪問教授，此後則是回到都柏林的昆恩女性醫院（Coombe Women Hospital）擔任實驗室指導教授。

「請容我提醒各位，我是一位病理學家以及分子生物學家。」歐利刻意使用一種矯揉造作的詞彙高聲說道：「威克菲爾德醫師曾經向我提出這些研究使用的方法途徑，而他剛剛已經提出自己的獨立證詞。」

　　隨後，歐利解釋，在查德維克檢驗失敗之處，歐利本人已經取得成功的結果，並且用專業術語點綴自己的談話內容，還提到一種新的研究工具。他的實驗室擁有一種革命性的檢驗系統，他說。他將這個系統稱為即時聚合酶連鎖反應（TaqMan PCR）。

　　「過去六年來，我投入這個技術。」他一邊解釋，一邊來回看著伯頓和影像螢幕。「相較於原本的技術，新技術的敏感程度大約是一千倍。」

　　歐利將傳統的技術稱為「標準技術」或者「液相」（solution phase）（也就是查德維克等研究者仰賴使用的傳統試管檢驗技術），而他所謂的即時技術──更有用的表達方式則是來自於這個技術的輔助工具 ABI Prism 7700──則是自動化作業，以及非常有用但不必要的功能。這個儀器在封閉環境中使用雷射光掃描檢驗盤，藉由加熱和冷卻放大檢驗目標，如果找到正確的基因分節，不只能夠發出通知訊號，還能夠計算訊號出現之前經過幾次的加熱冷卻循環，以及計算基因分節的數量。

　　使用這臺絕佳的機器──大小和外型接近一臺大型影印機──歐利表示，他已經檢驗了四十位孩童的腸道組織，其中包括二十五位罹患「自閉型小腸結腸炎」的孩童，以及十五位發展「正常」的病患，作為陰性控制組。

　　二一五四房的重大時刻來了。歐利提出了重點結果。他表示，他確實發現腸道發炎疾病的麻疹病毒基因序列，特別是在威克菲爾德的小腸結腸炎中。

　　「在二十五位孩童中，有二十四位出現麻疹病毒基因序列──在威克菲爾德送到我實驗室的腸道組織中，代表有百分之九十六的比例，全都是盲測──而這些孩子都罹患了自閉症小腸結腸炎──他們的腸道組織帶有麻疹病毒基因組。」歐利主張：「十五分之一──百分之六‧六──的控制組孩子檢驗出麻疹病毒基因組。我認為，不需要使用非常複雜的統計分析，也能夠明白二十五分之二十四以及十五分之一有重大的差別。下一張

投影片。」

　　此時彷彿 O.J. 辛普森審判時檢驗染血手套的場景。會議室的空氣似乎凝結了。「依照安德魯·威克菲爾德推論的相關性，我可以確認他的假設確實成立。」

　　這就是威克菲爾德需要的辯護。歐利還準備了更多，他可以證明數據的獨立性。他用投影片展示某種黑色的物質，彷彿蜘蛛，看起來非常邪惡，而他表示，這種黑色物質就是藏在人體組織中的病毒。歐利主張，他的實驗室採用「非常嚴格的反污染措施」，藉此「排除」偽陽性的檢驗結果。他也表示，他可以確認自己的發現為真，因為他使用「螢光方法的基因序列分析」──標示基因中的 A、G、C，以及 T──能夠明確地找出病毒的鑑別特徵。

　　在十五分鐘之內，歐利強調了「基因定序」七次。他說基因序列是確認研究結果的「黃金標準」。在呈交給委員會的書面報告中，歐利甚至明確提出他使用的器材是 ABI Prism 310 毛細管定序機──與 7700 不同的型號組──藉此檢查一個又一個的核甘酸檢驗結果。

　　「我們可以從孩童的樣本中獨立找到麻疹病毒基因序列。」歐利說話的時候，他身後有一位穿著藍色洋裝的棕髮女子左右擺動自己的頭。「當然，我們能夠找到病毒序列，也可以主張這個檢驗結果代表孩童的腸道組織中有麻疹病毒的核糖核酸。」

　　已經無須贅言了。威克菲爾德的研究獲得背書。來自美國的歐利教授找到了證據。正如弗雷瑟在那個周末《星期日郵報》的報導中指出：

　　兩百位左右孩童──其中多數罹患自閉症──的委任初級律師絕對不會忘記歐利教授檢驗結果的潛在重要性。他們已經向麻疹腮腺炎德國麻疹疫苗的製造廠商提出法律訴訟。

　　但是，不是每一位在二一五四號房的人，都相信歐利。在鋪設白色

桌巾的桌子旁邊，歐利的左手邊第四位，坐著另外一位教授，他同樣從歐洲搭乘飛機前來美國，向委員會提出專家證詞。他的名字是布蘭特・泰勒（Brent Taylor）。他是一位出生於紐西蘭的小兒科專家，白髮蒼蒼，臉頰上還有鬍渣，他不只也是皇家慈善醫院的醫師，也曾經在《刺胳針》發表麻疹腮腺炎德國麻疹三合一疫苗的論文。他曾經想要解開謎團，但沒有在任何一個自閉症病患的案例中，發現接種三合一疫苗將「造成」自閉症。

歐利的檢驗結果尚未正式出版發表。在房間中的諸位觀察者，泰勒不認為歐利的結果是正確的。「歐利提出的資訊必須受到獨立實驗室的檢驗。」輪到泰勒發言時，他如此告知伯頓。

泰勒的發言引發愛爾蘭病理學家的怒火，他要求發言。「我提出的是證據，直接的證據。」他怒火衝衝地說：「我提出的證據是在與威克菲爾德醫師不同的實驗室中完成的。如果泰勒教授對我有意見，大可明說。但是，我的研究成果是完全獨立的。我親自監督完成。我來到此處訴諸真相，隱藏真相對我沒有任何好處。」

歐利的憤怒是可以理解的。他對於自己的研究發現很有信心。我當然無法挑戰他。但是，歐利曾經向委員會發誓，他將透露完整的真相。我開始思忖，他的怒火是否超過了應有的分寸。

舉例而言，歐利並未坦承，在威克菲爾德的推薦之下，歐利也和巴爾簽訂了合約。我後來發現，就在聽證會的一個星期之前，歐利將一間註冊在都柏林的公司「單一基因」（Unigenetics；威克菲爾德將會成為這間公司的總監）改名，並且接受來自一件倫敦法律訴訟案支付的費用。超過一百位孩童，他們的家長都正在對於麻疹腮腺炎德國麻疹疫苗提出法律訴訟，而這些孩童將會接受歐利的 7700 儀器檢驗。這間公司的帳單由英國納稅人支付，總金額將近八十萬英鎊。

上述的利益關係是否影響了歐利的獨立性？況且，上述的利益關係還

不是完整的故事全貌。獲得公共關注之後，歐利將會向家長收取檢驗費用，他和右手邊那位男人威克菲爾德之間的關係，則是更為複雜。我從「免疫專長」的公司紀錄發現，在舉行聽證會的四個月之前，歐利已經以股東身分加入了該公司。卡梅爾公司的「私人機密」起草計畫書中——直到皇家慈善醫院醫學院醫學主任馬克・皮普斯介入之前，他們原本計畫在聽證會舉行的三個月之前成立公司——則是提名一位「約翰・歐利教授」擔任第五位合夥人，分配比率為百分之十一・一。

　　「本公司的科技部門將會設置於都柏林昆恩女性醫院的病理學部。」計畫書如此敘述，並且指明採用 ABI Prism 7700 儀器，也就是歐利在美國公共事務衛星有線電視網現場實況轉播中熱情讚美的儀器，彷彿他想要將一臺梅賽德斯賓士推銷給委員會成員。「本公司的其中一位商業創建人，約翰・歐利教授，已經大幅度推進量化聚合酶連鎖反應的概念。」

　　諷刺的是，眾議院伯頓就是一隻喜歡衝突的老鷹。導致愛爾蘭病理學家大發雷霆的討論，也讓利益衝突成為聽證會探討的主題。委員會中的首席民主黨議員——來自加州的亨利・華克斯曼（Henry Waxman）——呼籲必須讓歐利的研究結果接受聯邦機構的審核。但是，委員會的主席不願接受這個提議。

　　「我們一直都在注意食品藥品監督管理局、衛生和公共服務部，以及疾病管制與預防中心成員的所有財務紀錄。」伯頓反擊道：「我們發現，在這些人當中，有些人，即使是顧問階級，確實有一些可能的財務衝突問題。」

　　顯然的，伯頓並未檢視聽證會證人的財務紀錄。但是，眾議員伯頓看著會議桌提問：「威克菲爾德醫師，請問誰資助你的研究？」

　　「我們自己出資。」思考停頓兩秒之後，威克菲爾德回覆。「我們擁有一筆小額的慈善募款。」

「一個慈善募款組織，我明白了。」

「但是，我們確實發現募款有些困難。」

伯頓並未詢問歐利。伯頓的問題只是表面演戲。泰勒早已承認威克菲爾德的資金來源是英國政府。

我很訝異歐利居然強調他的研究是獨立的。但是，當天早上歐利確實向委員會表達了某些透露真相的資訊，即使委員會成員並未察覺，至少對我而言如此。歐利的合作夥伴，也就是威克菲爾德提出的證據之中，似乎出現了一個異例，一個科學的矛盾。威克菲爾德曾經表示——而且經常提出這個說法——查德維克的聚合酶連鎖反應的敏感程度不足。因此，如果歐利擁有敏感程度更高的工具就可以找到病毒，確實符合邏輯，也很合理。

「即時聚合酶連鎖反應的敏感程度是一千倍。」歐利曾說：「相較於標準液相檢驗方式。」

然而，當我詢問設備的製造廠商時，他們並未同意歐利的說法。歐利對著委員會成員提供證詞的十五分鐘之內，曾經五次提到，他也對於同樣來自倫敦的檢體進行標準的聚合酶連鎖反應檢驗。他甚至在一張投影片中展現獨特的凝膠條帶，而凝膠條帶是查德維克採用傳統風格檢驗方式的主要特色。歐利使用這張投影片告訴伯頓，「所有罹患自閉型小腸結腸炎的孩子」，麻疹病毒檢驗反應也是陽性。

「藉由液相聚合酶連鎖反應檢驗，我們可以很公允地說，此種檢驗方法是實驗室的標準作業程序。」他解釋道：「我們可以在孩童的腸道檢體組織中檢驗出麻疹病毒，陰性控制組也出現相對應的陰性反應。」

但是，如果他所說為真，我開始思忖，為什麼還需要使用 7700 儀器？這個儀器或許很好，但真的有必要嗎？如果標準的聚合酶連鎖反應檢測，雖然就像碎肉馬鈴薯的無趣餐點，也足以偵測孩童腸道樣本組織的麻疹病毒基因，為什麼查德維克找不到病毒基因？

　　這個謎題一樣糾纏著關於克隆氏症的檢驗結果，威克菲爾德宣稱他用染色檢驗技術指到病毒的蛋白質，這個說法也遭到質疑。為什麼日本秋田大學和弘前大學的研究團隊使用聚合酶連鎖反應檢驗找不到病毒？更尖銳的是，在一九九八年二月二十八日星期六的《刺胳針》──威克菲爾德團隊刊登十二位孩童研究論文的五頁之後──有一篇研究報告書信，內容是英國政府中最頂尖公共衛生實驗室的科學家表示，他們也找不到病毒？

　　歐利檢驗了克隆氏症患者的樣本，檢驗出病毒的比例一樣是四分之三。「那只是一個有趣的生物學事實。」他如此告訴伯頓。

　　我們還會在之後的篇幅遇到這位病理學家。

第十五章

解僱

憂心忡忡的英國家長
根本沒有辦法得知藏在新聞標題背後的垃圾

　　皇家慈善醫院受夠了。威克菲爾德必須離開。唯一的問題是,他們還沒有決定要用什麼方式解僱威克菲爾德。從美國華盛頓特區的報告傳來的幾天之內,威克菲爾德在倫敦學院大學的主管,已經開始討論如何解僱他。

　　馬克・皮普斯,醫學主任,在二〇〇〇年四月五日晚間的八點二十七分接到相關消息,雷伯恩議會辦公室大樓二一五四房舉行聽證會的十三個小時之前。「馬克」,三頁的傳真內容開頭寫道:

　　附件內容是四月六日的媒體發布會,時間是美國國會聽證會之前。你可以發現,威克菲爾德也會參與。

　　送傳真過來的人是大衛・薩利斯布瑞,英國政府官員和小兒科專家,在英國政府決定停用特定兩個廠牌的疫苗時,他第一次和威克菲爾德接觸。薩利斯布瑞正在協助美國民主黨的議員處理聽證會。薩利斯布瑞現在已經有超過七年的腸胃病學經驗,職業生涯幾乎都用於處理強烈的疫苗危機,而且非常知道究竟誰是這場危機的推手。薩利斯布瑞很同情威克菲爾德。

威克菲爾德被校方要求禁止發表公開評論。

英國家長對於麻疹腮腺炎德國麻疹疫苗的信心，宛如在覆冰山丘的卡車一般急速滑落，跌入了不幸之中。在《新聞之夜》的報導之前，接種疫苗的比例是百分之九十一‧八的高峰，但現在兩歲嬰兒接種三合一疫苗的比例滑落至百分之八十七‧六。隨著容易被感染的人數階層增加，相關疾病的爆發機率終究也會提高。

威克菲爾德已經同意進行符合黃金標準的研究，藉此證明或者反駁自己提出的假設。但是，威克菲爾德迄今尚未向皮普斯提出任何研究計畫，也忽略校長主席的提醒。「自從我寫信給你之後，已經過了三個月。」三月十六日，克里斯‧魯威倫‧史密斯表示：「現在，如果可以的話，我請你在下個星期，繳交相關研究的進度報告。」

威克菲爾德的回答不是一個好的徵兆。他還寫道，關於這個問題「更進一步的溝通」，必須透過他的工會大學教師協會進行。

皮普斯是對的。威克菲爾德不會完成這個研究。他已經拒絕一位科學家的一生追求的禮物。

因此，校方現在必須請出一位穿著寬肩服飾、顯露自己權力的人物，調閱威克菲爾德的教職員檔案，而這個人物的名字是莎拉‧布蘭特（Sarah Brant）。她是倫敦學院大學的人力資源主任，在布魯姆斯伯里校總區帶領員工多達五十人的部門。校方給布蘭特一個任務，盡快將威克菲爾德趕出校園，使用最低的成本，並且引發最低限度的不良社會反應。

皮普斯認為威克菲爾德這個人只是浪費空間。威克菲爾德不只是一位沒有病患的醫師，也是沒有學生的教師；威克菲爾德不是一位科學家，而是一位狂熱的投機分子。「威克菲爾德並未從事任何臨床醫學工作，根據我的所知，他也沒有教授學生。」皮普斯在一份備忘錄中告訴布蘭特和其他同仁，我後來取得了複本。「在我看來，威克菲爾德的活動帶給大學嚴

重的不良名譽影響。」

　　他們決定檢視威克菲爾德更為明確的行為，就是研究，而他們的發現讓管理階層大為震驚。報章媒體將威克菲爾德讚美為伽利略再世，孩子承受發展困難的母親有時候難過啜泣，只為了和威克菲爾德見面，校方可以檢閱威克菲爾德某些無須查閱數據的論文，並且發現真相。

　　在技術上最複雜的是川島編輯的論文，出版於低階期刊《消化疾病和科學》（Digestive Disease and Sciences），威克菲爾德的名字與五名日本內科醫師並列作者，出版時間則是和美國眾議院的聽證會同一個月。第一作者是來自東京的小兒科醫師川島久志，該篇論文也被列入免疫專長公司的創辦計畫書，論文內容不只報告在孩童血液中發現麻疹病毒基因，也主張構成基因的 A、G、C，以及 T 都「符合」疫苗的病毒株。

　　「九名罹患自閉性小腸結腸炎的孩童──迴腸盲腸內視鏡和組織學──全都是英國個案。」該篇論文說道：「所有的孩童都有迴腸淋巴結狀細胞增生以及非特異性結腸炎。」

　　報告提到檢驗陽性的病患，包括二號孩童在內，其個案都被列為理查・巴爾集體訴訟案的主要案例。對於威克菲爾德的支持者而言，這篇七頁論文也非常接近結論。「來自日本的川島醫師已經確定，我們發現的病毒來自麻疹腮腺炎德國麻疹疫苗。」一位曾經在《今日美國》服務的專欄作家如此表示：「我認為這就是決定性的證據！」

　　但是，經過專業審閱之後，病毒學家就能夠輕而易舉地發現威克菲爾德等人研究結果的詭異之處。川島使用的檢驗技術和查德維克相同（牴觸威克菲爾德本人的意見，他認為查德維克的檢驗技術不夠敏感），而川島檢驗的基因定序結果，確實是關鍵的證據。首先，川島提出的基因定序不符合任何英國使用的疫苗。第二，川島提出的基因定序本身就無法相符合。

　　一組麻疹病毒基因塞滿將近六千個核甘酸，從原生的核糖核酸轉換成

基因時，能夠用 A、G、C，以及 T 四種字母作為表達。為了證明菌株符合病毒的基因，川島也在論文中刊登他發現的蛋白質——有時候，相同一位病患甚至出現病毒蛋白質。但是，科學家比較反覆出現的基因序列時，他們發現核甘酸改變了。A 變成了 C，G 變成 T，T 變成 G，以此類推。

「出現此種異常現象的原因，」一位專家審核意見表示：「通常是因為交叉污染。」

誰應該為了竄改數據說明負責？

威克菲爾德和助手史考特‧蒙哥馬利一起出版的兩篇研究報告也受到檢視。蒙哥馬利是一位流行病學家，他不只和威克菲爾德共同發表以問號結尾的論文，也和威克菲爾德還有其他幾位授勛騎士、教授，以及醫師，參加皇家外科醫師學會的活動。正如川島編輯的研究報告，威克菲爾德和蒙哥馬利出版的研究報告，其文字和圖表，不需要檢閱數據資料，就能夠進行查核。這兩篇研究報告再度檢驗出交叉污染——但污染源只有可能是人為造成。

這兩篇研究報告分別發表於《刺胳針》的單頁三面通信研究報告欄位，以及一本以色列的期刊，篇幅則是五頁。兩篇研究報告都有一個圖表（「自閉症的暫時發展趨勢」），圖表中有兩個斜線，從左下角延伸至右上角，內容則是加總來自加州和倫敦，由其他學者過去出版的研究數據。研究報告的文字寫道，圖表以十年作為單位，顯示自閉症的案例增加，「符合麻疹腮腺炎德國麻疹疫苗的接種情況」。

但是，圖表的內容並非準確。麻疹腮腺炎德國麻疹疫苗在美國獲得使用許可的時間，早於英國十七年。更重要的是，加州的數據詮釋錯誤。威克菲爾德的大學主管認為，最重要的則是，來自加州的圖表數據遭到竄改。

正如以問號結尾的論文，兩篇研究報告的圖表想要比較其他學者蒐集的數據，藉此表達自己的重點。但是，兩條往右上提高的斜線，之所以能夠比較，只是因為威克菲爾德等人從加州的數據說明中刪除了「國家登記案例」，於是兩條斜線周圍的空間減少，看起來就像能夠比較。威克菲爾德等人的行為，改變了加州數據的真正意義——從接受國家服務中心協助的孩童年紀（其實是好消息），變成自閉症符合接種疫苗的年紀（壞消息）。

自閉症患者（接受國家協助登記）的人數。

誰應該為了竄改數據說明負責？很難說，但是，即使威克菲爾德知道研究報告的真實性已經遭到質疑，他依然將相關資料交給自閉症孩童的家長。

等到威克菲爾德的員工檔案送到位於布魯姆斯伯里的布蘭特辦公桌上，威克菲爾德研究報告中經常出現的異常現象，已經變成眾人茶餘飯後的嘲諷笑料。後來，另外一位科學家湯姆・麥克唐納（Tom MacDonald），任職於巴斯醫院和倫敦醫學院的免疫學教授和研究部主任，又發現另外一個驚人的研究瑕疵。威克菲爾德出版在《美國腸道病學期刊》的研究報告中有兩張照片，其標籤說明為比較可能受到麻疹腮腺炎德國麻疹疫苗影響的孩童，位於結腸末端的「正常」小腸情況，以及另外一位罹患「嚴重」迴腸淋巴結狀細胞增生的孩童小腸情況。但是，某個人讓圖表上的時間標記依然清楚可見，洩漏了兩張照片拍攝的時間差異不到兩分鐘，只有可能來自同一位病患。

我必須老實承認，我發現威克菲爾德沒有羞恥心。我甚至認為，他沒有良知。但是，對於大學校方要求他善盡職責並且證明研究主張的要求，威克菲爾德的回應方式，到了現在，已經讓一整個世代的人覺得驚恐，其範疇超越了研究疏失（或者，無論「研究疏失」的本質究竟是什麼），成

為一種緘默的拒絕，拒絕回答校方要求他用黃金標準完成研究的要求——威克菲爾德甚至宣稱，此種要求將會侵犯他的「學術研究自由」。

幾個月的時間過去了。最後一根稻草終於來了：二○○○年九月，威克菲爾德毫不掩飾地承認，他不會完成當初同意的研究計畫。他寫信給魯威倫・史密斯時表示：

> 我、協同研究人員，以及同仁一致決定，唯一合適的方式，就是由我們自己決定研究目標，我們制定研究的合適審核與證明標準，我們決定並且申請合適的同儕審核。

兩個月之後，威克菲爾德也違反了校方禁止他發表公開言論的要求，他參加美國CBS廣播公司的節目《六十分鐘》，這是追求曝光的最好機會。

威克菲爾德參加電視節目的五個星期之後，布蘭特坐在椅子上，轉向電腦螢幕，開始以自己的職位名義寫了一封三頁的信件，標題是

安德魯・威克菲爾德先生鈞啟——相互同意終止聘僱關係

校方已經制定了一個計畫，讓大學中的資深管理階層能夠一起處理不可避免的公共關係風暴。《星期日郵報》的弗雷瑟已經到《星期日電訊報》（Sunday Telegraph）任職，她必定會用採用對於威克菲爾德有利的方向報導此事。因此，在這封信件的第三頁列出了七個名字、七個職稱，以及七條虛線，彷彿他們七個人共同要求處死一個失勢的獨裁君王。

從主席兼校長到行政副校長，以及校務規劃主任和帳戶管理主任，時間從二○○○年十一月至二○○一年一月，布蘭特的文件往返漢普斯特得以及布魯姆斯伯里，直到七個人都在虛線上簽名。

「鏡中的黑暗之謎」論文

他們的計畫已經走到最後階段，但是，最終的處決依然遙遙無期。在那個時代，由於學術工作的安全保障機制，必須等待將近整整一年才能完成。校方已經聘請了外部律師，會計師也到校方辦公室審理威克菲爾德的研究支出。威克菲爾德將被質問為什麼長期曠職，待在美國？即使是威克菲爾德使用的信箋——他書寫信件使用的印刷紙——也會因為不符合常規而受到檢視。

長久以來，威克菲爾德的通訊紀錄都被視為笑話。現在，則是被當成證據。一位典型的醫師或科學家，正如其他的辦公室成員，在工作使用的文件上，通常簽名於職稱的縮寫上方。舉例而言，在《刺胳針》研究論文中負責替孩童進行內視鏡檢查的賽門・莫奇，他使用的頭銜是「賽門・莫奇醫師，資深講師」。但是，威克菲爾德在信件通訊時——即使只是校方內部通信——也會展現他偉大華麗的自我。

說到底，他只是一名中階的實驗室研究人緣。但是，威克菲爾德不滿足於這個人生階段應有的尊嚴，於是，他創造了一種個人化的信箋。在校方組織的正式名字、大學的名稱、學系，以及「腸道病學研究中心」之後，威克菲爾德還增加了：

腸道發炎疾病研究團隊

總監 安德魯・威克菲爾德 內外全科醫學士 英國皇家外科醫師學會成員

我猜想，威克菲爾德的作法很公平，畢竟是白紙黑字的學經歷。但是，如果上述的經歷還不足以讓收件人得知威克菲爾德的能耐，在他的簽名下方，還有額外的文字，彷彿威克菲爾德非常需要這些敘述，雖然用五行的篇幅就能容納文字，但其編排方式則是佔據了令人印象深刻的六行篇幅，彷彿海軍上校的帽簷上方有著看似炒蛋的葉形裝飾品。

安德魯・威克菲爾德 英國皇家外科醫師學會

醫學和組織病理學

腸道疾病實驗學講師

皇家慈善醫院腸道疾病實驗學榮譽顧問

英國國民健保署漢普斯特德信託基金會

腸道發炎疾病研究團隊 總監

莫奇其實也可以用這種方式填補自己的尊嚴。但是，此種細節就像威克菲爾德的自我幻覺產生的陰影。布蘭特曾經寫信給威克菲爾德，指出他已經在一九九八年三月離開組織病理學學系，不應該再使用相關頭銜。一九九六年七月，根據英國皇家外科醫師學會的紀錄，由於威克菲爾德拒絕繳納會員費用，他已經不是學會成員。至於「榮譽顧問」只是一種行禮如儀的頭銜，在學院之外毫無實質的重要性。最後一行（重複信籤開頭的頭銜），在威克菲爾德申請教授職位時，大學的主任秘書布萊恩·布萊奇已經告訴威克菲爾德：

腸道發炎疾病研究團隊不是校方的學系，我也沒有任何印象，你曾經獲得總監的頭銜。

威克菲爾德的行為是否出自於自尊心不足？不，答案是自尊心不足以外的任何一種原因。所有的跡象都顯示，威克菲爾德認為自己與眾不同。

他的認知繼續延伸至二〇〇一年，他終於揭露自己的與眾不同程度。他不同意進行實驗證明自己職業生涯的關鍵研究結果，反而和自己最喜歡的助手共同發表另外一篇論文，我開始研究該篇論文之後，發現其中的內容竟是如此錯誤——他們引用英國圖書館資料庫——但我在一行又一行的內容發現異常錯誤。

這篇文章原本將於二〇〇一年二月出版，出版方是一個短暫存在的期刊，名字是《不良藥物反應和毒物學評論》（Adverse Drug Reaction and Toxicological Reviews），影響指數只有三百五十。但是，威克菲爾德早

在幾個月之前，藉由一間非營利組織「內臟」（Visceral）進行論文的媒體發表。「內臟」組織其實是由威克菲爾德設立，在醫學院體制之外進行募款的機構。

已經在《星期日電訊報》任職的弗雷瑟，事先知道消息，發表一篇報導：

主張麻疹腮腺炎德國麻疹疫苗的政府官員非常可恥。

另外一位威克菲爾德的「助手」，也在《每日郵報》表示：

麻疹腮腺炎德國麻疹疫苗究竟是奇蹟或威脅？

但是，憂心忡忡的英國家長根本沒有辦法得藏在新聞標題背後的垃圾。威克菲爾德的新論文看似是對於疫苗的獨立科學檢驗，篇幅為十九頁。蒙哥馬利擔任共同作者（根據後來的法律紀錄文件顯示，蒙格馬利因為協助巴爾的集體訴訟案，獲得將近九萬英鎊的費用），論文標題非常宏大：〈麻疹、腮腺炎，以及德國麻疹疫苗：對著鏡子，猶如黑暗之謎〉（"Measles, Mumps, Rubella Vaccine: Through A Glass, Darkly）

確實，那是一個黑暗之謎。

【譯註：對著鏡子，猶如黑暗之謎，語出聖經《哥林多前書》第十三章第十二節，其原意就是人類對著鏡子觀看，只能看見模糊不清的景象，同時也有難以處理的謎題之意。】

英國政府的立場認為，麻疹腮腺炎德國麻疹疫苗很安全；
本文檢閱相關證據。

然而，這篇論文並未真正檢視證據，而是一篇宣傳文宣，目的就是證明威克菲爾德的觀點為真。論文的內容主張檢閱在疫苗獲得使用許可之前的安全研究——研究時間介於一九六〇年代至一九八〇年代——論文的作

者群讓文獻內容看起來就像學者早已明白三合一疫苗的風險。

　　一位英國政府的疫苗安全監督人在十五頁的媒體聲明稿中，譴責威克菲爾德和蒙哥馬利的行為。但是，「對著鏡子的黑暗之謎」必須用更仔細的方式才能處理，我將要在許久之後才能完成。該篇論文的主軸是一個佔滿整頁篇幅的圖表，據說是對於六個研究結果的綜合分析。我向英國圖書館訂購許多厚重的資料，資料運送到倫敦之後，我發現，威克菲爾德等人在該篇論文引用的資料完全不精準。

　　我寫了電子郵件給蒙哥馬利，指出此事，並且一行一行地相互比對，例如：

　　（b）關於第二篇論文（Stokes, 1971），你們在圖表中表示，二百二十八名案例，其中七十七位來自美國，與一百〇六位並未接種疫苗的控制組對照，而追蹤時間為二十八天。你們的說法是錯的。該篇論文回報六百八十五名孩童，其中二百二十八位來自美國，比較的控制組為二百八十一位，追蹤時間為六個星期至九個星期。

　　另外一個例子：

　　（d）關於第四篇論文（Schwarz, el al., 1975），你們在圖表中表示，該篇研究沒有相關的研究結果。你們的說法是錯的。該篇研究確實找到非常有關的結果，他們發現麻疹腮腺炎德國麻疹疫苗引發的不良反應，非常近似於單價麻疹疫苗。

　　蒙哥馬利從瑞士的卡羅琳研究院（Karolinska Institute）回覆我的電子郵件。蒙哥馬利離開漢普斯特德之後，就在此地任職。他回應了其他問題，雖然他是威克菲爾德兩篇論文的共同作者，卻拒絕針對「鏡中的黑暗之謎」論文以及竄改加州研究數據說明論文發表任何評論。「我不適合擅自推論或者評論該篇論文的特定結果，因為我並未參與，也不是我的責任。」他在信中說道。

　　威克菲爾德似乎相信，他不適用於世間的規則，無論是在學術研究，還是其他任何事物。英國的公共衛生組織因為「鏡中的黑暗之謎」論文引發的傷害而怒火中燒，漢普斯特德的教授也抱怨威克菲爾德無故曠職，威克菲爾德明明沒有職權，卻向其他人提出工作邀請，以及威克菲爾德在管理階層不知道或者並未允許的情況之下，擅自以皇家慈善醫院的名義申請專利。

　　在衝突不斷的苦澀之年，威克菲爾德甚至威脅向英國的醫師管理組織醫學總會檢舉皮普斯的行為，也接受律師建議，控告另外一名教授誹謗名譽。後來，二〇〇一年七月，在一封簡短的電子郵件中，威克菲爾德終於洩漏了藏在領袖魅力背後的人格：

　　如果你們在任何情況之下拒絕支付我的薪資，我會立刻採取法律行動。我希望我已經明確表達自己的立場。

　　短暫的暫停時刻出現在二〇〇一年的九月十一日，星期二，倫敦的天空沉默不語，幾個星期之後，眾人的注意力才會慢慢離開紐約以及世界貿易中心的攻擊事件。隨後，校方和威克菲爾德之間恢復了攻防戰，並且提出「和解同意書」，威克菲爾德將會在學校簽署和解。威克菲爾德付出十英鎊，獲得檢驗方式、治療方式，以及疫苗的專利——皮普斯認為這個金額太過分了。

　　十一月十四日，在妻子的見證之下，威克菲爾德簽署了二十五頁的和解文件，他的學術研究生涯結束了。扣除稅金和相關減額之後，威克菲爾德最後的薪資是十萬九千六百二十五英鎊（在我寫書的時候，計算相關指數，大約是十七萬八千英鎊或二十二萬三千美元），加上校方提供一封毫無熱情的推薦信。「作為團隊領導人，威克菲爾德已經證明自己擁有鼓舞同仁熱情的能力。」推薦信的其中一部分如此寫道：「他曾經在《腸胃病學》和《刺胳針》等期刊發表論文，也是一位非常受到歡迎的演講人。」

　　校方也同意不要在推薦信中提到他的離職原因：他拒絕進行證明自己的研究。但是，威克菲爾德直接將消息提供給弗雷瑟，讓他穿上一個非常適合自己的身分，他即將前往美國賺取大筆財富。

　　安德魯・威克菲爾德，一位英國腸道病學顧問，其研究發現疫苗和孩童自閉症與腸道疾病之間的關聯，在昨天晚上表示，因為他的研究結果，他遭到院方要求離職。

　　弗雷瑟引用威克菲爾德的說法：「我被要求離職，因為我的研究結果不受歡迎。」

第十六章

橋樑

建立通往美國的橋樑

那是一個潮濕的下午,在美國華盛頓特區,當地的民眾表示,煥然一新的安德魯・威克菲爾德出現在公共場合。距離威克菲爾德清理他原本位於英國漢普斯特德的辦公室,已經過了五個月,現在,他的雇主只剩下理查・巴爾,至少他能夠自由地表達自己的想法。

「我們現在面對國際傳染疾病。」報導如此引述威克菲爾德的發言,他出席華盛頓特區國家廣場的一場活動,時間是二〇〇二年四月底的星期日,氣候與季節毫不相稱,寒冷而且風雨甚大。「負責調查並且處理傳染疾病的人失敗了。在各種失敗的原因之中,其中一個就是他們在未來必須負起責任。」

威克菲爾德提出某種有力的主張。他所說的傳染疾病就是疫苗造成的人體傷害。他也提出非常充分的理由,認為應該處理疫苗危機的人之所以失敗,是因為他們認為自己就是造成疫苗危機的兇手。

「因此,」他繼續說道:「為了免除自己的罪行,他們反而是解決問題的障礙。」

在列印出來的演講紀錄中，威克菲爾德聽起來很宏亮，他的文字有一種奇妙的節奏感，彷彿擲地有聲的雄辯。或許，威克菲爾德的演講就像英國戰爭領袖溫斯頓・邱吉爾爵士在故事電影的奇想中發表演說，為了取悅群眾而進行藝術上的修改，成為了美國版本的場景。在一陣又一陣的雨勢之中，偉大的男人雄偉登場，畫面上還有一個圍繞星條的紀念碑，山丘上的觀眾激動興奮。

「我相信，公共衛生官員知道這個問題。但是，他們想要否認問題，並且願意為了公共衛生政策的成功，犧牲數量不明的孩子——強迫接種疫苗——造成孩子的犧牲。」

威克菲爾德的指控極為惡毒。威克菲爾德認為所有曾經輕忽他的人都參與了這個陰謀並且掩飾真相。英國政府官員和小兒科專家大衛・薩利斯布瑞就是其中一位，威克菲爾德曾經在十年前向薩利斯布瑞索取金錢。縱使威克菲爾德從來沒有提出任何申請經費的計畫書，他依然無法遺忘薩利斯布瑞的污辱。威克菲爾德曾經寫了一封電子郵件給薩利斯布瑞，並且將副本寄送給巴爾，信中指控薩利斯布瑞誹謗威克菲爾德。威克菲爾德也將會在數十年之後開始抨擊薩利斯布瑞。

現在的威克菲爾德不只假設麻疹腮腺炎德國麻疹疫苗會造成自閉症（他在專利申請中明確提出這個主張），論述範疇甚至已經超越巴爾和克絲汀・林伯在業務信件和事實清單中的觀點。在律師事務所工作的賢伉儷，他們提出的主張，被威克菲爾德加入了含沙射影的調味料，但是，他們的首席專家威克菲爾德（他們之間的交易尚未曝光），已經開始呼喚惡魔的幻影。

「我和我的同仁都不贊同他們，他們相信孩子是犧牲品。」他在華盛頓活動的發言紀錄中表示：「在人類的歷史中，我們已經面對並且處理過他們的這種信念。」

　　威克菲爾德的言論並非誇大，而是反應了他的內心狀態。但是，在那個陰暗的下午，二十多對父母聚集在華盛頓特區第四街，聆聽威克菲爾德的演講以及一個來自路易斯安那州的搖滾樂團表演，我無法確定他們是否真的因而受益。氣候非常不舒服，時間是下午四點，溫度為華氏五十一‧八度（大約攝氏十一度）。即使是溫暖的熱秋葵湯，以及一位罹患亞斯伯格症的小男孩詠唱經典名曲《美麗的美國》，都無法改變現場群眾的凌亂情緒。

　　這場活動的背後是一個名為「解放自閉症」（Autism Unlocked）的團體動員，但群眾前往美國首都的主要原因，其實是參加另外一場眾議院聽證會。坦白說，即使活動紀錄確實寫著威克菲爾德的發言，我依然不相信威克菲爾德確實出席該場活動，而他的發言也不是一個單純的訊息。但是，他的控訴已經四處流傳，在數十萬人的心中迴盪——主要的管道，則是另外一個準備發言的人。

威克菲爾德的聲音在網路上迴盪

　　他的名字是雷尼‧雪佛（Lenny Schafer），來自加州沙加緬度，就是他建立了威克菲爾德必須跨越的橋樑，將恐懼、罪惡感，以及疾病般的傳染病，從英國走私到美國，然後影響全世界。此事甚至發生在全球疫苗恐慌之前；英格蘭製造、由美國包裝，再從美國傳遞至世界各地。那就是約翰‧威爾森造成的百日咳、破傷風，以及白喉疫苗恐慌。但是約翰‧威爾森也不是這條反疫苗大路的開拓者。一八七九年十月，一位英國商人兼反疫苗聖戰士威廉‧泰伯橫渡大西洋，抵達紐約市東區，在美國反疫苗聯盟的大會上，發表就職演說的主題演講。

　　「統計數字顯示，每年因為接種疫苗而遭到屠殺的孩子有二萬五千

名。」泰伯宣稱，並且呼籲群眾反對接種天花疫苗，隔天的《紐約時報》刊登了相關內容。

雪佛已經五十歲了，他不是一名演講家，甚至說不上運動人士。但是，他非常適合自己的角色。他來自密西根州的底特律，曾經是一名憤怒的年輕人，成為左翼運動人士，涉足「地下媒體」的出版事業；到了中年，他面對自閉症，他收養了一名兒子，名字是艾薩克（Izak）。雪佛因而加入了一個社群，當地的家長成立了一個團體，名字是早期自閉症治療家庭（Families for Early Autism Treatment）。

留著濃密的小鬍子，還有一種詭異的幽默感，雪佛在一九九七年時將所有身家都投資在網路電子佈告欄。在全球資訊網問世的六年之前，雪佛開始蒐集關於自閉症問題的各種報告，再將相關報告轉寄給電子郵件清單上的家長成員。在前六個月，清單人數已經成長至一百名。隨後，全球資訊網成為人類日常生活的一部分，等到他們在國家廣場舉行活動時，雪佛宣稱，他經營的《早期自閉症治療家庭每日電子報》已經有一萬名訂閱戶。

除了艾薩克之外，這個電子報就是他的驕傲，從沙加緬度老普拉斯維爾路上的一間擁擠公寓觸及整個美國。「每個承擔這個職志的家長，都將他們的希望光芒帶給我們。」雪佛如此提及照顧發展困難的孩童有多麼辛苦時表示：「這就是我的微小光芒，我會讓這個光芒閃耀。」

這個電子報——後來，雪佛將電子報改為自己的名字——事後證明，其內容過於粗陋，根本無法沒有實際的用途。許多家長在自己的客廳幫忙，讓雪佛可以搜尋並且蒐集媒體上的各種自閉症報導故事，他複製內容，製作為樸素的文字檔案。他超越了著作權法的規範，重新出版相關故事，無償提供給訂閱者，他將這個行為稱為「新聞剪輯服務」。

在較早的年代，雪佛還願意遵守早期自閉症治療家庭組織的核心利益規範，他傳遞各種報告，例如自閉症修養中心的限制以及心理疾病的問卷

調查。但是，威克菲爾德在英國發起反疫苗運動之後——英國是全世界最競爭的新聞市場——雪佛也因而找到更為駭人聽聞的報導，並且依照自己行事的步驟，將相關報導轉寄給最容易被影響的群眾：和他有相同遭遇的父親和母親。

研究顯示麻疹病毒和新型的腸道疾病有關聯。

科學家：麻疹腮腺炎德國麻疹不應該獲得使用許可。

這些孩子是不是死於麻疹腮腺炎德國麻疹三合一疫苗？

只要想像你的電子郵件收件夾傳出信件音效，信件來自一間受到信任的非營利組織。「我們必須指出，我們並非新聞報導者，我們只是轉寄相關新聞。」他向電子報的訂閱戶保證：「此種電子報編輯方針讓我們和你家的送報人員一樣，而且我們有足夠的空間，可以迴避粉飾真相的政治報導。」

雪佛重新出版了川島那篇有問題的論文結果。他替那篇獲得媒體大幅報導但內容錯誤的「鏡中的黑暗之謎」蒐集各種背書支持。一篇又一篇的英國報導故事——都被美國媒體忽略——也被引進美國，轉交給被自閉症影響的家庭，大西洋彼岸的噪音如此巨大，在華盛頓活動的十個星期之前，雪佛公開表示他將舉行一場「威克菲爾德集會」。

「我們現在有許多關於麻疹腮腺炎德國麻疹疫苗的報導。」雪佛解釋：「因為英國社會大眾都非常關心相關議題。」

約翰‧歐利在一本非常短命的期刊《分子病理學》（Molecular Pathology）發表了一篇論文，也因而觸發了華盛頓活動。來自都柏林的歐利教授使用 ABI Prism 7700 儀器，他曾經在兩年之前出席華盛頓特區聽證會時，在論文中宣稱他找到更為明確的證據，能夠證明麻疹病毒的存在。他在論文中指出，在九十一名孩童中，有七十五名孩童——都被診斷罹患

自閉症、小腸結腸炎，以及迴腸腫脹問題——麻疹病毒檢驗也是陽性。在七十名的控制組病患中，只有五名檢驗出麻疹病毒。因此，歐利主張，他的實驗數據「可以確認病毒和病徵的關係」。

歐利的發現將會吸引英國媒體的大幅度報導。「麻疹腮腺炎德國麻疹疫苗」爭議已經成為英國全國上下的娛樂話題。從英國首相到名人，每個人都在這場爭議中選定立場。

威克菲爾德——歐利的其中一位共同作者——擁有額外的媒體優勢。威克菲爾德的公司「內臟」，當初設立的目標是用於募款，其中一位董事的嫂嫂是英國廣播公司電視臺的記者，她的名字是莎拉·巴爾克雷（Sarah Barclay）。雖然，巴爾克雷曾經向我本人保證，英國廣播公司電視臺的主管階層都知道她和威克菲爾德之間的關係，但她在英國廣播公司電視臺一號頻道的調查節目《廣角鏡》（Panorama）播放長達一個小時的相關報導。

「我們已經發現了麻疹病毒。」愛爾蘭醫師歐利在鏡頭上告訴巴爾克雷。「群眾想要知道的下一個資訊，妳也明白，就是麻疹病毒的基因定序。」

在美國的媒體市場，歐利的論文根本沒有影響力。但是，雪佛發布了觀看英國廣播公司電視臺的網路連結，雪佛也因而可以將倫敦當地的發展結果用於影響自己的家鄉美國。歐利有一群非常死忠強悍的家長觀眾，其中許多人觀看歐利提供的新聞剪輯時，必定都在思忖：「根據這些報導，我們是不是傷害了自己的孩子？」

很有可能，歐利的電子報就是威克菲爾德在美國國家廣場活動的宣傳信件，其中許多浮誇不實的言論成為網路迷因，重新出現在無數個網站。「各位家長和孩子，就是我們努力的源頭和力量。」威克菲爾德的聲音在網路上迴盪。「我們藉由科學追求事實——有同情心，現在不會讓步，從前也不曾讓步。」

建立通往美國的橋樑

為了建立威克菲爾德通往美國的橋樑，沒有任何事物可以跟雪佛的微小光芒相提並論。但是，雪佛並非孤軍奮戰，他還有共和黨眾議員丹・伯頓，以及伯頓在國會山丘舉行的聽證會。伯頓非常確信他的孫子因為注射疫苗而遭到傷害，並且舉行一系列為了製造輿論氛圍的審理聽證，年復一年，威克菲爾德──「從古老快樂的英格蘭遠道而來」──也接受熱情的款待，彷彿舟車勞頓的莎士比亞。

自從二〇〇〇年與歐利一起參與聽證會，威克菲爾德在一年之後回到證人席──這次穿著寬鬆的奶油色西裝外套──證詞的內容與去年相同。病徵。腸道疾病。持續生存的麻疹病毒（並且主張基因定序的結果屬於疫苗的病毒株）。「請各位記得，我們正在對抗退化型自閉症。」他強調：「不是典型的自閉症。在典型的自閉症中，孩子從一開始就會出現症狀。」

但是，正如威克菲爾德從皇家慈善醫院醫學主任馬克・皮普斯身上學到的，領袖魅力無法讓你一帆風順。在會議桌的深處，美國最頂尖的腦腸關係專家坐在那兒，頂著一頭捲髮，他被譽為「神經腸胃病學」之父。他的名字是麥可・葛森（Michael Gershon），紐約哥倫比亞大學解剖和細胞生物學系的系主任。

葛森告訴伯頓，如果麻疹病毒確實讓腸道壁破裂，正如威克菲爾德的說法，就應該會產生雙向的滲透。但腸道壁沒有雙向滲透。如果類鴉片肽從腸道中洩漏至血液，其他尺寸相似的縮氨酸也應該會進入血液系統。但其他縮氨酸沒有進入血液系統。如果食物的成分可以造成威克菲爾德主張的傷害，必須繞過肝臟──葛森相信，食物成分無法繞過肝臟──必須要有「奇蹟」才可能發生此事：保護大腦的血液必須敞開，「就像摩西打開紅海」。

　　威克菲爾德從來沒有回應專家學者的重點；就我所知，他以後也不會回應。但是，威克菲爾德確實在下一次和伯頓見面的時候，處理了葛森對於歐利的評論。威克菲爾德對葛森有一種難以消除，彷彿膿瘡一般的怨恨，持續到國家廣場的活動結束的兩個月之後，召開下一次的聽證會。在那場聽證會上，來自英國的逃犯威克菲爾德稍微收斂了原本善於引誘的特質，開始惡毒地抨擊，相形之下，他在雪佛電子報的發言，彷彿佛陀的靜語。

　　葛森用摩西開紅海比喻威克菲爾德的理論之後，威克菲爾德開始重新思考他從另外一位頂尖科學家身上學習的相關資訊。他的名字是麥可・奧史東（Michael Oldstone），全球首席麻疹病毒大師，任職於加州聖地牙哥的斯克里普斯研究所（Scripps Institute），世界頂尖的研究中心。威克菲爾德曾經想要和奧史東合作，被皮普斯發現，皮普斯建議斯克里普斯的研究員應該調查歐利的實驗室。於是，斯克里普斯將事先編碼的盲測樣本送到愛爾蘭，正如葛森向伯頓提出的證詞所述，歐利實驗室提出的研究結果充滿異常現象。葛森表示，有些樣本被送回來兩次，還有不同的細緻編碼，而且研究報告同時出現陰性和陽性反應。

　　最有可能的解釋是實驗室內部感染。脆弱、輕如空氣，而且宛如鬼火的核糖核酸病毒可以在室內空間漂浮數個小時，附著於實驗袍的袖子，或者因為開門的氣流而飄至某個不應該有病毒的地方。或者，7700 儀器的設定錯誤，也可能是沒有使用足夠的安全機制。另外一種的可能性是一個或一群能夠使用儀器的操作人員，發生某種形式的疏失。但是，無論如何，斯克里普斯研究所的科學家決定不要和愛爾蘭人歐利有任何關聯。

　　「奧史東認為，歐利實驗室的表現紀錄無法證明他們是一間合格的臨床實驗室。」葛森告訴伯頓率領的委員會。

　　威克菲爾德氣急敗壞。他計畫要發表更多論文，都柏林實驗室的檢驗結果也是巴爾法律訴訟案的關鍵，這個倫敦法律訴訟案已經快要到尾聲。

威克菲爾德堅持，病毒的基因定序結果就是疫苗的病毒株，如果有任何污染，必定發生在斯克里普斯研究所，不可能是昆恩女性醫院的歐利實驗室。

「我想要澄清。」威克菲爾德在美國雷伯恩委員會會議室的桌子前表示：「葛森博士的行為非常可恥。」

此處的爭論關鍵當然是屬於科學領域的。但是，威克菲爾德也在五頁的聽證會紀錄中，發揮他離開漢普斯特德之後依然保有的優雅魅力，大肆抨擊葛森。威克菲爾德告訴伯頓，葛森不只犯了「明顯的錯誤」以及「不專業的行為」，提供「錯誤的證詞」以及「明確的錯誤宣稱」、「劣等的科學」、「缺乏誠信」、幾乎等同於偽證」，還有「惡意的不實資訊」，一切的加總，就構成威克菲爾德所說的「毀壞名譽」。

至於奧史東，威克菲爾德則是描述麻疹專家也有「明顯錯誤」和「懶散行事」的問題，如果奧史東知道葛森證詞的「實情」，奧史東「可能會承認自己提出偽證」。

威克菲爾德已經不是來自古老歡樂英格蘭的好好先生了。但是，他還沒有完成他的反駁。現在，讓我們回到二〇〇二年六月的會議桌，他向美國眾議院聽政會的紀錄提供了一個非常激烈的主張，讓我們稍微猜到即將跨過英美橋樑的事物。如果哥倫比亞的科學家葛森也能二次參與聽證會，威克菲爾德寫道：「雖然葛森可能會很晚才坦承，但我確定他本人必然樂意讓委員會成員知道，他的太太可能擁有默克藥廠水痘疫苗的所有權。」

葛森的太太居然擁有疫苗的所有權？調查發現，她根本沒有。但是，此處藏著一個完全相反且令人不安的現象，只是參與聽證會的議員不知道。威克菲爾德才是擁有疫苗所有權的人——他設計了一種新的麻疹疫苗——他不只是疫苗產品的名義產品創造者，也是在伯頓舉行聽證會的五個月之前，倫敦學院大學交出專利時，接收公司的擁有者。

我開始好奇，威克菲爾德的發言是不是某種程度的心理投射？倘若如

此,也不是唯一一次。回到倫敦之後,威克菲爾德與他的助手史考特‧蒙哥馬利,以及二號女士,也完成了相似的行為。他們接到英國醫學研究委員會的邀請,參與一場討論自閉症的工作坊。但是,就在工作坊舉行的前幾天,他們三人同時退出,主張他們得知有些參與者接受藥商的資助,在一場法律訴訟案中擔任藥商的顧問。

這場法律訴訟案就是巴爾的訴訟案。但是,威克菲爾德批評的參與者,實際上是站在藥廠的對立面。如果威克菲爾德真的參與該次工作坊,他就會陷入相同的利益衝突。然而,他依然寫信給工作坊的主辦單位:

我們雖然相信相關參與者必定已經坦承自己確實有明確的利益衝突問題,但是,這個議題非常緊張,而且受到公共大眾的嚴格檢視,此種利益衝突問題的聲明,我們只能理解為掩飾作用。由於此種衝突無法處理,必須將相關人物排除,避免他們扮演雙重角色。

扮演雙重角色?威克菲爾德的觀點就像令人好奇的自我反思。即使在威克菲爾德發表十二位孩童的研究論文,以及在皇家慈善醫院中庭的表演導致公共衛生危機之前,他和巴爾的交易——為了法律訴訟案創造專屬的證據——其程度早已超越擔任法庭其中一方的專家證人。

我必須替伯頓說公道話,他不可能知道真相。除此之外,伯頓早以下定決心。如果聽證會的主題只是民主黨的財務問題,他不可能召集更多共和黨的同伴。因此,他將威克菲爾德的信件內容張貼於眾議院的網站,主張該封信件的作者是一位醫學界的重要人物。

「我相信其他科學家如果提出與主流不同的意見,也會承受與你相似的嚴格批評。」威克菲爾德完成證詞之後,伯頓表示:「你可以放心,真相終將水落石出。路易斯‧巴德(Louis Pasteur)在十七年的刻苦之後明白了這個道理,而他也受封為騎士。所以,真相終將水落石出,批評你的人,詆毀你所作所為的人,他們也將自食惡果。」

　　雪佛是一位熱心的橋樑建造者。但是，回到倫敦，面對巴爾的法律訴訟案，橋的另一頭已經烽火連天。

第十七章

解盲

英國的研究室找不到病毒

　　如果事件發生在幾年之前，可能會有影片紀錄。某個人或許會拿出自己的蘋果手機或安卓手機，捕捉最後的音樂結束時，現場參與者的各種行為——反應、表情等等。影片場景的名字是「解盲」，面對真相的時刻，關於理查·巴爾的法律訴訟案，一切都會揭曉。

　　至少，我們將會看到足夠的真相。

　　一年以前，英國廣播公司電視臺曾經拍攝一部前導影片。影片的內容是一位十六歲的男孩接受內視鏡檢視，而威克菲爾德將男孩的檢驗結果呈交給美國眾議院丹·伯頓，作為疫苗造成人體傷害的案例。但是，穿著綠色檢驗長袍的內視鏡檢驗醫師賽門·莫奇在皇家慈善醫院的內視鏡檢驗室凝視監控螢幕，表示他沒有看見任何病毒跡象。

　　英國廣播公司電視臺的影片播放於調查節目《廣角鏡》，報導人是威克菲爾德「內臟」公司董事的嫂嫂，其中四秒鐘的片段捕捉到眾人的情緒反應。威克菲爾德從內視鏡檢驗醫師肩膀後方觀看螢幕，他舉手投足的方式，讓我認為他必定感受到解盲檢驗的痛苦。他的右手舉起，遮住自己的

雙眼，彷彿他正在承受嚴重的偏頭痛或者長途飛行造成的時差。他的手掌滑落至下巴，然後是脖子。他頭轉向左方，右手的手肘抬起，手指撫摸著襯衫的領子。

二○○三年的春天，他們用兩天的時間進行解盲檢驗，分別是四月二十七日和四月二十八日。地點位於英格蘭中部長青地區，華威大學（University of Warwick）校園邊緣的創新中心。創新中心是一棟矮建築，外型奇特，研討會室採用玻璃帷幕牆設計。主辦單位是「微病理學公司」（Micropathology），一間承包診斷和研究計畫的生技公司。在兩天的活動中，他們與其他二十間左右的相似小型公司，共同使用同一張招待桌、咖啡廳，以及浴室。

現場的目擊者表示，理查·巴爾也在現場，還有他的妻子，也就是法律訴訟團隊的科學專家克絲汀·林伯，以及一群受到巴爾聘僱的專家和助手。他們的目標是解開最後的實驗室檢驗結果，證明麻疹病毒和類鴉片肽的存在。

威克菲爾德的病毒造成自閉症理論以及吸毒齧齒動物自閉症模型，也將第一次接受控制組與盲測檢驗。因此，採撿樣本的孩童健康狀態——無論是自閉症孩童或神經正常的控制組——都不會事先讓研究者知道。

法庭檢驗醫學從未聽過這種計畫，而威克菲爾德等人的研究計畫即將迎向高潮。在農學學士林伯麾下工作的律師團隊聘請了一位護理師，護理師在英國各地旅行，蒐集委託人孩童與其他人的血液和尿液樣本，將樣本送到微病理學公司。隨後，研究公司將樣本分送至各個實驗室，包括都柏林昆恩女性醫院的病理學家約翰·歐利。

「我們的護理師莎拉·鐸德（Sarah Dodd）在最快的可能時間之內，盡可能蒐集樣本。」巴爾從辦公室發出一封「極機密」的業務信件告知委託人，裝著樣本的瓶子和箱子都放在辦公室。「迄今為止，她已經從大約

一百名孩童身上取得血液和尿液樣本,其中包括『控制組』的孩童(性別和年紀相符合,但並未受到麻疹腮腺炎德國麻疹疫苗影響的孩童)。」

毫無疑問的,巴爾團隊必須和時間賽跑。自從理查・蘭卡斯特的案子以來,已經過了十年,那位來自諾福克的學齡孩童接種麻疹腮腺炎德國麻疹疫苗之後出現腦膜炎,而巴爾曾經替他的母親完成購屋的法律文件作業。

法院的期限悄悄逼近。他們必須準備自閉症的證據,與藥廠聘請的辯護律師交換,時間不得晚於七月四日。

解盲活動

理查・巴爾曾經只是一名小鎮的初級律師,他現在是大人物了。護理師鐸德開始旅行各地蒐集樣本時,巴爾在一間大型律師事務所任職,擁有數十名支援團隊成員。巴爾現在要和來自美國的專家學者進行長達一個星期的會議,在汗牛充棟的御用大律師室舉行研討會,與國外的調查團隊一起跟上科學的最新發展,在時髦的飯店之中過夜。

「諷刺的是,他們永遠都會說『相較於藥廠,我們幾乎沒有金錢資源。』」一位獸醫疫苗專家在解盲檢驗中告訴我,他的名字是約翰・瑪奇(John March)。「我有一種感受,從巴爾等人的開銷判斷,藥廠必定過著百萬富翁的奢華生活。」

某些藥廠確實如此。庭審之前的聽證會,就像一群在中學教地理的老師對抗來自羅馬的軍隊。巴爾的團隊人數大約八人——他們坐在法官的右手邊——法官的左手邊則是辯方的三十人團隊。在法律訴訟案的過程中,雙方的差異一直都是如此,大藥廠展現他們的強大力量。阿凡提斯・帕斯特(Aventis Pasteur)藥廠的總部位於法國里昂(後來改組為賽諾菲・帕斯特)。默克製藥公司來自美國紐澤西。英國的製藥公司則是當時的史密

斯克林‧畢查姆（後來改組為葛蘭素史克）。

　　直到目前為止，巴爾和林伯提出威克菲爾德構思的假設，而他的假設建立於另外一個假設之上，但愈來愈精緻。威克菲爾德的假設起源於他在多倫多的靈感啟蒙時刻——思考克隆氏症的起源——閱讀百科全書之後，納入麻疹病毒作為思考基礎。隨後，在《新聞之夜》的節目之後，他接到二號女士的電話，又採納了生物心理學領域提出的鴉片呔推論。

　　由於其他情況的可能性極低（例如麻疹病毒可能直接傷害人類的神經結構），他們井然有序地老調重彈，整理自己的論述：接種麻疹腮腺炎德國麻疹疫苗→麻疹病毒持續存在於腸道→腸道壁破損→血液發生鴉片過量，進入大腦→導致退化性自閉症。

　　完成了，一切就是如此簡單。

　　「我相信有一天，所有真相都會水落石出。」牛瘟病毒專家瑪奇說，牛瘟病毒是麻疹病毒在牛身上的前身。「基本上，你眼前看到的，就是兩群法律團隊執行經費高達五、六百萬英鎊的研究計畫。此種情況前所未有。如果你到英國醫學研究委員會表示，你希望申請今年的研究經費，但研究計畫的主持人是一位律師和法庭助理，他們一定不會相信你。但是，現在的情況就是如此。」

　　巴爾夫婦時時刻刻都在工作。但是，無論麻疹腮腺炎德國麻疹疫苗是否真的造成自閉症，他們的法律訴訟案從一開始就是一片混亂。

　　「我已經不知道應該如何強調，在這種情況下提起法律訴訟案，簡直就是一場災難。」一位御用大律師傑瑞米‧斯圖亞特—史密斯（Jeremy Stuart-Smith）如此寫道。他的父親是莫瑞爵士，提出百日咳、破傷風，以及白喉疫苗查核清單的斯圖亞特—史密斯法官。小斯圖亞特—史密斯受雇與奧格塔斯‧烏爾斯坦共事，並且在二十二頁的私人文件中提出上述建議，當時是法院發出第一次傳票的兩個月之後。

　　儘管斯圖亞特—史密斯提出了警告，但情況沒有改善，相關的費用和支出宛如竹節迅速成長。由於眼前的挑戰如此艱難，二〇〇〇年七月，巴爾的團隊甚至提議（但被法官駁斥為「愚蠢」）將自閉症議題「放在一邊」，審判過程專注處理麻疹腮腺炎德國麻疹疫苗造成「自閉型小腸結腸炎」。

　　然而，對於我個人而言，更為驚人的是，根據巴爾等人在法院上呈交的文件顯示，他們提出的新型腸道疾病通常「沒有臨床症狀」，也就是說，罹患此種疾病的人根本無法察覺。「病毒感染可能不會造成臨床症狀的事實，」巴爾團隊提供的聲明堅稱：「無法證明該病徵不存在。」

　　即便是在華威大學最後決戰的六個月之前，御用大律師依然不相信威克菲爾德等人的說法。小斯圖亞特—史密斯提出的另外一個協調意見指出，如果沒有更好的證據，巴爾團隊的主張必定「失敗」。巴爾聘請的三位御用大律師（第三位是希米恩·馬斯克里〔Simeon Maskrey〕）在呈交給法律援助委員會的報告中，談到自閉症類群障礙的訴訟案優劣時如此說道：

　　權衡可能性（balance of probability）之後，我們依然無法認為疫苗造成自閉症類群障礙。

　　權衡可能性。因為威克菲爾德等人無法提出接近科學的證據。然而，在法律訴訟案之外，對於注射疫苗的恐懼和罪惡感，已經造成英美兩地的家庭紛擾不安——疾病也瀕臨爆發。即使倫敦市長肯·李文斯頓（Ken Livingstone）都在呼籲家長避免讓孩子接種麻疹腮腺炎德國麻疹疫苗。「我不會讓小孩承受此種風險。」李文斯頓在電臺專訪上表示：「為什麼要讓小孩一次接種這麼多的疫苗？」

　　但是，藏在巴爾多方委託法律訴訟案的帷幕之後——巴爾團隊主張，藥廠最多必須賠償一千六百名孩童的損失——巴爾聘請的御用大律師依然無法理解其中的邏輯。威克菲爾德雖然想要滿足斯圖亞特—史密斯法官當年提出的查核清單，也不能解釋為什麼三合一疫苗，也就是他們控告的疫

苗，安全性低過於單一疫苗。在法律訴訟之中，威克菲爾德依然保持他的大觀念，在他人生的任何時刻，這個大觀念都明亮閃耀著。

正如審判過程時，其中一位法官所說：

巴爾律師團隊提出的所有病理機制，起點都必須證明麻疹病毒存在於孩童的身體，並且導致退化型自閉症。

威克菲爾德本人無法解開這個謎題。他不是病毒學家、免疫學家、流行病學家，他不是任何一種學家，他的能力無法讓法官採納他的意見。此外，威克菲爾德接受英國國家科學博物館的成文採訪（為了一場與解盲活動時間相近的倫敦展覽）時，也承認自己不知道其中的原因。

科學博物館：安德魯・威克菲爾德主張，為了安全，孩子應該一年接受一種疫苗，許多提供單一疫苗的醫師都堅守威克菲爾德的觀點。請問，威克菲爾德本人基於何種理由，提出這種觀點？

威克菲爾德：純粹的經驗——我們也不清楚，應該讓研究公共衛生的人找到答案。

回到華威大學，護理師鐸德蒐集的血液和尿液樣本即將公開編碼。「全部的樣本都是事先經過盲測處理。」瑪奇回憶道，他是一位非常俐落的分子生物學家和病毒學家，也曾經擔任哈佛大學醫學院的訪問學人。「有一個人提供結果，他會說：『這個是自閉症孩童的樣本，那個是控制組孩童的樣本。』」

解盲活動的開場像奧斯卡金像獎，結尾則像賭城的寂靜拂曉。「他們開始將結果寫在白板上。」瑪奇表示：「就連盲人都看得出來，所有完成的檢驗，在自閉症孩童和控制組孩童之間，沒有任何差別——無論是檢驗尿液，或者檢驗麻疹病毒。」

瑪奇是一位非常好的資訊來源，和他談話令人放鬆。他自己就有一個近親罹患自閉症。「我不曾看過有人報導這個重點——我不知道其中的原

因——但是，非常詭異的是，」他告訴我：「相較於罹患自閉症的孩童，更多控制組的孩童檢驗出麻疹病毒。」

　　我可以證實瑪奇提出的異常現象。我的資料來源是從都柏林實驗室取得的檢驗結果清單。舉例而言，二號孩子的血液檢驗結果為陰性，三位控制組的受檢驗對象——姓氏為威克菲爾德，而我認識他們名字的第一個字母——則是被列為受到麻疹病毒感染。

　　瑪奇的工作是證明鴉片過量現象——測量尿液中的縮氨酸。他任職於莫登研究中心（Moredun Research Institute），研究家畜疾病的研究中心，位於蘇格蘭愛丁堡南方。巴爾和林伯聘請瑪奇使用質譜法（mass spectrometry）檢驗——藉由充滿電力的分子刺激檢驗樣本，判斷樣本的構成成分。

　　在結果揭曉之後的休息時間，瑪奇和一位同仁離開會議室，走入一個寬廣、鋪設地毯的走廊，他們原本不知道自己的檢驗結果是自閉症或是控制組，他們在走廊思考相關數據資料的意義。對他們來說，「鴉片過量」已經沒有希望了。麻疹病毒的未來也一樣黯淡。

　　「我回到會議室，他們繼續進行會議，彷彿沒有任何壞事發生。」他回憶道：「於是我說了類似的話：『很抱歉，我不懂，我們提出的案例根本不存在。』他們看著我說：『你是什麼意思？』我說：『好吧，很明顯的，我們提出的案例根本不存在。』」

　　瑪奇表示，他被要求簽署保密條款。解盲的數據資料從未公佈。「那種感覺就像，他們追求的目標已經變成一種宗教。如果你發現自己不喜歡的結果，忽略那個結果，繼續前進。」

英國的研究室找不到病毒

　　瑪奇的說法毫不令人意外。因為他們提起法律訴訟的背後邏輯就是如此。他們的目標不是追求真相，而是贏得訴訟——至少要讓法律援助委員會提供最多的經費。作為一位律師，巴爾的反應可以理解，即使在解盲活動令人大開眼界之後，巴爾依然保持冷靜。他們迅速在諾福克召開一場關於縮氨酸的會議，邀請四位來自美國的學術研究人員搭乘飛機前來加入瑪奇的行列。在這場會議中，鴉片過量理論已經被無聲無息地放棄了，嶄新的「鴉片壓制假設」取而代之。

　　他們捍衛威克菲爾德大觀念的方法則是較為拐彎抹角。麻疹病毒在腸道持續生存是相關論述不可或缺的核心。因此，都柏林實驗室的檢驗結果引發質疑之後，巴爾立刻召集後備團隊。後備團隊的地點在巴斯和倫敦醫院（約翰・沃克—史密斯的老東家已經被合併了），巴爾聘請一群擁有多年聚合酶連鎖反應經驗的團隊，想要重製歐利的檢驗結果。

　　他們使用的儀器和歐利相同，都是 ABI Prism 7700。他們使用的「引子」（primers；人工合成的短核甘酸，藉此尋找並且標記應該擴增的基因序列）與昆恩女性醫院實驗室相同。他們使用的「探針」（probes；另外一種不同的基因列，用於在偵測到病毒時，觸發螢光反應），也是一種完美的檢驗方式。他們為了愛爾蘭病理學家歐利準備就緒，想要找到無可反駁的後備證據資訊。

　　倫敦的後備團隊工作情況良好，只有一個問題：英國的研究室找不到病毒。好吧，他們確實可以發現病毒，但只有陽性控制組有病毒，還有少數都柏林實驗室曾經處理過的樣本。但是，如果血液樣本直接來自華威大學——不曾橫渡風浪起伏的愛爾蘭海域前往昆恩女性醫院——他們找不到任何病毒。Nada Zilch（毫無收穫）。

　　「由於我們實驗室檢驗核糖核酸並未得到陽性結果。」實驗室的主任芬巴爾・科特（Finbarr Cotter）也是血液學教授，以巴爾委託人的名義提

交了一份報告指出：「因此，我們的結論認為，在實驗室能夠檢驗的層級之中，樣本沒有任何可以偵測的麻疹病毒。」

法律援助委員會停止支付經費

巴爾團隊現在已經和辯方律師交換了相關報告（巴爾團隊一共有二十八人；藥廠則有三十二人）。雙方都看見對方的底牌。藥廠團隊的專家——大多數都是相關領域的領導者——一致譴責巴爾團隊對於疫苗造成自閉症指控的所有觀點。但是，孩童陣營的首席律師——三位御用大律師——也發現自家團隊的痛腳。

威克菲爾德的報告分為厚重的上下兩冊，一共一百九十八頁。根據我的計算，「一致」或「符合」出現了五十九次，而主張因果關係的段落，則是毫無變化地出現五次。「我個人的意見認為，權衡可能性之後，」威克菲爾德主張，二號孩子，以及八個檢驗案例中的四個孩子，「其疾病都是因為麻疹腮腺炎德國麻疹疫苗引起，至少與疫苗有關係。」

這就是威克菲爾德提出的結論。他也很難有不同的觀點。但是，在報告書的上冊的一‧一段落中，威克菲爾德提出史詩般的分析時，倉促略過了一個非比尋常的自白。

我不會仰賴川島負責編輯的研究報告資料。川島醫師已經告知我，相關數據無法適用於往後的嚴格檢測。

川島就是那位日本小兒科專家，他主張自己發現檢驗組織的基因定序「符合」麻疹疫苗的病毒株，也就是所謂的「關鍵證據」。但是，威克菲爾德的「協同研究人員—分子研究專家」尼克‧查德維克曾經在那個時候提出相關警告。川島在研究報告中主張，自閉症孩童血液細胞的基因定序準確符合來自倫敦的一位病患組織，而該位病患因為麻疹引發致命的急性

硬化性全腦炎。組織樣本從漢普斯特德送出，作為陽性控制組，藉此評估東京醫師的聚合酶連鎖反應檢驗。

　　上述的情況準確解釋了為什麼查德維克無法檢驗出麻疹病毒。查德維克非常確定，日本研究團隊發現的是偽陽性。後來，查德維克也在聲明中明確表示。「我曾經使用的所有急性硬化性全腦炎陽性控制組樣本，都有非常特別的基因序列改變，因此，很容易判斷樣本是否在相關資訊來源遭到污染。」查德維克寫道：「我曾經和威克菲爾德醫師提及此事，但他似乎並未特別留意。」

　　巴爾的三位御用大律師立刻發現川島研究報告的問題，他們正在專心分析控辯雙方提供的報告。在二〇〇三年八月八日星期五，他們決定結束悲慘的巴爾法律訴訟案。「假設法官不會採用任何的未來檢驗結果作為證據。」他們在二百一十八頁的祕密意見書中表示：「我們認為，原告可能無法證明疫苗已經導致，或者可以導致自閉症類群障礙。」

　　這就是結局。他們開始尋找適用的法條。法律援助委員會停止支付經費。雖然巴爾還可以將御用大律師的決策成交給獨立審查單位、高等法院（兩次），以及上訴法院，但是永遠無法推翻決策。二〇〇三年十月一日星期三，法律援助委員會現在已經改名法律服務委員會（Law Service Commission; LSC），該委員會的執行長發出一篇聲明，附上一張小條的印刷品，再度提起委員會多年前的致命錯誤，也就是同意支持威克菲爾德的「臨床和科學研究」。

　　這是第一次有研究計畫受到法律援助的經費支持。從回顧的觀點而言，法律服務委員會不能，也不適合資助研究計畫。法院不應該是證明醫學新真相的場所。

　　二號女士、四號女士，以及其他數百位家長聽到消息之後，非常震驚。鬧事者責備法律服務委員會的決策來自某個陰謀論——讓他們的精神變得

非常萎靡不振。某些家長宣示要奮戰到底，拒絕簽署放棄追溯權利的文件。但是，遊戲已經開始，音樂停止演奏。幾乎大多數的人都不知道原因。

漫長的等待

　　毫無疑問，許多家長只是「放手一搏」——他們藉由媒體得知有一個法律訴訟案之後決定加入——也許屆時能夠獲得補償。正如二十年前法律援助委員會的文件所示，委員會曾有支持集體控告藥廠的歷史。律師團隊編織美好的前景，主張一位罹患自閉症的孩童最多可以拿到三百萬英鎊的補償金。究竟又有誰不會願意加入這場集體訴訟案？

　　但是，即使是威克菲爾德出現之前，並未將自閉症的原因歸咎於麻疹腮腺炎德國麻疹疫苗的家庭，大多數也是必須付出支持，面對真正挑戰以及思考不穩定未來的家庭。巴爾的某些年輕委託人孩子，或許可以依賴家人的包容。但是，在自閉症類群障礙光譜最嚴肅的底端，則是家長必須一天二十四小時，時時刻刻面對的挑戰。如果家長離開人世，又會如何？許多人已經等了五年，甚至更多年，他們夢想自己會得到經濟補償協助，但永遠不會成真了。

　　他們現在不用承受宛如地獄的法庭壓力：擔憂法律帳單的人可能會在暗夜驚醒。但是，他們還要承受了一種特別的極度痛苦。我們掛念的事物將形成我們的心智。許多被迫尋求舒適安慰的人，開始責備別人，在漫長的等待之中，也變得充滿仇恨和猜疑。我發現他們很迷惘，撕破裝滿媒體簡報、業務信件，以及事實清單的牛皮紙袋。

　　剩下的重點就是金錢。很多金錢。「在這次的訴訟過程中，他們永遠都在告訴我們，這裡、那裡，還有其他證據，都有各種『跡象』。」法律援助委員會的資助政策主任柯林・史都特（Colin Stutt）告訴我。他的身

材修長，充滿學究氣息。「我們只需要再多付出一點，就沒有問題。我們已經快要完成證明疫苗和自閉症之間的因果關係——只要你們願意再支付稍微多一點金錢。」

法律援助委員會支付的金錢，大多數都落入律師、醫師、「專家學者」，以及工作人員的口袋。巴爾團隊最後的帳單金額是二千六百二十萬英鎊（在我寫作的當下，大約等同於四千一百萬英鎊或五千一百萬美金）。威克菲爾德獲得的金額是四十三萬五千六百四十三英鎊（等同於現在的六十七萬七千英鎊或者八十四萬六千美元），外加三千九百一十英鎊的費用支出。這個金額大約是威克菲爾德在醫學院年收入的八倍，他曾經要求更多金額，只是遭到拒絕。

巴爾和林伯的生活很優渥。他們回到諾福克，住在一間穀倉風格的茅草屋頂住宅，建立於一五九三年，還有十七英畝的土地。林伯的女兒布萊恩尼取得「非常可觀的進步結果」之後，巴爾成為「順勢療法協會」（the Society of Homeopaths）的董事會成員，而他的妻子成立一間工作坊，名字是順勢療法 CEASE：這個工作坊的目標是處理自閉症，由一位荷蘭人設計，參與者經過三到五天的訓練過程之後，就能夠獲得照顧發展問題的證書。

「我現在稍微能夠明白『米洛的維納斯』（Venus De Milo）那位匿名雕刻家的感受。」巴爾在律師雜誌的專欄中用輕鬆的口吻說道，將自己花費十年的法律訴訟案，比喻為雕鑿與磨光。「多年來，他辛苦雕刻，緩慢地將一塊可能存在的最棒大理石，轉變為無法想像的美麗作品。」

其他律師告訴我們，他們都知道製藥廠商在此次訴訟的支出大約等同於巴爾陣營，包括用於抵稅、支付退休金，可能還有一小部分的醫學研究。因此，為了宛如雕刻維納斯的法律訴訟，總成本大約是五千二百萬英鎊——在我寫作的當下，這個金額大約等同於八千萬英鎊，或者一億美元。

　　這筆錢是否付諸流水？反疫苗運動人士不這麼認為。世界各地的家長已經聽到了他們的訊息。在美國，宛如洪水的各種新主張正在逼近，雪佛的電子報以及丹・伯頓的聽證會將關於疫苗的警訊從英國引進美國時，許多律師也在召集數千戶家庭。

　　麻疹腮腺炎德國麻疹疫苗中的麻疹病毒再度成為被告。都柏林的實驗室再度成為重要角色。民眾再度產生不信任以及怨懟的感受，已經破碎的心，再度遭到毒害。

　　藏在這個現象背後的，依然是那篇關於十二位孩童的論文，以及其中主張孩童接種疫苗的十四天之內就會產生病徵、淋巴增生，以及非特異性潰瘍──還有許多真相應該揭露。

第三部

揭發

　　我想要一探究竟。但是，我究竟要如何調查臨床醫學研究？匿名病患、孩童病患，以及發展問題病患，都是獲得最高安全保護的醫療資訊。想要找到孩童的家長，知道他們的孩子何時第一次出現自閉症徵兆，機率大概等同於贏得樂透，而我不曾購買過樂透彩券。

第十八章

指派

我究竟要如何調查臨床醫學研究

　　正如許多人在紙本印刷黃金年代從事媒體報導計畫的經驗，我對於威克菲爾德十二位孩童論文的調查，起始一次有三道主菜的午餐。

　　招待我的朋友是保羅・努基（Paul Nuki），他曾是一位驍勇善戰的記者，現在已經升職擔任《星期日泰唔士報》「焦點」報導的編輯，正在尋找能夠填補版面的大型報導故事。他是一位事必躬親的人，他的休閒嗜好是衝浪和攀岩，身材精實強韌，舉手投足的風采就像一位優雅的英式撞球選手。他的父親是一位醫師（風濕病學），他有一個女兒和三個兒子。

　　用餐的地點是一間鋪設白色餐巾的餐廳，我們坐在露台座位，就在倫敦地標塔橋附近。在我的右手邊，努基的左手邊，泰唔士河上方擠滿了大型平底船以及觀光遊艇，它們的後方是閃耀的水花和鳴叫的海鷗。此時是二〇〇三年九月十六日星期二，典型的英國夏天，晴朗無雲。

　　努基當時三十九歲，他率先提議要我調查亨氏（Heinz）蕃茄醬。他相信亨氏出品的蕃茄醬，顏色和紋理過於一致，不可能是天然產品。我無

法同意他的想法。我認為他的假設過於草率。無論如何，努基其實不需要我。我已經擁有一個非常重要的「讚美」，可能只有一位英國記者會被稱為「監控藥廠的警察」。除此之外，據我所知，亨氏企業不曾宣稱他們的蕃茄醬有任何醫學價值。

　　我個人最喜歡的藥廠調查報導始於一九八六年：我率先揭發一位生物化學家為了新的避孕藥產品而假造安全研究。他和德國柏林的雪靈 AG 公司（Schering AG）有契約承包關係，我從澳洲吉朗（Geelong）的迪肯大學（Deakin University）開始追查他的行蹤，再從美國伊利諾州一間舉行研討會的飯店，前往西班牙馬貝拉的租賃別墅，他打開別墅大門看見我之後，貨真價實地昏倒了。

　　我還記得他的妻子，一位家庭醫師，想要將我趕走。「但你能證明什麼？」她譏諷道：「你究竟可以證明什麼？」

　　我們出版調查報導之後，她的丈夫因為飲酒過量而死。

　　那是一篇傑出的報導，刊登於頭版。後來，我的報導調查因為一位已經死去的男人而變得更為優秀。那個男人是亨利‧惠康，出生於美國威斯康辛州的銷售人員，他死前的遺囑簽署於一九三二年一月，將遺產分為一間製藥公司以及一個獎助金慈善單位，但慈善單位內部的形式風格則是有錢好辦事。開始調查之後，我發現亨利‧惠康「藏在衣櫥中的骷髏」，他的祕密，就是在一場造成大規模傷亡的海嘯期間，推出暢銷的抗生素。我們出版篇幅長達五頁的報導之後，亨利‧惠康的帝國瓦解了，反而造就更為富裕、改頭換面的惠康信託基金會：一座巨大的生物醫學研究資助單位，在國際上擁有良好的聲譽。

　　惠康當年推出的藥物商品名稱是賽普醇（Septrin），又稱賽普崔（Septra）——藥品內容等同於瑞士製藥巨獸羅氏公司推出的貝克醇（Bactrim）——來自兩家製藥公司的藥品完全相同，就像兩間公司的資本

額度非常相近。但是，當我致電給參與藥品配方的研究人員時，他立刻掛上電話。因此，我知道其中必有問題。我們出版報導之後，我收到數百封信件和電子郵件，我看見英國政府限制國內使用相關藥品，也聽到一位母親回憶描述十八歲女兒去世時，生命維持儀器的聲響。

努基喜歡這種報導。這是《星期日泰唔士報》的專長，連結公共和個人的利益。多年以前，當時的報社總編是傳奇人物哈洛德‧伊凡斯（Harold Evans），在他的率領之下，報社發起一場運動而找到品牌定位，對抗一種惡名昭彰的孕婦晨吐藥物沙利竇邁（thalidomide）。這種藥物必須替數千起駭人聽聞的嬰兒出生缺陷負責，為了追求正義，伊凡斯刊登一頁又一頁的相關報導。

我想，我只是追尋傳統：在雜誌上刊登八頁的報導，探討威而剛的陰暗面，再用五頁篇幅揭露「醫療詐欺的盛行」，並且以一位腎臟權威醫師假造病患簽名作為起點。但是，這種報導的成本非常、非常高昂——沒有辦法在幾個小時之內完成報導，可能要用幾個月，甚至幾年的時間——然而，和我共進午餐的朋友，希望在幾個星期就收到報告。

服務生送上甜點之後，我們開始隨意討論各種想法。我原本提議調查一位政府軍事武器專家之死。最後，我們終於提到了「麻疹腮腺炎德國麻疹疫苗」。在英國，家長對於疫苗的信心已經降至谷底。只有百分之七十九‧九的孩子接種疫苗。在倫敦的部分地區，疫苗接種比例甚至只有百分之五十八‧八。麻疹的爆發，死亡案例的出現，似乎勢在必行。因此，任何嶄新的報導角度都有發揮空間。

我說：「好吧，我答應你，保羅。」我其實不期待這個工作。坦白說，我覺得精疲力竭。我第一次調查相關議題是百日咳、破傷風，以及白喉三合一疫苗，我的靈感起源是一位來自愛爾蘭的母親。我用了將近一年的時間完成這個調查。後來，我開始調查毫無希望的愛滋疫苗，在《星期日泰

唔士雜誌》刊登了八頁的報導，還有後續漫長的追蹤調查。我發現，美國疾病管制和預防心中的其中一位員工替 VaxGen 公司指點明路以及協調經費申請，並且私下收取 VaxGen 支付的金錢。

　　我覺得自己做了夠多。這種類型的工作耗盡生命的力量，必須理解所有相關的學說。疫苗是一個巨大的議題，涉及各種領域學門，不只聆聽專家的瑣碎演講——他說了什麼，她又說了什麼——可能迅速學習俄羅斯語。調查醫學新聞時，會有一種誘惑，就像閱讀莎士比亞時，你相望從脈絡之中理解艱澀困難的字語。但是，我調查百日咳、破傷風，以及白喉三合一疫苗時，和自己立了一個約定，我不會省略「控訴」或者「蒼白女神赫卡忒的獻祭」。我下定決心理解各種艱澀名詞的意義。

　　【譯註：控訴（delation）是莎士比亞悲劇作品《奧賽羅》的重要概念，而「蒼白女神赫卡忒的獻祭」則是莎士比亞另外一部悲劇作品《馬克白》當中的概念。】

　　醫學甚至不是我的專業領域。我第一次接受報社指派的調查報導是一個社會議題。我的個性容易注意貧窮、無家可歸、監獄，以及殘疾，也就是關注其他人無法平等追求應有的權力。但是，我的社會議題報導只會刊登在第三頁和第九頁，所有關於醫師的報導都會刊登於頭版。因此，我和努基共進午餐之後，並未興高采烈開始探討麻疹腮腺炎德國麻疹疫苗爭議，只寄了幾封電子郵件，毫無進度。後來的幾個星期，我都將時間用於寫小說。

在二號女士的家中客廳

　　十三年來，我不曾完成這部小說，彷彿生命還有其他的安排。因為，在十一月下旬的一個星期日下午，我在倫敦街頭散步，從白金漢宮走到特

拉法加廣場時，偶然看見一間小小的藝術中心，就在那一天，藝術中心正在排演一個電視節目。電視節目的內容被描述為「紀實劇」，名稱是《傾聽寧靜》（Hear the Silence），威克菲爾德和一位母親——都由該劇的演員扮演——共同對抗捲著鬍子的典型邪惡醫療機構。

螢幕上的母親是虛構人物。但是，我後來才知道，這個母親就是根據二號女士改編。故事結束之後，她起身發表演說，一位外型非常俐落的女子，舉手投足非常優雅，帶著蘭開郡（Lancashire）的腔調，要求民眾用有自信、有控制力的方式保持秩序。

根據故事的內容，她是第一位聯絡威克菲爾德的人，用充滿戲劇效果的方式衝向醫院。我在隔天打電話聯絡二號女士本人。四天之後，我前往她家，位於劍橋郡某個難以記得的城鎮邊緣地區（為了保護她兒子的隱私，我不會揭露具體地點），一間小型的黃色磚頭房屋，距離倫敦北部八十五英里。

二號女士和先生，以及兩名神經典型的孩子住在一起，孩子分別是二十二歲和二十四歲。二號孩子當時十五歲，待在遠方的特殊教育學校。採用安全圍籬的庭院有著標示特殊需求的標語、一張蹦床以及不會壞掉的玩具。

在電話上，我告訴二號女士，我的名字是布萊恩・勞倫斯（Brian Lawrence），來自《星期日泰唔士報》，希望藉此消除我們之間的拘謹。我已經獲得努基以及《泰唔士報》的一位律師同意許可。在新聞調查工作中，易名採訪很常見。現在人人都可以使用谷歌搜尋引擎，我最不希望發生的事情，就是她發現我對於百日咳、破傷風，以及白喉疫苗的報導，在回答問題時變得小心謹慎。「『布萊恩・勞倫斯』其實就是布萊恩・迪爾。」後來，《華盛頓郵報》倫敦分部的行政長官葛倫・法蘭科（Gleen Frankel）寫道：「一位曾經贏得普立茲獎的調查記者。」

到了這個時刻,我已經讀過那篇關於十二位孩童的研究論文,也特別留意其中的時間關聯。其中八名孩童的家長,根據論文的說法,將症狀歸咎於接種麻疹腮腺炎德國麻疹疫苗,而孩童第一次發生病徵的時間,據說不超過接種疫苗的十四天之內。我很清楚,這種時間關聯的方法,等同於約翰‧威爾森在一九七〇年代選擇百日咳、破傷風,以及白喉三合一疫苗受害者的時間條件。

在我整理的檔案中,上述的時間條件也符合一份政府文件,文件日期為一九八一年五月。為了整理接種百日咳、破傷風,以及白喉三合一疫苗之後,因為百日咳疫苗成分引發的腦部疾病,文件中討論「因果關係」的章節,依照大奧蒙德街神經醫師約翰‧威爾森論文的方式區分時間發展經過。如果「痙攣和行為異常現象」發生的時間是接種疫苗的「十四天之後」,政府認為疫苗和行為異常現象之間的關聯「不太可能成立」。但是,如果問題是出現在接種疫苗的二個星期之內,疫苗和異常現象的關聯就會被視為「可能成立」。

坐在二號女士的家中客廳,我帶著迷你型錄音機,正如我面對愛爾蘭的瑪格麗特‧貝斯特女士,我提出問題,想要知道二號女士兒子接種疫苗的時間。雖然二號孩子在一九八九年十一月接種疫苗——時間早於麻疹腮腺炎德國麻疹疫苗在英國引發的任何爭議之前——他的母親依然表示,她非常擔心疫苗可能造成的副作用,也向護理師和醫師表達自己的擔憂。

「我還記得自己走到診療室外和醫師討論。」二號女士表示:「因為我談到疫苗,談到我非常擔心疫苗。」

她是一位聰明的女士。她藉由回憶父親,解釋自己為什麼會有此種先見:她的父親是一位在普雷斯頓執業的家庭醫師。當時,二號女士在父親診所的其中一個「工作」,我一邊啜飲溫暖的茶,一邊聽她回憶,就是「整理藥房」,她發現許多箱並未拆封使用的沙利竇邁。

「我還記得自己當時說：『這些藥品完全沒有使用。』」她告訴我：「我們的診所完全沒有庫存管理的概念。爸爸，你為什麼不用這些藥品？」

她說，父親當時的回應，讓她在往後的人生開始注意麻疹腮腺炎德國麻疹疫苗。「他請我坐好，然後說：『那些藥品是沙利竇邁。』他又說：『我不會使用這些藥品。』我問他：『為什麼？』他說：『好吧，因為沙利竇邁沒有經過妥善的檢驗。』」

錄音機的卡帶緩慢轉動，我詢問二號女士，兒子接種疫苗的那天之後發生了什麼事。「我猜想，妳後來離開診療室到外面購物？」我推測：「究竟發生了什麼事？」

「不，實際上，我去上班了。」她回答：「我在工作。所以我沒有去購物，我回家，保母負責照顧孩子。嗯……」

我在這段對話的紀錄文字上，特別標記：「停頓，聽起來很困惑。」然後二號女士開始匆忙提到她在旅行社的職務，其實她稍早曾經順帶談過自己的工作。「抱歉，我只是……我們之前就討論過我的工作了。我今天早上有點疲倦。」

無論她是否真的疲倦，她繼續說話，沒有被我打斷。

我當時還在資訊部門工作，因為，請讓我稍微移動位置，我真的要移動位置，他才那個年紀而已，我只是——年紀不是那麼重要對嗎？——但我那個時候還在資訊部門工作。我要下班的時候，正在處理設施管理，那是資訊部門的工作，我下班了，因為我其實，到底發生什麼……

她繼續說了三百七十個意義不明的混亂單字，全都是關於一間位於倫敦的旅遊公司。內容非常令人混亂，我難以整理頭緒，我想要準確找到她的孩子出現第一次行為問題徵兆的時間點。她也證實她的孩子，確實就是威克菲爾德論文十二位孩童的其中一位。

她說：「事發的經過是這樣。他開始在夜裡不睡覺，整個晚上都在尖叫，

又開始撞擊頭部，他以前不曾撞擊自己的頭部。」

「妳認為，這個情況從何時開始？」

「大概是接種疫苗的一、兩個月之後，或者幾個月之後，但是，我依然，我依然非常擔心，我還記得自己回去……」

「不好意思。」我打斷她：「我不想讓自己顯得計較文字，但究竟是幾個月之後，還是一、兩個月之後？」

「感覺更像幾個月之後，因為他的情況，你也明白，愈來愈惡劣。他的狀況不對，在病徵出現之前，他的狀況就不太好。」

「所以，他發生病徵的時間超過接種疫苗的兩個月之後，究竟是幾個月之內發作？具體的時間是多久？」

「根據我的記憶，大約是六個月。」

她偶爾會起身打電話。其中一通電話聯絡理查・巴爾，另外一通電話聯絡 JABS 團體的潔姬・弗萊契。我回到倫敦之後，用了一、兩天時間，想要徹底理解採訪二號女士的紀錄。

二號女士的父親，在她十一歲的時候過世。因此，我認為她在藥房整理沙利竇邁的記憶可能不準確。我認為，那個事件在多年以前發生，可能只是回憶錯誤。或者，她也有可能是在《星期日泰唔士報》的記者面前刻意演戲。否則，二號女士已故的父親詹姆斯・朗恩（James Lunn；曾經擔任普雷斯頓醫學倫理委員會的主任秘書）必須因為讓小孩接觸藥物，遭到英國醫學總會的譴責。

二號女士有一種值得留意的先見之明，質疑麻疹腮腺炎德國麻疹疫苗的安全性，也仔細考慮保母照顧小孩的時間。但是，即使她宣稱不知道二號孩子是《刺胳針》論文中的哪一位，我依然發現她所說的「大約六個月」和威克菲爾德提出「十四天」有明顯的差異。

我究竟要如何調查臨床醫學研究

當然，在七年之前，我還不知道在漢普斯特德皇家慈善醫院的紀錄中，二號女士兩次告知醫師，她的兒子在接種疫苗的兩個星期之後開始出現撞擊頭部的行為。因此，採訪二號女士的幾天之後，我與約翰・沃克—史密斯見面，向他表達我的疑慮。

「在《刺胳針》的論文中，沒有任何一位個案的情況，符合二號女士告知我的情況。」我告訴沃克—史密斯：「沒有一位個案符合。」

澳洲醫師似乎毫不意外。「好吧，這種情況可能是真的。」他回答的模樣彷彿陳述事實。他不只是十二位孩童論文的最後一位掛名作者，他也看過這位男孩非常多次。他表示，他不認為家長應該討論病情。他強調病情和研究是「機密事項」。

「因此，只有兩種可能，她告訴我的資訊不準確。」我堅持：「或者論文的內容不準確。」

「我無法提供任何評論。」他說。

對我來說，這樣就夠了。他們必定有問題。如果論文的資深共同作家也無法提供更好的答案，我懷疑二號女士和威克菲爾德的說法差異確實是真的。如果二號孩子的個案資訊有問題，在那篇五頁、四千字的論文中，還會出現何種錯誤？

我想要一探究竟。但是，我究竟要如何調查臨床醫學研究？匿名病患、孩童病患，以及發展問題病患，都是獲得最高安全保護的醫療資訊。想要找到孩童的家長，知道他們的孩子何時第一次出現自閉症徵兆，機率大概等同於贏得樂透，而我不曾購買過樂透彩券。

但是，向努基回報調查進度之前，我對於威克菲爾德事件的注意力變得更為銳利。因為我們收到來自二號女士的投訴，但投訴的內容太過分，

即使二號女士並未明白表示，但她真正的目標，就是要讓勞倫斯先生不得刊登相關報導。

「我依然非常驚訝，根據我的個人意見，我認為這位記者的資訊不正確，或者才智能力不足，居然能夠代表名聲良好的《星期日泰唔士報》。」她在長達三頁的電子郵件中寫道，信件標題是〈我對於星期日泰唔士報的記者有非常嚴重的擔憂〉，收件人則是報社的編輯約翰・威瑟羅（John Witherow）。「他從午餐開始詢問我的小兒子接種麻疹腮腺炎德國麻疹疫苗之後究竟發生什麼事情，又探聽我在何處工作，診療室的環境，以及當天的時間等等。」

為了避免上述的控訴不夠嚴重，她還提出更多不滿。我只願意承認關於我的膀胱一事。

聲音聽起來很驚訝和驚嚇……幾乎不停止質問……反覆展現傲慢……似乎完全不在狀況內……持續流露一種危險的固執和明確的無知……提出極為嚴重的羞辱……完全浪費我的時間……採訪的方法更接近追求腥煽色的八卦報紙……外表看起來就像假冒或粗俗的記者……一再使用同一捲錄音帶錄音……多次使用洗手間，宣稱喝茶會影響他的膀胱，但稍早曾經表明自己確實經常喝茶。

隔天，努基接到威克菲爾德的公共關係處理人員來電，對方的名字是阿貝爾・哈登（Abel Hadden）。後來，一位律師克里夫・米勒（Clifford Miller）向我發出警告，用非常滑稽的方式想要阻止我（未來的某一天，此人還會再度出現，代表委託人威克菲爾德）。米勒送來的兩頁文件密密麻麻，內容充滿可笑的法律用語，他主張二號女士同意我進入屋子錄音採訪的「進入許可」（gratuitous license）從一開始就是「無效的」（void ab initio），要求我必須在二十八天之內「呈交」錄音檔案，並且告訴我使用二號女士「所說的言論」將會侵犯米勒委託人的「文字著作權」。

　　你可以說我有疑心病。但是，經過這封律師信之後，我認為二號女士隱藏了真相。

第十九章

進入昆恩

缺少的樣本

　　理查·巴爾的法律訴訟案崩塌殆盡之後，我以為自己只能孤獨地調查殘骸。其他曾經花時間調查威克菲爾德的記者，如果不是為了威克菲爾德喉舌，就是親自站上火線，與其他「專家」相互辯論。顯然的，似乎沒有人想要尋找真正的故事，也就是追尋老派風格的新聞報導。

　　然而，就在拜訪二號女士的五個星期之後，出現了一個我毫不知情的調查。在都柏林南部的昆恩女性醫院，一位律師和兩位科學家，他們受雇於製藥公司，抵達醫院櫃臺。他們即將和約翰·歐利以及他的神奇麻疹病毒搜尋儀器一決雌雄。

　　當地人將昆恩女性醫院稱呼為「昆恩」，醫院的地點在城鎮的狂野地帶。醫院的東邊是霍利斯街（Holles Street），附近則是位於利菲河（Liffey）北方的圓形大樓醫院（The Rotunda），昆恩是愛爾蘭首都前三間成立的女性醫療單位。但是，分子生物學不是昆恩的強項。昆恩周圍的環境是許多間薄壁的單棟小屋，以及非常適合幫派的公共住宅區域，一般人不會想在夜間行走於這個區域，更不希望在此解決科學謎題。

　　「相信我，昆恩不是都柏林的大奧蒙德街。」一位朋友告訴我，他的弟弟在昆恩出生，而且非常熟悉那個社區。「他們最近開始整理附近地區，看起來不如以前惡劣，但依然是可怕的地方。」

　　然而，這個地方就是二十一世紀疫苗恐懼重新誕生之處。歐利珍惜的儀器（「一千倍的敏銳程度」）僅次於威克菲爾德發表於《刺胳針》的十二位孩童論文，都是巴爾孕育「米洛的維納斯」的核心，正如醫院病房迎接新生兒派翠克或瑪莉時，必須仰賴助產士或產科醫師的協助。

　　律師和科學家參訪團的領導者是吉莉安‧安德朗克‧達達（Gillian Aderonke Dada）。她是一位律師和醫學博士。她的年紀是四十歲，被外界譽為「充滿自信」而且「啟發人心」，任職於一間重量級的事務律師事務所——這間事務所也曾經受雇參與百日咳、破傷風，以及白喉三合一疫苗的法律審判——那一天，達達等人代表三間疫苗製造廠商：史密斯克林‧畢查姆、阿凡提斯‧帕斯特，以及默克。

　　集體訴訟已經死了。但是，一連串毫無希望的上訴，在技術上讓正在沁出水滴的屍體保持呼吸。因此，製藥公司必須利用這個機會，他們的目標是美國。受到丹‧伯頓的聽證會、雷尼‧雪佛重新出版英國的媒體報導，以及威克菲爾德參加 CBS 廣播電視網《六十分鐘》的刺激，美國境內有數千名家長被招募，準備加入一場規模更大的法律訴訟。

　　這個故事從此開始變得更為複雜，由於我已經接受報社的指派，有義務追查威克菲爾德、巴爾、克絲汀‧林伯，以及二號女士，找到宛如分子般細緻的證據。正如我後來明白的，這次的調查將是最大的挑戰，我必須學習永遠不會停止的專業知識，因為真正的人物和真正的事實，藏在專業知識之後。

　　因此，我在倫敦緩慢努力調查時，兩位醫學調查人員和達達一起待在昆恩女性醫院的等候區域。其中一位是馬爾康‧薔佛（Malcolm

Guiver），他是英國政府曼徹斯特公共衛生實驗室的分子診斷主任。第二位則是史帝芬・巴斯丁（Stephen Bustin），倫敦瑪莉皇后醫學院分子科學的高級講師（後來升為教授）。兩位都是聚合酶連鎖反應專家，對於歐利使用的 ABI Prism 7700 儀器，也有多年的操作經驗。

相較於後來推出的基因擴增儀器，當時的 7700 儀器簡直就是一臺巨大的金屬野獸。雖然機身寬度只有九十四公分（二十七英寸），但重量高達一百三十公斤（二百八十六英磅），還有一臺安裝在儀器上的蘋果電腦。儀器採用飛機內裝的配色，機身前方則是斜坡設計，最下層是一連串的排氣條，排氣條的長度幾乎等同於機身。右前方的角落是塑膠製作的上開窗口，打開窗口之後，後方則是一個像是盒子的防熱蓋，儀器就在此處進行極為精緻複雜的連鎖反應檢驗。

儀器製造商編輯的使用手冊讀起來非常輕鬆。我曾經購買過使用說明更為複雜的洗衣機。歐利的操作人員只需要打開窗口和防熱蓋，露出一個擁有九十六個小格子的「盤子」，盤子下方則是加熱器。他們使用封閉的塑膠試管，試管中有放在化學溶劑中的腸道樣本、血液組織，或者腦脊液蛋白，將試管中的物質滴入盤子。在滴入的物質周圍也會放置作為控制組的比較用試管，有些是陰性控制組，舉例而言，試管中只有蒸餾；有些是陽性控制組，試管中則是麻疹病毒。

技術人員設定好電腦的流程之後，儀器開始運作：自動進行分子擴增檢驗。

如果試管中的任何樣本找到歐利想要尋找的結果（麻疹病毒的核糖核酸鍊），儀器就會將核糖核酸鍊轉變為基因鍊：一開始是單鍊基因，與核糖核酸對應，隨後才會轉變為大家都知道的完整雙鏈基因。由於反覆加熱試管將會讓雙鍊基因分解，就像拉開拉鍊，所以儀器會使用一種特殊酵素，稱為 Taq 聚合酶，施展神奇的生命奇蹟。

　　Taq 聚合酶重新建立基因相連的「臺階」，方法就是創造新的腺嘌呤、胸腺嘧啶、胞嘧啶，或鳥嘌呤──以英文的字母分別縮寫為 A、T、C，或者 G──替分離的基因創造結合的基因。隨後，儀器會冷凍試管，重新創造基因相連的階梯，到了這個階段，試管之內才會出現兩倍的基因數量。因此，單鏈核糖核酸先變成一個相對應的基因鍊，再變成兩個，隨後呈現指數倍增，每次的循環都會增加兩倍，直到出現數億個複製。

　　每個試管在每秒鐘都會受到雷射監控，7700 儀器計算循環過程次數，用圖表呈現每次循環出現的目標數量（如果目標確實出現），還可以計算開始進行試驗時，究竟有幾個目標。

　　迅速，而且簡單。實驗室的工作人員認為使用 7700 儀器檢驗就是如此。但是，陷阱藏在粗心之中。雖然威克菲爾德的卡梅爾公司想要向投資者推銷他們使用的 7700 儀器可以檢測克隆氏症以及「自閉型小腸結腸炎」，但儀器的製造商認為，這種使用方法不適當。儀器的操作手冊、技術指導手冊，以及宣傳小冊子都提出明確的警告，採用粗體字而且獨立單行標示：

僅限於研究用途，不能用於疾病診斷。

　　其中一個原因在於，處理如此敏感的分子技術，如果有錯誤的可能性，就必定會發生錯誤。雖然儀器的數位處理生產數據，蘋果電腦即時將數據製作成圖表，但是你「永遠無法踏入相同的河流兩次」：不能回頭尋找原本的數據。一種奇特的生物學研究現象，就藏在這種高科技的工具背後。此種研究讓研究人員和技術操作人員追求藝術般的精緻操作，並且縝密符合規定，讓他們的工作更像演奏小提琴，而不是科學專業技術人員。

　　因此，達達博士和她的兩名檢驗人員前往昆恩女性醫院的目的，就是蒐集實驗室製作的音樂作品。然而，實驗的結果不是無形的音樂，儀器的

所有檢驗都有紀錄，並且採取數位保存，法律訴訟的辯方可以揭露相關結果。歐利已經向法院呈現「實驗報告」，依照實驗盤上一格又一格的樣本，回報許多來自皇家慈善醫院的檢驗結果。蘋果電腦也會記錄更多資料——每個試管的檢驗過程都有四千多個數據點——製藥公司非常、非常想要相關資料。

缺少的樣本

蓋佛當時四十六歲，有著烏黑的頭髮和尖銳的下巴，但蓋佛真正吸引人的優點不是外型。他擁有分子病毒學的博士學位，他任職的實驗室率先採用 7700 儀器。他已經呈交長達九十四頁的報告，主題是昆恩女性醫院實驗室提出的檢驗結果，並且評估他們的相關表現。他認為，昆恩女性醫院實驗室的研究方法「完全不適當」而且「無法相信」，「缺乏判斷力」，「沒有適當的控制組」，甚至批評他們的儀器出現「錯誤的偽造陽性結果」。

大型製藥公司付錢請蓋佛提供專業意見。但是，蓋佛不是唯一一位批評歐利實驗室的人。來自荷蘭的顧問伯圖思·瑞馬（Bertus Rima），北愛爾蘭女王大學的分子生物學教授，研究麻疹病毒的時間長達三十年，也提供了關於歐利實驗室檢驗結果的第二個分析報告。第三個分析報告來自病毒學教授彼得·席蒙德斯（Peter Simmonds），任職於蘇格蘭的愛丁堡大學，在過去十年間，席蒙德斯是英國獲得最多次研究引用的教授。

瑞馬和席蒙德斯的觀點和蓋瑞相同。

沒有意義……非常可疑……缺乏研究效度……執行方法非常令人懷疑

整體而言無法接受……研究結果缺乏效度……無法信任的研究結果……研究結果自我矛盾……論證不足

　　我用了數個星期的時間才能夠理解諸位教授的判斷。但是，其中一個非常單純的問題很容易理解，重點在於儀器最基礎的操作方式。機器可以配合任何長度的操作時間。然而，如果儀器無法迅速從試管中偵測目標——原則上不能超過三十五次循環——你必須接受試管中沒有想要尋找目標，或者重新準備試管，然後重新試驗。因為，三十五次循環之後，試驗步驟將會消耗所有的試劑——過程必須使用的液體——用一個比喻來說，數億個隨意擴增的分子將會發出聲響，蓋過任何重要的聲音。

　　所有的資料來源都同意上述的使用原則。即使 YouTube 上的介紹影片也是如此。但是，為了安全起見，我依然詢問了儀器的製造廠商。該廠商後來被一間跨國企業席摩·費雪（Thermo Fisher）收購，7700 儀器成為生命科學部門的停產產品，該部門的研究發展副總裁維諾德·米查丹尼（Vinod Mirchandani）在舊金山向我說明情況。「我們已經知道，如果儀器進行超過三十五次循環檢驗。」他告訴我：「你就會看見一些微小的指示訊號，但沒有檢驗出任何目標。」

　　他表示，在早期的循環階段可以找到更為正確的結果：蘋果電腦繪製的圖表將呈現厚實的上升直線，在後期階段，檢驗過程變得顛簸時，則會呈現平原狀的線段。米查丹尼以儀器製造商的身分解釋，因為在後期階段，儀器會呈現「許多雜訊」以及「偽陽性結果」。

　　但是，愛爾蘭病理學家歐利以及他的研究團隊在熱情追求麻疹病毒的過程中，用不同的角度看待儀器的運作。從他們在法律訴訟案中呈交的報告顯示，來自漢普斯特德的樣本——包括二號孩子的組織樣本——經常都會進行最多四十五次的檢驗過程，其中一個樣本更是進行高達五十次的加熱冷卻循環。瑞馬甚至表示，巴爾的律師事務所曾經告訴他，他們計畫在華威大學解盲檢驗中測試樣本的次數，則是荒謬的七十次。

　　同時，巴斯丁經歷了一次個人的靈光顯現之後，用另外一種思維方式

批評歐利。巴斯丁的年紀是四十歲，行事風格非常大膽開放，擁有分子基因學博士學位，被譽為是英格蘭的聚合酶連鎖反應專家。他行文探討聚合酶連鎖反應，他教導聚合酶連鎖反應，可能作夢的夢境都是在熱循環之中。巴斯丁接受藥廠的聘僱，開始評估歐利的研究方法，幾天之內，他發現自己不停地思忖……一再思忖。

　　巴斯丁一直都在研究，在法律訴訟中，由 7700 儀器蘋果電腦繪製的檢驗盤結果圖表。在檢驗盤的九十六個格子中，其中五十一個格子顯示為使用中，編號由 A1 排列至 E3。每個格子都放置了複製樣本（一個孩子的樣本或者作為控制組的樣本都會使用兩個作為檢驗），也是此種類型檢驗工作的常見現象。

　　但是，巴斯丁求學期間就知道，五十一是奇數，他認為 E4 似乎失蹤了。

　　無論歐利的方法是對是錯，巴斯丁都想理解其中原因，而五十一個格子的異常現象可能就是一個線索。缺少的樣本可能是「無樣本」控制組──代表試管中只有試劑，Taq 聚合酶和其他物質，但是沒有生物組織樣本，也不會有麻疹病毒。如果那個試管的麻疹病毒檢驗結果是陽性，代表檢驗可能遭到污染，而污染就是聚合酶連鎖反應的災難。巴斯丁推測，如果檢驗盤確實遭到污染，真相就是如此。但根據檢驗報告，那個格子是空的，也許某個人偷偷改寫了檢驗結果。

另外一個異常現象

　　長達六個月以來，達達都在施壓，希望進行此次參訪。但是，隨著巴爾團隊知道達達專家報告的內容之後，面對昆恩女性醫院變得令人憂心忡忡。首先，歐利在澳洲，無法取得聯絡。其次，達達提供的五十九個參訪日期都不方便。他們還要花費二萬英鎊以及最多五個星期才能做好準備提

供參訪。因為 7700 儀器故障了。

　　但是，達達和她的分子調查專家終究抵達了昆恩女性醫院，在工作人員的陪同之下，前往醫院建築的後方。歐利的實驗室明亮而且充滿現代風格——異常現象都已經被藏在牆壁之中。在通往各個次要房間的門上，訪客留意到一對標示記號，讓兩位分子科學家開始與律師竊竊私語。其中一個標語寫著「質體室」（Plasmid Room），第二個是「聚合酶連鎖反應準備室」（PCR Set-Up）；第一個房間通常代表用於準備陽性控制組，第二個房間則是用於進行分子擴增。

　　「這些次要房間都是裝設單向擺動門。」達達在後來遞交給英國倫敦皇家司法院的聲明中解釋：「我並未看見工作人員更換實驗外袍以及鞋子的空間。」

　　讓達達最快樂的地方在於，巴爾竟然是她的最佳證人。巴爾親自搭機前往都柏林，並且買了一臺攝影機，提供給訪客使用。但是，歐利不允許他們拍攝任何照片。除此之外，達達也表示，歐利不願意釋出藥廠（達達的委託人）尚未得知的研究數據。

　　事態很快趨於明朗，法律單位必須介入。製藥公司可以提供相關的經費。幾個星期之後，由於歐利不願意妥協，倫敦的一位法官向都柏林法庭發出要求，強迫愛爾蘭病理學家必須配合辦理。這位男人曾經在美國華盛頓特區吹噓自己的「獨立」研究成就——特別是攸關於術百萬名孩童安全的關鍵研究議題——竟在這個時刻變得異常害羞。

　　那個星期一的參訪非常有成果。雖然訪客大多數的時間都要待在會議室等待，但是，達達、蓋佛、巴爾，以及歐利指派的一位同事，都在場見證了巴斯丁的魔術。他們圍繞在巴斯丁的筆記型電腦旁邊，這位聚合酶連鎖反應的研究大師在螢幕上展現一位並未罹患自閉症孩童的血液檢驗樣本報告，此樣本曾經出現在華威大學的解盲檢驗。

　　當時的報告顯示，血液樣本的檢驗結果為陰性：如果你想證明疫苗造成自閉症，這個結果是好事。但是，巴斯丁也展現檢驗的原始數據，來自歐利曾經揭露的資料。數據顯示，來自同一位孩童——檢驗盤上的同一個格子；同一個試管——檢驗結果為陽性。

　　糟糕。

　　「理查・巴爾本人承認，這是一個重要的科學證據問題。」達達在聲明中諷刺地寫道。

　　因此，聚合酶連鎖反應的大師找到了另外一個異常現象。他們還會在法庭上提出更多異常現象。「巴斯丁開始找到其他不符合的檢驗結果。」幾個星期之後，史密斯克林・畢查姆的委任律師在倫敦告訴一位法官。「相關發現已經引發非常嚴重的擔憂。」

　　蓋佛、巴斯丁、瑞馬，以及席格蒙斯都同意，歐利的檢驗結果有嚴重的錯誤。除了超量的檢驗循環導致偽陽性的問題之外——完全符合儀器製造商警告我注意的現象——他們認為實驗室本身充滿麻疹病毒。「我對於歐利實驗室的整體印象是非常粗心、沒有嚴格遵守實驗規定，而且缺乏基礎理解。」巴斯丁如此說道。

　　他們相信，樣本的污染可能發生在任何一個階段。或許是在漢普斯特德時就已經污染，甚至是威克菲爾德本人將樣本送到都柏林時發生污染，也有可能與質體室有關係，或者是通風良好的單向擺動門。可能是試劑、操作不慎，或者是滴管。瑞馬也提出，在他自己的實驗室中，腮腺炎的核糖核酸病毒（另外一種類黏液類病毒）曾經潛伏在一張椅子上長達九年。

　　然而，另外一個更為令人震驚的消息出現在法庭上：巴爾法庭訴訟案呈交的實驗報告，並未如實提供儀器產生的數據資料。

　　我無法判斷此事的程度。但是，倘若訪客的推測屬實，歐利實驗室的疏失非常嚴重。歐利的實驗觀點是巴爾訴訟案的關鍵，也是英國廣播公司

電視節目《廣角鏡》的主軸，更是病理學家歐利在美國國會聽證會上支持威克菲爾德的基礎。雪佛因為這個證據決定舉行「威克菲爾德活動」，將他的主張帶到美國。他們甚至說服孩子承受發展問題的家長相信，他們已經發現原因，真相就是麻疹腮腺炎德國麻疹疫苗。

歐利的回應依然主張實驗室的所有情況良好，並未在任何層面發生疏失。實驗室的檢驗結果能夠支持二號女士等家長的主張。昆恩女性醫院沒有任何外洩的麻疹病毒。在一份報告中，歐利堅持實驗室「維持適當的環境以及準備流程」。檢驗的結果也已經「明確且毫無爭議地」證明，實驗室並未發生污染現象。

更好的是，歐利還有方法證明自己的主張，正如他在華盛頓特區向美國國會議員提出自己的解釋。歐利所說的「黃金標準」就是基因定序：在聚合酶連鎖反應之後，找到所有基因構成的 A、G、C，以及 T。這個結果不只能夠證明病毒確實存在，還可以排除偽陽性與偵測感染，甚至關鍵定義麻疹病毒錬的指紋，釐清病毒究竟來自於自然世界、疫苗，或者為了實驗用途而培養製造。

瑞馬是一位真正的科學家，他曾經聆聽歐利在華盛頓聽證會的演講內容。因此，達達的團隊確實早已做好準備。病理學家歐利甚至向伯頓率領的委員會指出自己使用的設備是 ABI Prism 310 毛細管定序機（重達九十四公斤或二百一十英磅），可以一個個篩出核甘酸。

這種檢驗科技加上 7700 儀器的組合，不只能夠藉由口水造成的污痕或一撮頭髮找出連續殺人犯的身分。威克菲爾德藉此在一九九六年的夏天，向英國法律援助委員會提出承諾。「特定病毒株」基因定序是威克菲爾德研究的關鍵要素，他已經和巴爾簽訂合約，必須在疫苗造成人體傷害的檢驗中使用相關技術。威克菲爾德和巴爾在七年之前已經有過約定。

但是，歐利不曾成功提出成果。他沒有完成基因定序──我後來在法

律訴訟的相關文件才發現真相。正如威克菲爾德拒絕完成關鍵的研究，巴爾團隊在法庭上用同樣的句子再度提出相同的主張，重點就是病理學家認可的黃金標準。

關於十三歲自閉症孩童的樣本：

巴爾團隊否認基因定序有必要性。

關於第二位男孩樣本，年紀十五歲：

巴爾團隊認為基因定序沒有必要。

當然，關於二號孩子，也就是威克菲爾德前哨案例的樣本：

巴爾團隊否認基因定序有必要性。

對於這些孩子來說，巴爾團隊的主張認為，麻疹腮腺炎德國麻疹疫苗中的疫苗病毒是造成自閉症的真正元兇。但是，威克菲爾德等等科學家和醫師，在律師團隊的監督之下，有足夠的能力和儀器，能夠找出兇手的指紋——甚至拯救人類免於受到自閉症的侵襲——仔細思考之後，認為沒有必要完成基因定序。

第二十章

分散注意力

保護《刺胳針》的名聲

　　《刺胳針》的總編輯理查‧霍頓瞪著我，彷彿我們其中一位偷偷放屁，而他擔心每個人都懷疑是他。坐在一張精緻的長桌旁，我正在向他簡報相關調查的發現時，他的臉色鐵青，瞇起雙眼，噘著嘴唇。擔任世界排行第二的綜合醫學期刊總編輯八年，他最勇敢的賭注就是相信那位沒有病患的醫師。但是，我是一位報社記者，我正在告訴他，他竟是如此愚蠢。

　　「整齊乾淨」是我用來描述霍頓的詞。形容詞：描述一個人的衣著打扮和體態非常整齊乾淨；俐落。以霍頓來說，則是「藉由打扮而取悅自己」。我們見面時，霍頓只有四十二歲，當時是我採訪二號女士的十二個星期之後，吉莉安‧達達前往都柏林的六個星期之後——在紐約待了兩年，霍頓已經獲得《刺胳針》的總編輯大位，打敗更有經驗的角逐者。我早已有所耳聞，霍頓非常聰明，甚至到了狡猾的地步。但是，正如我們將在以後看到的，他還有許多道理要學。

　　當時，我還不知道昆恩醫院發生的參訪事件，我坐在《刺胳針》的會議室桌子前方，右手拿著一隻馬克筆。霍頓坐在我的斜對面，偶爾寫下筆

記，他的五名資深員工，大多坐在我左手邊的椅子上傾身寫筆記。在桌子的遠端，則是我的證人，一位國會議員伊凡·哈里斯（Evan Harris）——我希望他可以保護我，避免我的編輯收到投訴，調查記者總是會引起許多投訴。

「還有這個。」我在身後白板上安裝的翻轉圖表架上畫著一連串的長方形。「這是十二位孩子的研究案例，後來在皇家慈善醫院接受檢驗的孩童增加至三十位。這是最前面十二位出現在論文研究資料的孩子，後來又增加十八位，各位理解嗎？現在，請看看這裡。」

調查進行迄今，我發現幾個論文摘要足以開啟我對威克菲爾德前導研究的調查機會。每個論文摘要都是幾乎相同的文字，大約三百字，威克菲爾德在英格蘭北部地區以及美國路易斯安那州紐奧良的腸道病學研討會提出摘要文字。雖然摘要只是皇家慈善醫院研究的片段資訊，但是，對於理解進入馬爾康病房接受內視鏡檢查的病患資訊而言，則是重要的資料。

我沿著圖表繼續說明，在《刺胳針》論文第二個圖表的十二位孩童中標示出八位：他們的家長很明確將孩童的「發展退化」問題歸咎於接種三合一疫苗。

十二分之八，也就是三分之二。

「但是，根據摘要資料。」我繼續說道：「在後來增加的十八個案例中，只有三個孩童的家長——也就是六分之一的比例——提到麻疹腮腺炎德國麻疹疫苗。為什麼會有這種情況？為什麼在研究剛開始的時候就會有這種集群（cluster），然後馬上消失？」

在那個時候，我已經知道答案就是法律援助委員會的合約。威克菲爾德在一九九六年時無法預料政府很快就會通過自由資訊法案。因此，我提出申請之後，法律援助委員會向我提供簡報——我當時用法律服務委員會稱呼該委員會——我最後取得兩頁的相關文件，記載委員會委託威克菲爾

德進行「臨床和科學研究」，更載明其中涉及的金額。

　　我和霍頓見面時，威克菲爾德和巴爾的交易還是祕密。即使威克菲爾德的論文共同作者都不知情。雖然蘇格蘭教授安‧弗格森六年之前在皇家外科醫師學會的研討會上差點拆穿威克菲爾德，但他還是成功掩飾自己在法律訴訟中的角色。「這份研究報告接受各方的批評。」他在呈交給法庭的報告中寫道，並且在各種批判中，特別強調其中一種批判就是針對研究孩童是「高度刻意選擇的族群」。

　　這群孩童確實是如此。然而，威克菲爾德提供了自己的觀點，讓孩童看起來就像一般求診的病患。

　　此種批判看似為真。實際上的情況，則是有腸道病徵的孩童求診於小兒腸道醫師。罹患發炎性關節疼痛的病患求診於風濕病醫師，罹患視神經炎（眼部神經發炎）接受神經醫師的治療。病患依照症狀和疾病自行尋找醫師——符合醫學的本質。

　　實際上，威克菲爾德研究的孩童集群則是家長刻意帶到皇家慈善醫院，因為家長對於疫苗不滿。因此，該篇研究論文，以及威克菲爾德造成的疫苗恐慌，都能夠確保巴爾的法律訴訟（以及威克菲爾德本人）獲得政府公帑的資助，而這種行為違背了生物醫學的出版原則，刻意掩飾研究樣本的來源。

　　我在《刺胳針》的會議還有更多內容。會議長達五個小時，他們準備了三明治作為午餐。下一個重點——從某些層面而言，或許是最重要的議題——則是誰可以保護孩子免於受到虐待，因為他們被迫進入醫院，有些孩子踢腳痛哭，接受一連串的鎮定、內視鏡、掃描、脊椎穿刺、抽血，以及服用鋇餐。論文內容主張醫院的研究倫理委員會「同意相關調查行為」。在會議桌上，我告訴霍頓，論文的作者說謊。

　　我可以看出霍頓不知道如何回應。他本人不只是一位合格的醫學從業

人員，多年來，他在公開場合總是刻意強調研究倫理的重要性。他曾是世界醫學編輯協會（World Association of Medical Ethics）的第一任主席，也是《投稿生物醫學期刊論文的統一需求》的共同作者，更是出版倫理委員會的共同創辦成員。他本人是出版行為適當的乾淨代言人，簡直就像學術界的「威猛先生」。

霍頓不是當天唯一一位因為我的發現而困惑無比的人——無論是在那個會議室，或者其他的地方。當時是二〇〇四年二月十八日，星期三——我的報導內容預定在四天之後，刊登在報紙的頭版（當時，我查到的內容依然非常有限）。我在《刺胳針》的辦公室開會時——地點在漢普斯特德南方二英里。再往南行走另外二英里，我的三位同仁正在梅費爾（Mayfair），採訪威克菲爾德聘請的公共關係人員。

到了這個時候，威克菲爾德已經移居美國德州奧斯丁。他藉由公共關係人員阿貝爾‧哈登拒絕接受我的採訪之後，一個條件之下，同意搭機回到倫敦接受採訪：這個條件就是我不得出席。威克菲爾德甚至以為自己找到了一個機會，其他記者對於相關事實的理解無法和我相比，他認為自己有機會發揮個人魅力。

然而，報社的第三把交椅負責領導我們的調查團隊，此人是一位異常冷靜的執行者，名字是羅伯‧泰爾（Robert Tyrer），綽號「輕聲細語的鮑伯」。多年來，他都在處理非常棘手的情況。「焦點」報導的編輯保羅‧努基和泰爾一起訪問威克菲爾德——我認為，努基在那天早上提出了一個引發關鍵討論的問題，也確實捕捉到調查人物威克菲爾德的真正性格。

「我老實告訴你。」努基如此說道：「光是你作為一個代理人，收受巴爾與其委託人的金錢工作，就是一個應該揭露的事實。」

「我不同意。」威克菲爾德回答。

「你不同意？」

「我不同意。」

這就是威克菲爾德。規則無法限制他。即使是用於保護可能影響人類生命的醫學研究規則，依然無法限制他。他相信，這個世界是他描述的模樣，因為他如此描述這個世界。威克菲爾德宣稱，孩子「單純只是因為有醫療需求」，所以轉診介紹給他。相關的實驗研究獲得醫院倫理委員會的許可。沒有任何利益衝突問題。

「我在所有案例的行為都符合適當的行為規範。」他告訴泰爾和努基。「我完全不後悔。」

但是，《投稿生物醫學期刊論文的統一需求》關於此事的規定非常明確。來自第三方的研究資金以及專家證人意見，必須被視為利益衝突。

與產業之間的財務關係（舉例而言，經由聘僱、顧問、股票所有權、提供報酬，以及專家證詞等等），如果是直接交給研究負責人，或者是藉由研究負責人的家人，通常都會被視為最重要的利益衝突。

威克菲爾德過去總是小心翼翼地遵守相關原則。在第一篇發表於《刺胳針》的研究報告中——拍攝血管照片的論文——他確實提出他是惠康基金會的研究學人，而其中一位共同作者則是受到「孩童時期克隆氏症研究計畫」的補助。在《醫學病毒學期刊》的論文中，威克菲爾德再度提到他獲得惠康基金會的補助，並且加上另外兩個基金會。在以問號結尾的論文中，他則是明確提出其中一位共同作者受到兩個慈善組織以及默克藥廠的資助。

威克菲爾德關於麻疹腮腺炎德國麻疹疫苗論文的共同作者和合作夥伴得知我們查到的消息之後非常驚訝。約翰·沃克—史密斯宣稱他本人知道法律援助委員會的合約之後「極為震驚」。「我們檢驗孩童時，完全不知道有任何法律訴訟的介入。」我打電話到他家採訪時，他表示（當時我提到法律援助委員會已經改名為法律服務委員會）。

「你必定知道，在一九九六年八月，法律服務委員會已經和威克菲爾德建立契約關係。」即使我知道沃克—史密斯可能不會承認，我依然直接告訴他。

「我絕對不知道。」

「金額是五萬五千英鎊。」

「我絕對不知道。」

「一九九九年一月，法律服務委員會收到前瞻報告。」

「我絕對不知道。」

至於愛爾蘭的病理學家約翰・歐利表示他也有相同的「震驚」。內視鏡醫師賽門・莫奇的反應則是：「我們非常生氣。」論文的另外一位共同作者，要求自己的名字保密，則說他「非常、非常」生氣。

「如果我事先知道這個研究計畫有利益衝突問題，我絕對不會將自己的名字放在論文中。」他憤怒地表示：「如果我沒有將自己的名字列為作者，那篇論文永遠都無法發表。」

那個星期三的兩個會議——我前往《刺胳針》辦公室，泰爾和努基在梅費爾——朝著相同的方向，平行地前進。現在，輪到我要接受令人震撼的消息了。完成簡報之後，我正在等待《刺胳針》編輯團隊的回應，例如：「我們需要時間調查。」但是，霍頓拒絕發表評論，片刻之後，甚至告訴我，威克菲爾德已經抵達《刺胳針》的辦公室。

在我們約定見面時間，以及實際見面之前的電話聯絡中，霍頓總編輯都同意我們將私下討論。霍頓甚至主動提出他可以簽署承諾書。「你不需要擔心。」他告訴我：「你知道，這裡的人都有處理機密事宜的經驗。」

但是，我不曾研究過霍頓這個人，所以我不知道他和威克菲爾德早有往來。加入《刺胳針》之前，霍頓曾經在皇家慈善醫院工作兩年，與威克菲爾德共事。在我走進《刺胳針》會議室的八個月之前，這位總編輯早已

洩漏他受到威克菲爾德影響的證據。

「威克菲爾德是一位非常努力、迷人，而且有魅力的臨床醫學家和科學家。」頓在一本書中如此奉承：「我不後悔刊登威克菲爾德的論文。醫學的進步取決於自由表達嶄新的觀念。在科學，唯有努力追求言論自由，才能擺脫宗教對於人類的緊密箝制，讓人類理解他們的世界。」

以現在的情況來看，霍頓可能想要緊密箝制自己。在會議結束的幾個小時之內，他立刻組成一個醫師團隊，調查並且回報我提出的相關內容。他的團隊成員是威克菲爾德、沃克—史密斯，以及莫奇，還有另外一位共同作家麥克・湯普森（Mike Thompson），湯普森在研究計畫中負責替二到三位孩童進行內視鏡檢驗。

一般而言，他們四個人的調查工作必須受到監督，但是，《刺胳針》並未遵守常規。一位肝臟病學家韓福瑞・霍德格森（Humphrey Hodgson）也加入調查行列。霍德格森當時已經取代艾瑞爾・薩克，成為皇家慈善醫院的副院長。阿貝爾・哈登，威克菲爾德的個人公共關係處理人也是其中一員，泰爾和努基曾經在哈登的辦公室質問他相關事宜。

「此種處理方式應該符合習俗？」後來，英國醫學總會召開會議，重新調查我的發現時，霍頓如此回應：「這個調查指控威克菲爾等人可能有嚴重的研究疏失，因此，我讓被指控有嚴重研究疏失的人負責進行調查，應該是符合習俗的方法。」

「習俗的處理方法是讓相關機構負責引導一次調查，並且蒐集相關資料數據，因為資料數據將無可避免地影響參與調查的人員。」霍頓回應：「因此，該機構的責任就是確保相關調查發現的詮釋以及受到調查的人員應該保持一定程度的分離，因為他們在某個意義上都遭受一定的指控。一旦相關機構的詮釋已經完成，並且傳達給提出控訴的人，我們就能夠繼續前進。所以資料的詮釋和調查必須保持一定程度的分離，所以，我一開始希望獲

得威克菲爾德醫師、沃克─史密斯教授，以及莫奇醫師的回應。完成這個階段之後，我的職責就是和相關機構的主管人員聯繫，在這個案例中，我聯絡了霍德格森教授。」

　　他們確實完成了一個了不起的目標：他們在所有檢驗的事項上，都證明彼此沒有過錯。但是，他們的檢驗調查沒有任何的「分離性」或者「獨立性」──皇家慈善醫院後來也證明此事。我和《刺胳針》見面開會的隔天──星期四──霍頓前往皇家慈善醫院，已經退休的沃克─史密斯必須回到醫院和湯普森一起工作，忙亂地翻閱孩童的醫療紀錄。他們的結論認為，一切都非常良好，強調他們找到醫師的轉診介紹信件，反駁我在星期三提出的觀點：我認為家長是因為法律訴訟而前往皇家慈善醫院。

　　同時，莫奇開始檢視相關機構的審查紀錄檔案，也否認他們的研究有任何學術倫理問題。他本人就是學術研究倫理委員會成員，甚至找出當時的審查代碼為 172/96，證明研究倫理委員會確實授權威克菲爾德的研究計畫。「我可以確認，《刺胳針》論文病患接受相關研究檢驗時符合學術研究倫理委員會的規定。」他代表霍頓組成的團隊提出上述意見。

　　皇家慈善醫院禁止威克菲爾德進入。但威克菲爾德在位於泰勒大道的住宅提供孩童的姓名（醫院、醫學院，以及論文的其他共同作者都沒有相關資訊），並且草擬了一份聲明，主張他替法律援助委員會進行的研究工作完全是另外一個「獨立研究」。無論家長是否主張孩子的病徵與麻疹腮腺炎德國麻疹疫苗有關係，他強調，都不會「影響」他們是否將孩子列為檢驗對象的決策。

　　但是，眾多文件都透露不同的故事。從孩子的醫療紀錄開始。論文中提到的十二位孩子沒有任何一位住在倫敦（最近的孩子距離倫敦六十英里），他們的醫療紀錄檔案充滿強烈的指導跡象，當地的醫師只能扮演橡皮圖章，配合家長的需求（家長需求的指導來源則是潔姬·弗萊契、理查·

巴爾，其中一個例子則是二號女士本人），而威克菲爾德也會致電給醫師，確定醫師願意配合。

其中四名孩子被送到沃克—史密斯的腸道診所時，介紹轉診信甚至沒有提到腸道病徵。來自澳洲的醫師主動說服兩位孩子。還有另外兩名孩子則是被介紹轉診至威克菲爾德。其中一位男孩的轉診介紹相關文件還有法律援助信件，信件中藏著許多透露真相的措辭用語。

這位自閉症孩子年紀為七歲又九個月，他的家長一直都與威克菲爾德醫師有聯絡，並且要求我將孩子介紹轉診至威克菲爾德醫師。

（這位小女孩的母親）曾經來找我，也提出你需要介紹轉診信，才能將小女孩納入你的研究計畫。

謝謝你主動提出想要檢驗小男孩的病況。

只要閱讀醫療紀錄就會找到以上線索。但是，沃克—史密斯宣稱沒有任何不當行為。同時，他們主張學術倫理委員會同意的研究計畫，則是攸關另外一個不同的疫苗，檢驗孩童的人數不同，發展問題的診斷也完全不同。最後，莫奇必須承認（時間則是三年之後），他為了霍頓提出的聲明不是真的。當然，巴爾的支票送到醫院時，威克菲爾德也曾經私下告訴醫院的管理階層，他的研究獲得法律援助委員會的「補助」。

保護《刺胳針》的名聲

但是，霍頓召集的調查人員已經證明了他們的清白。因此，《刺胳針》幾乎反駁了我所有的調查發現。他們甚至使用一種鬼鬼祟祟的方法，想要平息我的報導造成的影響。在那個時代，想要掩飾壞消息新聞的標準作業方法，就是「分散注意力」，在星期五的下午公開相關訊息，因為這個時間對於報社來說非常不方便。學術界的「威猛先生」霍頓，忽略我寄送的

電子郵件和電話聯絡，就是採用這個策略。

　　副院長霍德格森知道霍頓的手段將會讓我非常不高興，事先在一封電子郵件中提醒皇家慈善醫院的同仁。「毫無疑問的，唯一的目標，我相信他們唯一的目標。」他寫道：「就是藉由率先反擊，以及『分散注意力』的報導，保護《刺胳針》的名聲。」

　　如果這就是威克菲爾德等人的目標，事實證明，結果將是一場災難。霍頓的策略反而引發一場媒體風暴。由於霍頓是《投稿生物醫學期刊論文的統一需求》的共同作者，他不能否認威克菲爾德的論文確實有利益衝突。我們甚至取得法律援助委員會針對威克菲爾德的「臨床和科學研究」提供的經費數字——但是，正如我後來所知，研究經費的金額遠遠不及於威克菲爾德領取的個人顧問費用。「臨床」（clinical）這個字已經足夠達我們的目標，在拉丁文和希臘文中，這個字的意思就是「在病床旁邊」。

　　「我們認為，威克菲爾德等人應該向《刺胳針》的編輯團隊表明，他們的經費來源是法律援助委員會。」在星期五下午提出的一份三頁聲明中，霍頓承認此事。「我們相信，當時採用的利益衝突原則，要求威克菲爾德團隊必須表明相關事宜。」

　　霍頓拒絕告訴記者，他從何處獲得相關資訊。但是，他的拒絕只會讓媒體更為好奇。霍頓一連串否認該篇研究有任何不妥之處的幾分鐘之內，英國的新聞產業立刻抓住機會。半小時之後，英國廣播公司立刻發表報導。英國國會議員伊凡・哈里斯出現在電視螢幕上。業界的所有編輯也都已經猜到領導市場的星期日報紙頭條。

　　霍頓想要獲得控制權。但是，由於英國全國的疫苗接種率重挫，即使五萬五千英鎊都是有煽動效果的資訊，揭露威克菲爾德的研究計畫是為了某個目標，而且不是獨立研究。「如果我們知道威克菲爾德醫師在這個研究計畫的利益衝突問題，我認為，這個事實將會強烈影響關於論文可信度

的同儕審查結果。」當天晚上,《刺胳針》的編輯承認:「根據我的個人判斷,我們將拒絕刊登威克菲爾德團隊的研究論文。」

雖然霍頓掩飾重要的事實,但隔天早上,連我們報社的競爭對手都刊登了我的報導資訊。

麻疹腮腺炎德國麻疹疫苗醫師陷入經費補助爭議
提出麻疹腮腺炎德國麻疹疫苗警訊的醫師出現「研究瑕疵」爭議
科學家在研究中的雙重角色可能產生利益衝突

可惡,我心想。我已經失去了獨家報導。但是,我和霍頓一樣,都誤判了情勢。泰爾和努基早已經歷類似的情況,他們知道如何處理分散注意力的公關策略。

「今天,我們將揭露所有完整的細節。」泰爾在星期日早晨敲打鍵盤。「《星期日泰唔士報》用了四個月時間進行調查,揭露藏在全球疫苗恐慌中的醫學醜聞。」

星期日的《獨立報》頭條新聞是〈麻疹腮腺炎德國麻疹恐慌的醫師因為「研究行為失當」遭到調查〉,而《觀察家報》以及《電訊報》可能會提出更大篇幅的報導,而我們的報社決定向群眾傳達一個單純的訊息。

揭露:麻疹腮腺炎德國麻疹研究醜聞

加上在「焦點」報導欄位,以敘事體寫作的兩頁報導內容。

麻疹腮腺炎德國麻疹:藏在危機背後的真相

我們目前的資訊只有威克菲爾德領取五萬五千英鎊的研究費用、他和巴爾之間的交易,以及研究計畫的孩童都是受到巴爾團隊的招募。我還不知道更高金額的經費,也不清楚威克菲爾德的祕密商業計畫、專利、麻疹

疫苗、都柏林的實驗室——往後浮現的真相可以完全終結威克菲爾德的職業生涯。但是，在那個二月的周末，英國共同分享了他們的健力士時刻：威克菲爾德——律師——令人驚訝的醜聞！

在隨後的幾個星期，火勢更嚴重了。《每日郵報》反擊了，宣稱他們的反疫苗英雄遭到「誹謗」。英國首相在晨間新聞表達對於我們的支持，而威克菲爾德則是揚言提告。

後來，該篇論文十二位共同作者中的十位——包括沃克－史密斯和莫奇——共同提出一份聲明，時間是五月三日星期一的晚上，交由《刺胳針》對外發表。他們撤除該篇論文的結論，引發外界嘩然，並且收回論文中二十五個字的「詮釋」段落：他們在該段落中宣稱，孩童的「發展退化」與疫苗有「時間上的關聯」。

多位醫師聲明他們與威克菲爾德沒有關係

研究科學家撤除疫苗和自閉症之間的關聯

醫師爭議發生一百八十度的轉變

事情發展至此，我樂於放下報導，不再書寫關於疫苗的一字一句。我們後來知道，在媒體掀起風暴的時候，英國的疫苗輿論終於轉向，疫苗接種率也提高了。

我們的努力有了結果。任務達成。

但是，我開始思忖，如果該篇論文的「詮釋」是錯的，為什麼會有這種錯誤？這個想法讓我回到愛爾蘭法官思考貝斯特控告惠康基金會的邏輯。論文的內容非常謹慎處理細節，威克菲爾德極力捍衛，如果結論不正確（採訪二號女士也讓我有類似的想法），其中一位作者，甚至兩位作者在書寫論文的時候必定知情？

第二十一章

德州

我們之間的追逐戰不停

　　如果換成其他人，可能都會說：「我很抱歉。」他們可能會因為沒有更為清楚地說明自己和律師的交易內容，以及研究孩童的來源而致歉。他們可能會說自己誤解了《刺胳針》對於論文作者的相關規定，或者責備媒體造成社會大眾的混淆。無論他們用任何理由，都會承認自己很後悔，並且公開表達自己的善良信念。我的注意力就會移動到其他議題。

　　但是，威克菲爾德不是這種人。他不擔心後悔。他就像失風但憤怒的扒手大發雷霆。他將偷來的火雞藏在大衣之中——藉由理查・巴爾領取的鉅額鐘點費用——強烈地表達「在任何時候都沒有利益衝突問題」；法律援助委員會的五萬五千英鎊是支付給醫院，為了另外一個「完全不同的研究」；我的「控訴」是「可惡的誹謗」；我為了協助威克菲爾德的敵人，刻意混搖他們的思緒。

　　「我和我的家人因為研究結果而直接承受了嚴重的挫折。」他悲嘆，將自己描述為受害者。

　　到了現在，他已經安頓在德州奧斯丁，準備重新開始。許多人不知道

為什麼英國的法律訴訟案輸了，也不清楚威克菲爾德拒絕進行關鍵的研究，藉此證明或反駁他的假設。感謝丹‧伯頓、雷尼‧雪佛，以及其他人的努力，威克菲爾德並未遭受憤怒或猜疑，反而得到熱情的歡迎，許多人願意協助滿足威克菲爾德的滿足，彷彿自由女神親自屈膝迎接。

「一個人需要偉大的勇氣和風骨，才能挺身對抗科學研究同仁的壓力，並且在知道何謂真理的時候，拒絕表達虛偽的資訊。」舉例而言，芭芭拉‧費雪就是如此看待威克菲爾德。費雪是國家疫苗資訊中心（National Vaccine Information Center）的創辦人，這個民間組織的名稱容易令人產生誤解，地點距離華盛頓特區開車半小時。

費雪是美國運動人士之中的潔姬‧弗萊契，穿著鮮紅洋裝的反疫苗運動人士。費雪的風格令人驚訝，她喜歡舉行社交派對。一九八二年，美國國家廣播公司電視臺播放一個節目，內容重新講述英國大奧蒙德街神經醫師約翰‧威爾森提出的百日咳、破傷風，以及白喉三合一疫苗爭議之後，費雪也開始自己的反疫苗運動。電視節目的名稱是《疫苗輪盤》（Vaccine Roulette），內容則是根據後來遭到斯圖亞特—史密斯法官反駁的研究，費雪認為她的兒子克里斯遭到疫苗的傷害。

威克菲爾德到達美國讓費雪的團體成員非常振奮。但是，另外一位嶄新的資助者已經緊緊抓住威克菲爾德了。這位難以對付的律師是伊莉莎白‧伯特（Elizabeth Birt），伯特也是眾多反疫苗團體的幕後首腦，包括「水銀中毒孩童健康支持者聯盟」（Advocates of Children Health Affected by Mercury Poisoning），「國家自閉症協會」（National Association），以及「心智安全」（SafeMind）。費雪將是威克菲爾德將反疫苗聖戰移動至美國時的策劃者。

威克菲爾德的十二位孩童論文捕獲了費雪的注意力，出版之後，費雪很快就讀過那篇論文。費雪的背景故事是在長子馬修（Matthew）接種麻

疹腮腺炎德國麻疹疫苗不久之後，發現馬修出現自閉症病徵。根據一位紐約記者大衛‧柯比（David Kirby）的報導，費雪研究《刺胳針》論文之後認為：「我的天啊，這就是馬修的遭遇。」隔天，費雪開始向她的小兒科醫師宣戰。

一年之後，費雪在芝加哥附近舉行的一場研討會遇到威克菲爾德，研討會的主辦團體是「立刻治療自閉症」（Cure Autism Now）。當時，費雪四十三歲（比威克菲爾德年長四個星期），體型消瘦宛如鉛筆，有著金色的頭髮。她和五歲的馬修住在一起，馬修還有兩個年輕的手足。費雪的丈夫是墨里斯（Maurice）。他們一家人住在風城芝加哥北部的富裕社區。

我已經看過威克菲爾德在研討會的表現。在過去的日子，他面對群眾的模樣，彷彿他真的是一位科學家和臨床醫師，年輕的母親爭相記錄他的發言。但這一次，威克菲爾德的行為已經超過專業的醫療領域（不只是討論淋巴增生……非特異性），他邀請伯特和馬修到自己的飯店房間，他在此檢查小男孩，感受孩子的腹部狀態之後，告訴她：「我想我們可以幫助他。」

三個月之後，馬修到了英國的漢普斯特德，躺在病床上進入馬爾康病房，接受內視鏡檢查。「我帶我的兒子到了倫敦。」伯特在一篇線上文章中回憶道：「在皇家慈善醫院發現他以前和現在都身染重病。他的糞便阻塞物大小宛如甜瓜，也有潰瘍。」

根據柯比的說法（他和伯特合作寫書），馬修接受內視鏡檢查的隔天晚上，威克菲爾德和費雪共進晚餐。根據我從美國伊利諾州政府的相關紀錄發現，她搭機飛回芝加哥家中時，非常相信威克菲爾德的說法。就在三個星期之後，費雪成立了一個基金會——她將基金會取名為「自閉症醫學治療」（Medical Intervention for Autism）——替威克菲爾德的計畫以及他本人募款，總計金額為數十萬美元。

　　伯特也處理威克菲爾德在美國的居住證，並且辛苦計畫威克菲爾德的未來。他們的 A 計畫是加入位於佛羅里達州中部的一間公司，名字是「國際孩童發展資源中心」（International Child Development Resource Center），由一位內科醫師詹姆斯・傑佛瑞・布萊德史崔特（James Jeffrey Bradstreet）成立，他的孩子也有自閉症。

　　「英國醫師因為研究麻疹腮腺炎德國麻疹疫苗和自閉症的關聯，被迫離開自己的工作。」《電訊報》的羅萊琳・弗雷瑟表示：「現在，他被指名擔任美國一個經費高達數百萬美元研究計畫的主持人。」

　　身為布萊德史崔特公司的「研究主任」，威克菲爾德的責任是領導一間「研究園區」，率領一群分子病理學家、免疫學家，以及生物化學家，用煥然一新的努力，證明自己提出的假設。

　　這個計畫看起來很好。在陽光之下重新開始，而威克菲爾德小心翼翼地保護自己的利益。「所有屬於安德魯・威克菲爾德的智慧財產，」我取得威克菲爾德提交給布萊德史崔特的備忘錄。「都將永遠屬於威克菲爾德，而且由威克菲爾德控制。」

　　但是，正如從多倫多那個遙遠夜晚以來的眾多夢想和計畫，威克菲爾德最新的目標也極為需要仔細的監督。因此，就在威克菲爾德否認我的指控，而我知道我的指控是對的，幾個星期之後，我開始進行更進一步的調查。仔細搜尋倫敦專利辦公室的紀錄、研究尼克・查德維克（威克菲爾德病毒學論文的共同作者）、找到休・傅登伯格的斯帕坦堡研究之後，我將漁網灑向佛羅里達的研究中心。

　　歡迎，你和你的家人可以在此找到孩子的答案和希望……在這裡，最先進的發展問題研究是我們的日常使命。

　　到了這個時間，我已經和一個電視節目簽約，擁有更多用來完成調查報告的資源。在南卡羅萊納採訪傅登伯格之後，我和節目製作人以及電視

工作人員一起開車前往佛羅里達，找到布萊德史崔特成立的研究中心。那是一間位於郊區購物中心的醫師辦公室，看起來非常單調，地點是佛羅里達東岸的寧靜小鎮墨爾本。辦公室的櫃臺擺滿各種招搖撞騙的治療藥物。

昂貴的治療產品宣稱可以「強化認知能力」，例如「學習優勢」（Learner's Edge®）、「孩童精華」（ChildEssence®），以及「孩童免疫」（ImmunoKids®）──都是由布萊德史崔特設計配方。後來，美國聯邦調查局人員上門調查，布萊德史崔特開槍自殺。他們還有提供各種分泌素，「天然的身體賀爾蒙」（通常取自於豬隻）、「海洋男孩」（Sea Buddies©）、「專注力配方」（Concentrate! Focus Formula©），讓踏上這場絕望旅途的家長能夠獲得精神安慰的食糧。

同時，布萊德史崔特的網站充滿各種活動的宣傳──某些活動將二號女士譽為「世界領導級專家之一」──參加費用高達數百美元。

率先聆聽布萊德史崔特醫師、卡特辛尼爾（Kartzinel）醫師，以及威克菲爾德醫師探討全新的整合治療方式。

我在墨爾本的辦公室詢問是否可以和威克菲爾德醫師談談。即使威克菲爾德曾經在這兒，現在早已離開了。威克菲爾德不善於處理個人失敗，似乎急著將此事放諸腦後，重新開始。他的律師團隊寫信告訴我，他和這間公司之間的關係純粹是「名譽性質」，他們主張威克菲爾德「從未藉此獲得金錢收入」。

威克菲爾德進軍佛羅里達的計畫看起來失敗了。但是，伯特並未因此氣餒──即使他的丈夫已經提出離婚。根據柯比的說法，伯特的丈夫指控妻子「對於安迪・威克菲爾德懷有更多的愛和情意」。一位消息來源人士在電子郵件中告訴我，伯特「基本上將生活的重心放在威克菲爾德身上」。顯然的，那一天，當威克菲爾德打電話給正在開車的伯特，表示他在她兒子的脊髓液中找到麻疹病毒時，她已經不是過去的那個她了。

　　「從此以後，伯特每況愈下。」消息來源告訴我：「她開始做惡劣的事情，進入真正黑暗的處境。」

「獲得改善」

　　德州就是佛羅里達之後的故事。威克菲爾德的重頭戲移動到德州的首都奧斯丁。威克菲爾德四處兜售他的個人魅力，以及身為反疫苗烈士的嶄新身分，他鼓勵其他家長協助伯特募資成立一間診所，並且計畫成立一間推動「虛擬大學」的中心。他們在一間三層樓的磚瓦建築租賃地下室公寓，威克菲爾德在此成為「孩童縝密照護之家中心」（Thoughtful House Center for Children）的執行長。

　　這個單位的名字借用威克菲爾德最新捐助者擁有的一間石砌小屋。這個女性捐助者的名字是崔伊琳・伯爾（Troylyn Ball）。她是一位房地產經紀人，非常富裕，還有擁有自己的馬。她和伯特一樣，為了追求孩子病症的解答，願意付出一切。

　　「那時候的感覺就像，『你知道嗎？這邊有一位非常聰明的醫師，他知道真相，他有遠見。』」多年之後，伯爾在 YouTube 影片上如此回憶：「我自己沒有辦法解決問題，但我能夠找到一群人，嘗試解決問題。」

　　崔伊琳和她的丈夫查理・伯爾（Charlie Ball；也是一名房地產經紀人）所說的「問題」已經影響了他們的兩個兒子。十七歲的馬歇爾（Marshall），以及十五歲的柯爾頓（Colton）都必須面對嚴重的發展問題，首次出現的病徵是癲癇。最初的「縝密照護之家」就是崔伊琳和伯爾替馬歇爾準備的七英畝大的修養處。

　　兩名男孩都很有活力，但馬歇爾是一位名人，他已經以作家和精神嚮導的身分，三次參加《歐普拉》脫口秀。雖然他從未開口說話，而且遭受

嚴重的發展問題影響，但據說他能夠轉達上帝的訊息。親人或家族朋友捧著馬歇爾的右手肘，他可以藉由怪異的方式戳著紙板上的字母，藉此通靈傳達上帝啟蒙的詩句。

雖然我已經非常滿足，

但我完全明白，我能夠聽見上天對於人類願望的回應。

我傾聽美好的想法，

就像瀰漫在山頂的雲霧。

馬歇爾的母親非常滿意他的溝通能力。「如果你拿起兩個東西，問他『哪一個是杯子？』」她曾說：「馬歇爾就會傾身，用額頭觸碰杯子。」

根據《達拉斯觀察報》（Dallas Observer）作家布萊德‧泰爾（Brad Tyer）的說法，崔伊琳（比威克菲爾德年輕三歲）是一位「非常有魅力的金髮女子，總是笑容滿面，外型和身材就像一位非常擅長騎馬的女人。」

崔伊琳也承受著不該由她承受的罪惡感。「許多時候，你看著自己，心裡想著：『我做錯了什麼？』」她曾說：「『我做錯了什麼，讓我的孩子出生就要承受此種痛苦？』或者『我做錯了什麼，要承受這種痛苦；我真的做錯了嗎？』你知道嗎？真的非常、非常痛苦，特別是身為人母。我認為母親的感受是最痛苦的。」

到最後，縝密照護之家中心擁有十多位員工——兩到三名的醫學士，他們負責進行療程，還有一位心理治療師、一位營養學家、研究人員，以及行政人員。這是一位母親下定決心之後創造的美好結果。雖然威克菲爾德沒有醫學執照，但是他的聘僱條件——大多的經費都來自於伯特——薪資是一般家庭醫師的兩倍。在這段時間，威克菲爾德也在倫敦進行一筆土地交易。

縝密照護之家中心的董事會負責提供建議，並且提高公司的外界名譽。在公司的第一個曆年——二〇〇四年——董事會的成員就包括戴爾電腦公

司的財務服務執行長、一位在委內瑞拉出生的電影製作人、一位退休的少
將、一位前美國職棒大聯盟球員，以及狄克西女子合唱團（Dixie Chicks
Band）的其中一位鄉村歌手。

　　這些人物的支持是無價的。但是，威克菲爾德現在最需要的是一
位「管理副經理」。一位來自紐約曼哈頓的社交名流珍‧強森（Jane
Johnson），三十八歲，身材纖細，宛如超級名模，外型風格精緻強烈，她
的家族成員曾經擁有嬌生公司，美國的製藥和保健產品巨頭。根據伯特的
會計紀錄顯示，光是在第一年，珍的個人基金會就向沒有病患的醫師捐贈
令人驚呼的一百萬美元。

　　強森也有一名兒子承受發展問題，她非常保護兒子的隱私。我對於這
位孩子的理解幾乎全都來自縝密照護之家中心網站的聊天室，她在聊天室
中提到無麩質和無蛋白質的飲食、鼻腔分泌物，以及一次失敗的治療，治
療內容則是使用高壓氧氣艙至少八十次。

　　強森接觸威克菲爾德的道路始於三年之前，她尋找自閉症解答的
旅程讓她接觸由加州聖地牙哥「自閉症研究中心」（Autism Research
Institute）舉行的一次研討會。

　　自閉症研究中心創立於一九六七年，創辦人是當時三十九歲的心理學
家伯納德‧瑞蘭德（Bernard Rimland）。瑞蘭德和布萊德史崔特一樣，他
的兒子也罹患自閉症。瑞蘭德是一位勇於提出挑戰的精神醫師，很早就奠
定自己的名聲，曾經埋首研究一個自閉症理論（理論的內容幾乎和吸毒嚙
齒動物一樣詭異），有時候這種理論也被稱為「冰箱母親」理論。這種理
論認為，自閉症的典型症狀群——思維、溝通，以及社會互動——都是因
為冷漠疏離的教養所導致。

　　但是，等到強森找到瑞蘭德時，他已經離開心理學界很久了。瑞蘭德
現在的外型令人印象深刻，留著灰白交錯的大鬍子，還有一雙睿智的雙眼，

他擁有一個人際網絡，其中大約有四百名左右的另類醫學成員（他們向家長的行銷標籤是「立刻打敗自閉症！」）。如果他們希望瑞蘭德將他們的名字放在網站上，條件就是簽署一個綱領，接納尚未獲得證實的揣測，包括疫苗導致自閉症。

坦白說，瑞蘭德的作法確實觸及了自閉症孩童家長感受的現實世界——正如一位母親在縝密照護之家中心網路聊天室談到自閉症對於家庭的影響時，精銳捕捉到了精髓：

便秘、嚴重的自我傷害行為（咬自己、啃咬手指甲與腳趾甲，在椅子上咬出一個洞，甚至拔出自己的牙齒——他的年紀只有五歲），睡不好，吃不好，持續發怒，因為踮腳走路導致足跟腱緊繃所以無法穿鞋子，出現社交溝通障礙疾患（Social Communication Disorder; SCD），不吃優格，我沒有想法。我的寶貝孩子究竟怎麼了？

附註：我還要照顧癱瘓的丈夫（因為脊髓腫瘤）以及另外兩個孩子，一隻狗、一隻貓，兩隻青蛙，兩條魚，繳帳單，清理房子……你們究竟如何撐過來的？

面對上述的所有難題，沒有任何父母親不會同意瑞蘭德的殷切期盼。如果沒有辦法迅速進展，至少也要有進展。自閉症是醫學領域的難解問題，正如暗物質依然是重力力學的謎題，心理學家瑞蘭德曾經進行測驗調查，對於某些小孩而言，似乎任何事情，名符其實的任何事情，都能發揮功效。例如維他命 A，瑞蘭德表示，百分之四十一的家長回報服用維他命 A 讓小孩的情況「獲得改善」；β 受體阻斷藥（Beta-Blocker），百分之三十三的家長表示「獲得改善」；移轉因子，百分之三十九的家長表示「獲得改善」；不再服用巧克力，百分之四十九的家長表示「獲得改善」。

瑞蘭德提出更多內容，一欄又一欄的內容。

瑞蘭德在一九九六年十一月得知威克菲爾德此人，距離刊登十二位孩

童論文還有超過一年的時間。十一月二十九日（在十二位孩童之中，目前
只有五位孩童接受內視鏡檢查），瑞蘭德位於聖地牙哥辦公室的傳真機印
出一份三十六頁的「事實清單」，送來傳真的人是一位律師理查·巴爾。
巴爾的夥伴克絲汀·林伯告訴瑞蘭德：「我們和安德魯·威克菲爾德合作。」

　　在自閉症研究中心下一期的電子報《國際自閉症研究評論》（Autism
Research Review International）中，瑞蘭德於第一頁極力宣傳「警訊」：

英國發現自閉症和接種疫苗的關聯？

　　瑞蘭德依然在摸索自閉症真正的答案，他永遠不會回頭。等到縝密照
護之家中心開始尋找合適的家具時，瑞蘭德出版了一份清單，內容就是瑞
德蘭相信麻疹腮腺炎德國麻疹疫苗導致自閉症的相關證據。瑞蘭德清單的
內容結合一篇評論文章、瘋狂教授休·傅登伯格過去的一位同仁提出的三
份報告，以及威克菲爾德的十二位孩童研究論文。

　　對於強森而言——她每年都會參加瑞蘭德舉行的研討會——奧斯丁的
計畫很有希望。但是，其他的家長在網路上表達意見或者用電子郵件聯繫
我，擔心縝密照護之家中心的優先目標究竟是什麼。

　　我聽說有些孩子被送到鄰近醫院接受內視鏡檢查，但孩子的母親表示，
孩子根本沒有腸道疾病症狀。其他家長也提出抱怨，因為他們認為自己承
受壓力，被迫同意縝密照護之家中心提出的檢驗。一位母親告訴我，她想
讓兒子參加縝密照護之家中心推廣的「馬術課程」——卻被中心告知，馬
術課程屬於「結腸鏡檢查」的內容。

　　「除了費用之外，第一個讓我非常訝異的事情，則是他們說，他們可
能會決定我的孩子是否需要進行內視鏡檢查。」另外一位母親寫道：「倘
若需要，他們要求你必須使用他們的設備，大多數的保險都不會給付相關
金額……我的兒子從來沒有任何腸道問題。」

我們之間的追逐戰不停

到了現在這個階段，威克菲爾德已經知道我回來追查他了；至少，我已經明確地寫出來。我和英國的第四頻道簽署合約。第四頻道是全國電視頻道，也有法律委託可以查核事實和維持公平報導。我現在擁有威克菲爾德的專利資料、商業計畫文件，以及一整箱的布萊德史崔特治療產品。我有查德維克的說法、傅登伯格的說法，以及一位極為痛苦的母親，責備自己讓孩子接種麻疹腮腺炎德國麻疹疫苗。我還接獲投訴，指出小孩在馬爾康病房承受恐怖的檢查。我現在只需要那個男人，威克菲爾德。

我開始搜尋他的行事曆。德州就是最好的地點。但是目前看來，似乎沒有任何重大事件即將發生。威克菲爾德下次出席公開場合是在美國印地安納波利斯（Indianapolis）的印地安納會議中心（Indiana Convention Center），時間為二○○四年十月二十二日星期五，他將在美國自閉症協會舉辦的研討會上發表演說。

因此，當威克菲爾德走下講臺，與臺下的多位母親交流時，為了我們在晚上九點黃金時段的節目內容，我走上前，伸手向威克菲爾德致意。

換成其他任何人，他們的反應可能就是「請你們離開」。但是，那不是真正的安德魯・威克菲爾德會有的反應。他立刻往旁邊站，攻擊我們的攝影機，手掌敲打鏡頭，並且轉身離開，我在後面追著他。我們之間的追逐戰不停……不停……不停持續。會議中心很大，非常適合追逐。他穿著奶油色的西裝外套，背著單肩帶的黑色帆布背包，他邁開步伐逃走──一位體型魁梧的男人保護他──威克菲爾德穿過現場的母親、瑞蘭德，最後穿過一扇可以上鎖的玻璃安全門。我在門口停下腳步。

「家長有很嚴重的問題請教你。」我一邊對著威克菲爾德大喊，一邊

邊顧頂走過長廊，攝影師的動作就像在跳舞。「如果你對於自己的研究很有信心，先生，如果你對於自己的研究很有信心，先生，如果你的商業發展計畫可以承受公共檢驗，你就會腳踏實地，回答我們的問題。」

第二十二章

並非表面的模樣

完整未刪減的紀錄報告

那是一個炎熱的夏天早上，地點是華盛頓特區，威克菲爾德提出辯護。他說他已經贏得道歉，我提出的指控都是假的，我在所有層面的發現都是錯的，沒有利益衝突問題，他沒有接受任何律師的金錢，一切都符合他的說法。他的十二位孩童研究論文符合學術倫理規範，孩童病患都獲得合適的介紹轉診。

「我們已經接獲通知，誹謗的法律訴訟案開始進行了。」他大聲朗讀手上那份一百六十六字的撤回聲明，內容就是推翻我的所有發現。「對於威克菲爾德醫師造成的任何不便，我們在此致歉，並且在威克菲爾德醫師的要求之下，將合適的金額捐贈至指定的慈善單位。」

二〇〇五年七月二十日星期三，地點是國家廣場的草地上。威克菲爾德的身體靠著木頭講臺，講臺上插滿麥克風。他的上衣是淺藍色襯衫，袖子捲到手肘處，繫著斑點領帶，穿著一條卡其色褲子。他被群眾圍繞——主要都是母親——聽見威克菲爾德澄清自己的名聲，群眾開始拍手叫好。

丹‧伯頓也在那裡，還有另外三名國會成員，他們來此抗議使用硫柳

汞保存劑。在那個時候，美國幾乎已經沒有任何疫苗使用硫柳汞保存劑。
縝密照護之家正在規劃相關研究。

「保護我們的孩子。」標語怒吼著：「自閉症就是水銀中毒。」

但是，正如雷尼‧雪佛在電子報中向數千名訂閱戶表達的說法，當天
現場參與運動的群眾，聚集在首都，而他們的喜悅是因為：

英國學術出版單位撤回對於安德魯‧威克菲爾德醫師的誹謗。

這是一個重要的成就。威克菲爾德眉開眼笑──在他必須仰賴生計的
群眾面前。他的形象大為提高，他是一個遭受錯誤嚴重非難的男人，他針
對我的調查提起三個誹謗訴訟：

一個針對《星期日泰唔士報》，以及我；第二個針對第四頻道，以及我；
第三個針對我的個人網站 briandeer.com，以及我。

「威克菲爾德醫師的臨床報告，」他的律師團隊在一份九頁的文件中
要求獲得「實質」的賠償：「內容非常確實而且有研究可信度，描述十二
位孩童構成集群的醫療歷史和臨床發現，這個集群持續出現退化性自閉症
以及腸道症狀。」

威克菲爾德現在看似更有機會獲得諾貝爾獎了。但是，他獲得的道歉
並非來自我們。他的行為其實是威脅《劍橋晚報》（Cambridge Evening
News），一個位於英格蘭東部，非常弱小脆弱的當地報社，他們曾經在一
則報導中，用兩句話的篇幅提到我的發現。相較於《星期日泰唔士報》的
一百二十萬份，《劍橋晚報》的發行量只有五千份，光是處理威克菲爾德
團隊發出的投訴，報社召開編輯會議的時間，已經足以影響原本只能勉強
餬口的工作節奏。因此，報社屈服了，在二十四小時之內撤回報導，甚至
根本還沒實際付梓印刷。

「收到你們聲明的副本時，我非常驚訝。」泰唔士報社的法務主任阿
拉斯泰爾‧布瑞特（Alastair Brett）在威克菲爾德於華盛頓特區發表聲明

的同一天，聯絡小報社。「你們的聲明顯然是為了《星期日泰唔士報》刊登的報導內容而向威克菲爾德道歉。」

事實上，威克菲爾德確實曾經主張我們誹謗他。後來，威克菲爾德想要採取行動。我的第一份報導報告引發英國政府的衛生大臣致電醫學總會，要求他們進行調查。醫學總會是英國所有醫師的主管單位。威克菲爾德駕輕就熟地主張他「非常歡迎」調查，事實上，他「堅持」醫學總會必須調查。但是，醫學總會的官員採納威克菲爾德的意見，開始針對我的第一次報告進行調查時，威克菲爾德立刻要求凍結關於他的法律訴訟。他以為，這種方法就能讓他告訴自己的支持者，他遭到控告，但不需要實際進行法律訴訟。

於是，我們將他帶到法院——我和第四頻道——強迫他表達意見，或者乾脆閉嘴。如果威克菲爾德主張要控告我們，他媽的，他應該立刻控告我們。我絕對不願意接受他對我的任何抹黑指控。因此，事實上，我們不只沒有向威克菲爾德道歉，他在華盛頓發表勝利宣言的七天之後，我們甚至贏得第一次的裁決。英國法院命令威克菲爾德必須提出訴訟。

三個月之後，威克菲爾德再度收到法院裁決命令，要求他必須用合適的速度加快相關過程。「顯然的，」法官伊迪先生（Mr. Justice Eady）在倫敦皇家司法院第十三法庭做出裁決：「原告希望藉由誹謗訴訟獲得公共關係利益、恐嚇其他的批評者，刻意讓自己不必負擔訴訟，也不需要提出證明自己的實質辯護。」

醫療保護協會（Medical Protection Society）支付威克菲爾德的法律訴訟支出，醫療保護協會的本質其實是一間保險公司。我個人也受到第四頻道工作合約的保障，但是，我還是付出了將近十八個月的時間，幾乎保持全職處理的專注力。我必須向法律團隊進行無數次的會報。雙方製作數百份文件的索引，並且相互交換文件。在實際見到法官之前，我們還要與

律師開會，舉行聽證會。雖然威克菲爾德後來宣稱他從來沒有看過我的個人網站，但我還是收到他的律師團隊送來的恐嚇信——有些甚至是由穿著皮衣和戴著機車安全帽的男人送到我的家中——警告我將面對無法承受的損失。

自閉症和亞斯伯格症

我的新聞生涯可以濃縮為兩個報導。第一個是調查默克藥廠的萬絡（Vioxx），我用了六到七個星期的時間。我還記得其中五天待在公共紀錄辦公室，用尺作為輔助，閱讀一欄又一欄的死亡紀錄，想要尋找一位七十多歲的男性，他因為藥物不良反應喪生，但他的名字在報導中遭到匿名處理，只有縮寫 K.W.

我終於找到他了。

於是我在報紙頭版報導寫著：

萬絡在英國造成的死亡人數可能已經超過兩千人。

在第五版則是「特別調查」：

萬絡藥品的受害者身分遭到隱瞞。

我另外一次成功的調查報導則是替第四頻道拍攝的影片，這次調查的名字是《出錯的藥品審判》（The Drug Trial That Went Wrong）。主題是一個單株抗體的實驗，編號名稱是 TGB1412，導致試驗者承受差點死亡的傷害。影片中的高潮是我在波士頓四季飯店的豪華走廊中追逐應該負責的製藥公司老闆，場景就像我在印地安納波里斯追逐威克菲爾德。

我知道威克菲爾德的法律訴訟案永遠不會真的進行。私底下，此事讓

我非常困擾。在倫敦，上一次聖戰士提出誹謗訴訟，主角是一位說謊的歷史學家，大衛・艾文（David Irving），他控告紐約作家黛布拉・利普斯塔特（Deborah Lipstadt）以及企鵝出版影射他是希特勒的辯護者。艾文不只輸了訴訟案，利普斯塔特的法律攻防戰甚至變成一部電影，因為法官將艾文稱為「納粹大屠殺的否認者」。

　　但是，二〇〇六年五月的星期二下午，我發現自己不是在浪費時間。我當時在第四頻道委任的維京律師事務所（Wiggin LLC），地點是倫敦的西區，那個辦公室鋪設地毯，採用煙玻璃，還會有人問你「需要咖啡嗎」。我正在用紙杯啜飲博士茶，此時，我們那位令人生畏的傑出事務律師阿馬莉・迪・希爾瓦（Amali De Silva）將一疊巨大的報告影本丟在我面前，原來是威克菲爾德律師團隊提供的資料。

　　我算過，那些文件大概有四十份。每一份文件記錄一位進入馬爾康病房的孩子。每一份文件都是診斷紀錄、醫療歷史、內視鏡檢驗結果、組織病理檢驗結果，以及血液檢驗結果。令人喪氣的是，報告文件的文字已經進行黑色油墨處理，病患的名字與出生日期都被刪除，資料對我來說毫無用處，因為我無法將其中任何一份報告連結至任何一位出現在論文中的孩童。

　　但是，我開始翻閱第一份報告，看見報告內容的其中一個名字，差點將博士茶噴在報告上。連結法庭訴訟的相關人物清單、新聞報導，以及其他資料來源之後，我已經知道《刺胳針》論文所有十二位孩童的身分，在我手中的報告是一位五歲的男孩，他的名字在論文中匿名處理為「六號孩子」。某個人忘了在病理學報告中刪掉他的名字，而且整疊文件的所有報告都是如此。

　　彷彿自動提款機出現問題，將鈔票倒入我的購物袋，對於此種問題，我深表感謝。雖然有些資料找不到——包括二號孩子和四號孩子——但是，

這些就是導致全球疫苗恐慌計畫背後的蒐集資料。根據我個人所知（如果我的資訊有誤，歡迎糾正），沒有任何一位記者可以在生物醫學研究中取得此種觀察機會。

　　這是對於威克菲爾德在華盛頓盛大演出的美好報仇，時機也很好。當時，威克菲爾德剛開始享受舒適的生活。為了他自己和家人——卡梅爾，以及四名孩子（十七歲、十五歲、十一歲，以及九歲）——威克菲爾德在那個月購買了一間適合自己風格的房子，能夠眺望德州的鄉村山丘景色。那間房子雖然沒有羅馬風格的大門或者僕人寢室，卻在奧斯丁西部佔地五英畝，擁有西班牙風格的門廳、大理石地板、四間起居室、六間浴室，以及六間全套衛浴。威克菲爾德還有遊戲室、健身房、游泳池，以及熱浴缸。

自閉症加上疫苗，就是大筆金錢。

　　六號孩童雖然不是「前哨案例」或者「最有說服力的案例」。但是，他的母親非常可疑。六號女士和二號女士一樣，她在《新聞之夜》的節目播出之後致電聯絡威克菲爾德。六號女士也是潔姬・弗萊契 JABS 團體的「創建者」以及「女發言人」。在華盛頓國家廣場「道歉」活動的四個半月之前，六號女士和二號女士共同擔任縝密照護之家中心的發言人。兩位母親一起加入了縝密照護之家中心。

　　我手上的報告來自威克菲爾德前導研究的資料庫（由皇家慈善醫院的一位研究護理師負責維護）。報告的內容大多是醫療資訊的問答紀錄，將答案填寫至已經有特定標籤的表格方塊中。我翻到六號孩童報告的第三頁，上方的標題是「摘要」。

　　標題下方是一個單行問題，詢問小孩「最初的發展情況」是否「正常」。為了主張接種疫苗會導致人體傷害，這個問題非常重要。我知道《刺胳針》論文的資料沒有問題。在「研究方法」和「詮釋」的段落，論文內容都強調十二位「過去正常」的孩童，「發展歷史也非常正常」。

　　但是，六號孩童的起點非常艱辛。「初期發展是否正常？」報告如此詢問，而回答也非常直率。

不正常。

　　資料內容看起來對我很有幫助。我並未因此停止查閱，因為，就在下方三英寸處，有一個六英寸寬的表格，直接證明了威克菲爾德行為的核心問題。這個表格的標籤採用粗體字，寫著「初期診斷」，答案則是：

亞斯伯格症候群。

　　在此頁下方，則是「目前診斷」。

亞斯伯格症候群（非常可能）。

　　我不需要重新核對。我確定《刺胳針》的十二位孩童論文沒有提到任何一位孩童案例罹患亞斯伯格症候群。根據該篇論文第二個表格的第二個欄位——「行為問題診斷」——八名孩童被診斷罹患「自閉症」、一名孩童是「自閉症？兒童期崩解疾患？」、另外一名則是「自閉症類群障礙」，還有兩位孩童則是「腦炎？」

　　亞斯伯格症出現於二十世紀晚期，在二十一世紀初期時，已經不是關注焦點（至少小兒科專業人士認為如此）。一九七〇年代，世界衛生組織將自閉症歸類於「孩童精神疾病」。一九九二年時，新的思維出現，揭露所謂的「廣泛性發展障礙」（Pervasive developmental disorder）。孩童自閉症是其中一種發展障礙，亞斯伯格則是另外一種發展障礙，兩者的編號分別是 F84.0 以及 F84.5。「崩解疾患」（出現於年長孩童）則是 F84.3，如果無法確定發展障礙的類型（通常都是如此），自閉症類群障礙就會成為常見的詞彙。

　　雖然以上的內容只是業餘人士的閒聊,或者是醫學新聞的簡短摘要,但重點在於,世上所有小兒科專家都會知道,亞斯伯格症是一種獨特的診斷。「廣泛性發展障礙,」澳洲教授沃克─史密斯在回憶錄《長久的記憶》中解釋:「包括罹患自閉症,以及罹患自閉症類群障礙和亞斯伯格症候群的孩童。自閉症類群和亞斯伯格症候群的孩童並未出現語言發展延遲現象,語言發展延遲現象則是自閉症的主要特色。」

　　威克菲爾德知道此事。他在其他地方也經常提到兩者的分別。紐奧良研討會的論文摘要,威克菲爾德報告三十名孩童檢驗結果(我在和《刺胳針》期刊的會議中使用了相關數據資料);繳交給法律援助委員會的臨床和科學研究報告;在加州沙加緬度和家長對談的研討會上;在伯頓舉行的國會聽證會,宣誓自己將訴說真相;在縝密照護之家的網站;在控告我和第四頻道的法律訴訟文件中;在上述的所有場合,威克菲爾德都能夠正確區分自閉症和亞斯伯格症。

　　「亞斯伯格症有一個與自閉症截然不同的基礎層面,」威克菲爾德曾經在一本書中解釋:「亞斯伯格症的患者依然能夠正常獲得語言能力,亞斯伯格症的診斷則是判斷患者是否擁有符合正常年齡範圍的認知能力。」

　　亞斯伯格症完全不像二號孩子或四號孩子面對的挑戰。正如我在巴西聖保羅採訪荷西‧薩魯馬歐‧史瓦茲曼(約翰‧威爾森對於百日咳、破傷風,以及白喉三合一疫苗論文的共同作者)時,他曾解釋道:「我們每天都會有這種經驗,我們告訴孩子的父親:『先生,你的孩子出現亞斯伯格症候群的特質。』那位父親則說:『不,醫師,他只是很像我。』」

完整未刪減的紀錄報告

　　我在維京律師事務所取得的報告,內容非常完整,我甚至可以知道誰

負責診斷六號孩子。報告第三頁的一個欄位列出兩位小兒科醫師的名字。第一位是在一間孩童醫院的孩童發展科任職的主任醫師，醫院在倫敦南方，距離大約五十英里。第二位則是在首都某間旗艦級醫學中心任職的小兒發展科主任醫師。診斷報告回到皇家慈善醫院之後，並非發展專業的小兒精神科醫師馬克‧貝瑞羅維茲，他曾經在中庭舉行的活動中站在威克菲爾德身旁發言，則是同意上述兩位專業醫師的診斷。

隨著手上的茶逐漸變涼，我發現威克菲爾德——一位不屬於臨床領域的成人腸道疾病學術研究人員——竄改了小兒科醫師的診斷。

他為什麼這麼做？他為什麼不這麼做？他詳細記錄檢驗的數據資料，只要竄改小兒科醫師的診斷紀錄，就能夠讓他提出的「症候群」更有說服力。該篇論文宣稱一群孩子出現「發展退化症狀」，或者，用威克菲爾德律師團隊的說法，「十二位孩童構成集群的醫療歷史和臨床發現，這個集群持續出現退化性自閉症以及腸道症狀」。但是，亞斯伯格症候群（在美國則是亞斯伯格「疾患」），有極為重要的差異——亞斯伯格症候群不像自閉症——亞斯伯格症候群沒有可以辨識的「退化」類型。

閱讀《刺胳針》論文的小兒科專家很快就會注意這個重點，並且發現某些事情不對勁。「沒有退化型亞斯伯格症。」加拿大蒙特婁麥基爾大學（McGill University）心理治療學系的主任艾瑞克‧馮伯尼（Eric Fombonne）後來告訴我：「在自閉症中出現的退化類型，幾乎完全不會出現在亞斯伯格症。」

我繼續閱讀手中的報告——跳過六號孩子的「感染和疫苗歷史」——到了第五頁的「不良反應」。在此處，資料庫的報告又出現矛盾衝突——不只不符合《刺胳針》論文出版時提到的疫苗不良反應，甚至不符合六號孩子母親的說法。

在報告中，來自六號女士本人的描述不多。但是，六號女士本人在

其他場合多次提到自己的兒子，記憶非常鮮明而且一致。「在接種麻疹腮腺炎德國麻疹疫苗的幾個小時之內，他開始出現高音調的尖叫聲並且發高燒。」舉例而言，六號女士曾經告訴一位法官，就在理查‧巴爾的法律訴訟案瓦解之後：「我甚至發現他的行為就像野生動物，這是我唯一能夠形容他的方法。接種疫苗之後，如果任何人觸碰他，他就會尖叫，而且日日夜夜都在哭泣。」

　　六號女士也將同樣的說詞告訴自己的選區議員：「高音調的尖叫聲」以及「退化型自閉症」。後來，在網路廣播節目上，對於兒子接種麻疹腮腺炎德國麻疹疫苗的經驗，六號女士提供了更多細節，而她的兒子接種疫苗的年紀是十四個月大。「那天下午，我帶他接種疫苗，幾個小時之後，我們回到家，他開始出現高音調的尖叫。」她說：「就像貓的尖叫。我現在還會聽見那種聲音。我會被他的尖叫聲叫醒。」

　　然而，詭異的是，接種麻疹腮腺炎德國麻疹疫苗的反應並未記載於報告第五頁的表格。報告的內容顯示，六號孩子接種疫苗的一個星期之後出現「發燒」、「持續發冷與疹子」。據說這個情況持續兩個星期，但沒有標記時間點或者其他特定細節，只有「行為變得具攻擊性」。

　　六號女士絕對不會遺忘在她夢境中出現的可怕尖叫。孩童發出尖叫聲是已經獲得承認的疫苗反應，甚至寫在疫苗的說明書上（用語是「持續尖叫」），並且列為罕見的反應現象。來自美國加州和馬里蘭州的一個研究團隊計算了數據，將結果發表於權威期刊《小兒科》（Pediatrics）上，研究樣本數據將近一萬六千次接種疫苗。他們發現，其中四百八十八位孩子在接種疫苗的四十八小時之內出現持續尖叫，十七位則是「高音調的不尋常哭泣方式……通常會被家長描述為高音調的尖叫聲」。

　　上述的描述符合六號女士的故事。完美的描述，但唯一的缺點在於：疫苗的說明書以及《小兒科》期刊論文探討的疫苗，不是麻疹腮腺炎德國

麻疹疫苗，而是另外一個完全不同的疫苗。尖叫是百日咳、破傷風，以及白喉疫苗的已知反應，在勒夫戴的法律訴訟案曾經提出，媒體報導甚至也有描述，例如《泰唔士報》於一九八七年十月提到：

在第三次接種疫苗之後，嬰兒持續尖叫兩天，
不是一般的哭聲，而是高音調的尖叫聲。

「高音調的尖叫聲確實是百日咳、破傷風，以及白喉疫苗的特有反應。」大衛・薩利斯布瑞確認了這個事實。他曾經是政府官員，現在已經退休。當初英國政府停止使用特定品牌的疫苗時，威克菲爾德曾經致電聯絡他。「如果有人說他們的孩子接種麻疹腮腺炎德國麻疹疫苗的四十八個小時之內出現高音調尖叫，我認為，他們如果不是捏造，就是在什麼地方讀到相關資訊。高音調尖叫是百日咳、破傷風，以及白喉疫苗的典型反應。」

我記得「高音調尖叫」，就像我記得「十四天之內」。以上都是控告百日咳、破傷風，以及白喉疫苗的核心重要議題，令人難以忘記。但是，正如約翰・威爾森當年提出的「十四天時間」進入了威克菲爾德的理論，在六號孩子母親的詮釋中，獨特的高音調尖叫也變成了不同疫苗出現的反應。

如果你不懂科學，很容易出現這種失誤。你可能不知道疫苗之間的差異。百日咳疫苗，在那個時代，其實是一種非常粗糙的產品：疫苗的成分是被福馬林殺死的巨大完整細菌細胞。因此，我們已經知道百日咳疫苗會在幾個小時之內發生反應。但是，麻疹疫苗（正如腮腺炎疫苗以及德國麻疹疫苗）是「活病毒」疫苗，疫苗的成分幾天之後方能在接種者的人體組織中成長，隨後才會產生效果。

《刺胳針》的十二位孩童論文並未提到尖叫。然而──正如這個故事

的發展，一切都會愈來愈詭異——六號孩童檢驗報告的其中一個表格卻提到尖叫。這個事實讓六號孩子母親的回憶變得更為神祕，報告內容還提到一個事件——發生在六號女士知道威克菲爾德之前——據說是接種麻疹腮腺炎德國麻疹疫苗的十個月之前，六號孩子當時只有四個月大。

第三次接種百日咳、破傷風，以及白喉疫苗，六號孩子的母親描述他發生過度哭泣的情況，而且在接種疫苗的五分鐘之後出現高音調的尖叫。這種情況持續了十二個小時。

因此，根據報告內容顯示，六號孩子產生異狀的疫苗顯然是百日咳、破傷風，以及白喉疫苗，不只是威克菲爾德竄改六號孩子的診斷紀錄，六號孩子的母親也修改了造成問題的疫苗。

在迪·希爾瓦放在桌上的資料中，還有更多重要資訊。我將我的感受告訴她，以及第四頻道的執行主管，他們希望讓威克菲爾德接受法律審判。我們同意，現在最需要的就是取得法官的命令，要求威克菲爾德提出十二位孩童完整未刪減的紀錄報告，於是我們向法官提出申請。

六號女士在法院上想要阻止我們。但是，伊迪法官反駁她的意見。「我不會讓家長決定控辯雙方誰可以擁有何種文件。」那年的十一月，伊迪法官坐在十三號法庭的椅子上表示：「我認為，相關醫療紀錄是重要的文件。」

因此，在二〇〇七年的一月二日星期四，文件終於出現了。我回到維京律師事務所的辦公室，閱讀兩個大型厚重板條箱子中的醫療紀錄——一位律師在桌子旁邊監督我的行為。

我在那天得到一個結論，威克菲爾德已經完了。但是，我無法告訴你，我究竟看到什麼，才會有這種結論。因為，現在送來的文件不像遭到惡劣刪減的報告（在美國，這些刪減報告已經不受保護，因為威克菲爾德在德州控告我，但再度失敗，而他的目的只是為了可以告訴別人，他正在控告我），完整的醫療文件紀錄必須保密。

　　我不知道事情會如何發展。但是，當天晚上回家的時候，我已經研究過孩童的醫療紀錄報告，感受法律訴訟案件的單調沉悶。我現在不只知道關於那篇論文的眾多祕密，在上個星期，我還在《星期日泰唔士報》刊登了一次獨家報導，揭露威克菲爾德和巴爾交易得到的鉅額祕密金額。

麻疹腮腺炎德國麻疹醫師獲得法律援助委員會數千英鎊。

　　這篇報導幾乎填滿第十二版，還有相關圖片照片。

　　但是，我回到家，勉強趕上晚間六點的新聞時，我的家用電話響起。迪‧希爾打電話給我。我坐在維京律師事務所閱讀醫療紀錄時，威克菲爾德的律師團隊已經發出停止訴訟通知，威克菲爾德不再主張我的新聞報導內容誹謗他，並且同意支付我們的訴訟費用。

第二十三章

芝麻街

一群內科醫師的誤導

一位小女孩正在等待自己最喜歡的電視節目。她的目光無法離開螢幕。她知道，在任何時間，音樂都有可能響起，大鳥以及餅乾怪獸就會出現在他們經常出現的地方。她是拉丁美洲裔的小女孩，有著一頭黑色的頭髮，焦慮地在堅固的嬰兒椅上伸懶腰。她的名字是蜜雪兒·席迪歐（Michelle Cedillo）。

小女孩的母親特瑞莎（Theresa）從鏡頭看著她，磁帶正在錄影。透過相同的鏡頭，我也在觀察她，只是時間和地點都不一樣了。在原本錄影地點的東方二千五百英里處，時間則是將近十二年之後，我坐在古典風格的深櫻桃色雄偉建築，霍華德·馬基國家法庭大樓（Howard T. Markey National Courts Building）的二〇一室，就在美國白宮周圍的綠色區域之中。

今天的主題為「疫苗法庭」——美國聯邦索賠法院的其中一個分支項目——現在則是要評估威克菲爾德提出的主張。在這間宛如冬石寒冷的法庭廳院，我身邊坐著律師、專家，以及民眾，我們面對一扇推欄，還有一

個升高的鑲板座椅，三位裁決者（adjudicator）或稱「特別主事官」（special master）坐在那裡，凝視著螢幕。

正如「十四天」以及「高音調的尖叫」，這個疫苗賠償法庭也是百日咳、破傷風，以及白喉疫苗危機留下的遺產，隨著國家廣播公司播出《疫苗輪盤》節目之後，法庭系統在一九八二年四月引進美國。美國的訴訟文化遠遠超過約翰‧威爾森的想像，這個法庭計畫也刺激了宛如雪崩的訴訟案：一九八一年四月只有三個訴訟申請，四年之後，每年的訴訟案超過兩百件。大多數的藥商已經放棄生產疫苗，到了一九八六年十一月，當時的美國總統羅納德‧雷根簽署了一項法案，將相關訴訟的爭議交給聯邦政府的特別主事官裁定，並且推行「非責難補償計畫」（no-blame compensation scheme）。

自從十二位孩童的研究論文問世之後——時間已經是九年前了——美國將近五千戶家庭受到號召加入法律訴訟，律師團隊選擇蜜雪兒作為領導案例。她就是美國版的二號孩子。律師團隊相信，蜜雪兒是最好的檢驗案例，能夠證明一個永遠不變的主張：麻疹腮腺炎德國麻疹疫苗中持續生存的麻疹病毒造成自閉症的大流行。

電視節目的音樂響起，蜜雪兒有了反應。一個溫柔的法國腔調聲音提出冷靜的引導，讓法庭內的所有人知道應該要注意哪些重點。「在影片中，各位可以看見蜜雪兒非常喜歡《芝麻街》。」在二〇〇七年六月舉行的十二天聽證會中，蒙特婁的自閉症專家艾瑞克‧馮伯尼於第六天出席，提供專家證據。「蜜雪兒非常興奮。我們都可以看出她的情感洋溢——還有手部動作，例如拍手以及其他典型的動作。」

威克菲爾德逃脫他主動提告的誹謗訴訟已經過了六個月，但是，他提出的疫苗主張已經成功進入這個法庭。這次的訴訟案名稱是《席迪歐控告衛生和人力服務部部長》（Cedillo vs Secretary of Health and Human

Service）。衛生和人力服務部部長必須代表政府支付所有可能的合理賠償。如果蜜雪兒勝訴，根據美國司法部員工的計算，賠償金額將高達一百五十億美元。

蜜雪兒的母親特瑞莎在一九九七年第一次聽見威克菲爾德的名字，當時威克菲爾德初次出現在伯納德‧瑞蘭德的期刊《國際自閉症研究評論》封面。隨後，在一九九八年十二月（理查‧巴爾提出法律訴訟的兩個月之後），特瑞莎在疫苗賠償法庭計畫提出訴訟，主張她的女兒是疫苗的受害者。

特瑞莎非常相信十二位孩童的研究論文，也終於在二○○一年十月於美國聖地牙哥見到威克菲爾德。就像珍‧強森前往縝密照護之家的旅程，特瑞莎也參加了瑞蘭德舉行的立刻打敗自閉症系列研討會——充滿魅力的英國醫師威克菲爾德在研討會上發表演講。威克菲爾德告訴與會的家長，他發現了「自閉型小腸結腸炎」，而且已經找到原因。特瑞莎站在研討會場的後方傾聽。威克菲爾德離開會場時，特瑞莎衝向他。

在法院聽證會第二天的交互詰問中，特瑞莎證明那次的接觸如何開花結果。「妳是否與威克菲爾德醫師進行電子郵件通訊？」代表美國司法部的律師琳恩‧理查德拉（Lynn Ricciardella）詢問特瑞莎。

「是的，我和他確實有電子郵件通訊。」特瑞莎坐在證人席回答。證人席的椅子介於欄杆和律師桌之間。特瑞莎是一位令人印象深刻的女士，當時的年紀為四十五歲，戴著眼鏡、巨大的耳環，還有一頭蓬鬆的黑色捲髮，看起來嫻熟世事，非常酷，就像二號女士。

「大約來回幾封電子郵件？」

「天啊，我不知道確切數字。」她說。

「超過十封電子郵件？」

「是的，超過十封。」

「超過五十封電子郵件？」

「可能超過一百封電子郵件，但低於一百五十封。」

坐在嬰兒椅上的女孩——特瑞莎的唯一一位孩子——出生於亞利桑那尤馬（Yuma）家中附近的醫院，距離墨西哥國境只有二十分鐘的車程。出生那天，蜜雪兒接種了 B 型肝炎疫苗——時間是一九九四年八月三十日——一個月之後，接種第二劑疫苗。

蜜雪兒滿兩個月時，又接種另外三個疫苗，包括百日咳、破傷風，以及白喉三合一疫苗加上 b 屬嗜血桿菌（兩者都是注射），以及口服小兒麻痺疫苗。隨後，蜜雪兒在十二月接種相同的疫苗，在隔年三月完成第三劑的 b 屬嗜血桿菌疫苗。一九九五年九月，蜜雪兒接種水痘疫苗。一九九五年十二月二十日，蜜雪兒十五個月大時，接種麻疹腮腺炎德國麻疹疫苗。

蜜雪兒的疫苗接種時間其實是美國當時的典型疫苗接種方式。她的家長主張，所有的疫苗都對蜜雪兒造成傷害。特瑞莎和她的丈夫麥可‧席迪歐藉由律師表示，硫柳汞，也就是以水銀作為基礎製作的疫苗保存劑（在那個時代，b 屬嗜血桿菌與百日咳、破傷風，以及白喉三合一疫苗都採用此種保存劑），造成蜜雪兒的免疫系統問題，因而讓她受到麻疹腮腺炎德國麻疹疫苗中的活體病毒傷害。

該場聽證會的基礎是特瑞莎等人提出的主張。但是，在聽證會上，硫柳汞議題卻被擱置在旁。無論其他疫苗是否造成蜜雪兒問題的基礎，她的律師團隊主張，「最關鍵的證據」就是都柏林昆恩女性醫院檢驗的腸道樣本組織是否有麻疹病毒。

「有一個關鍵的事實指控。」主持的特別主事官小喬治‧哈斯丁斯（George L. Hastings Jr.）解釋道：「所有陳情者的因果理論都取決於一個檢驗的可信度，而這個檢驗據說可以在蜜雪兒以及其他自閉症孩童的生物樣本組織中，找到麻疹病毒持續生存的證據。」

　　威克菲爾德也被列為該次聽證會程序的明星證人。由於約翰・歐利的檢驗結果是本次訴訟的核心，你或許會期待歐利和威克菲爾德都在現場。他們可能會譴責數百萬名孩童接種的疫苗。但是，兩人都沒有出席。

　　威克菲爾德和歐利都知道，他們真正的證據只是一張白紙，名符其實的一張白紙。文件的日期是二〇〇二年三月十五日，標題則是「麻疹病毒檢驗報告」。簽名單位是歐利的「單一基因」公司（一年以前，威克菲爾德辭去該公司的總監職位），文件中有蜜雪兒的名字、家長的身分編號，並且主張：

麻疹病毒檢驗為陽性。

　　沒有任何證據顯示蜜雪兒體內的麻疹病毒（倘若真的存在）來自疫苗。他們沒有提供病毒株或者分子序列，也沒有任何文件仔細說明檢驗方法──他們採用一臺儀器，但儀器的製造商警告購買者，這臺機器「不能用於診斷程序」。

　　還有其他的細節。都柏林的實驗室主張，他們尋找麻疹病毒的 F 基因列（從病毒本身延伸的編碼型小腫塊）。從蜜雪兒結腸取得的樣本，據說取得了「令人滿意的檢驗結果」。歐利使用的 7700 儀器上的蘋果電腦也呈現以下的報告：

$$1.67*10^5 \text{ copies/ng total RNA}$$
（共有 1.67*10^5 份／奈克的核糖核酸）

　　得知這個資訊之後，特瑞莎覺得放鬆了。特瑞莎的想法獲得了證實，正如二號女士的兒子在漢普斯特德接受內視鏡檢查時，二號女士在內視鏡檢查室的螢幕上看見淋巴結狀細胞增生時的感受。

　　「我無法承受。」特瑞莎告訴三位特別主事官。「因為真相已經確認

了——確認我們的想法——確認我們在女兒身上看到的問題。」

　　但是，對於具備長期處理麻疹病毒經驗的科學家而言，歐瑞實驗室的檢驗無法確認任何事情。1.67*10^5 份的病毒數量，代表一公克的核糖核酸分成一億個單位，檢驗出十六萬七千次的病毒粒子，顯示檢驗個案可能遭受完全感染。

　　「這個檢驗數字可以用來預測，在迴腸的這個區域，所有的細胞都遭到感染，並且持續生產核糖核酸。」約翰・霍普金斯大學布隆伯格公共衛生學院（Johns Hopkins Bloomberg School of Public Health）分子生物學系的系主任戴安・葛瑞芬（Diane Griffin）在呈交給美國司法部的報告中如此寫道。葛瑞芬認為，昆恩女性醫院實驗室的數據「非常可疑」，並且「在生物學上沒有可信度」。

　　同時，伯圖思・瑞馬，北愛爾蘭女王大學生物醫學科學的系主任，他曾經在巴爾那次失敗的法律訴訟中提出報告，現在也針對這個案例表達評論。他認為，如果蜜雪兒的組織有如此大量的病毒，她的細胞將會「充滿」麻疹病毒的核糖核酸，沒有生存空間留給維持生命的細胞。

　　席迪歐案的專家對此沒有回應。他們在分子層面還有更多必須處理的問題。雖然法院的裁定通常完全採納實驗室的檢驗結果——範圍從產品責任評估到是否在藥物或酒精影響之下駕駛——但是，美國司法部聘請的律師團隊已經看到我針對昆恩實驗室爭議提出的新聞報導。

麻疹腮腺炎德國麻疹疫苗的研究數據引發新質疑

　　報導內容一共九百字，刊登於第十一版。

　　我向他們提供文件資料（這是我的公共義務），他們將聚合酶連鎖反應的大師史帝芬・巴斯丁列入專家清單。

　　「一位新聞記者的辛苦付出，才能讓我們注意相關事實。」代表美國

政府的首席律師文森・馬塔諾斯基（Vincent Matanoski），一位身材修長的海軍退役儲備軍人，向陪審團表明那是我的調查報導。

到了這個時刻，巴斯丁已經挖掘更多關於昆恩女性醫院實驗室的數據資料，並且將他的發現帶到華盛頓特區。巴斯丁表示，他修改了昆恩實驗室採用的筆記型電腦設定以及 7700 儀器的檢驗過程，而昆恩女性醫院的工作人員無法順利將核糖核酸轉為基因，卻依然主張儀器成功擴增病毒。巴斯丁也比較放在福馬林的樣本（福馬林是醫院病理學檢驗的標準保存方式）以及尼克・查德維克使用的液態氮冷凍保存樣本。

我非常喜歡巴斯丁的最後一個重點，而且不會太難以解釋。採用冷凍樣本的原因在於，福馬林會破壞核酸，讓分子擴增變得更為艱難。因此，如果使用福馬林樣本，儀器需要進行的循環檢驗次數就會多過於乾淨的冷凍樣本，才能獲得陽性訊號。但是，巴斯丁發現，在歐利的報告中，兩種樣本找到 F 基因的平均檢驗循環次數相同──完全不像「控制組基因」會有的情況。

因此，巴斯丁有了一個結論，他認為樣本感染麻疹病毒的時間是在病理學家完成福馬林程序之後──也就是樣本已經離開孩童的身體之後。

「無論真正的情況如何，都是感染。」巴斯丁告訴哈斯丁斯：「麻疹病毒不可能來自原始的人體組織樣本。」

一群內科醫師的誤導

現場有十七位證人，包括特瑞莎，他們都會提出證詞。特瑞莎的證詞最為令人印象深刻。正如法院所知，疫苗傷害主張的核心要素（必須追溯至斯圖亞特─史密斯法官提出的查核清單以及更大的範疇），就是他們認為接種疫苗和病徵之間有著「時間順序關聯」。在這次的證詞中──通常

都會將母親的證詞視為證據——則是響起《芝麻街》的歌曲。

　　在特瑞莎撰寫的「敘事」中，撰寫時間則是事件發生的多年之後，她原本說女兒在接種麻疹腮腺炎德國麻疹疫苗的十四天之後，開始出現發燒身體不適。後來，特瑞莎又將時間縮短為七天之後。在法院審判開始之前的宣誓證詞中，特瑞莎則說，接種疫苗的「七天或八天之後」，女兒開始出現「無法安撫的哭泣」，除非他們播放《芝麻街》的錄影帶。

　　「我個人盡力回想之後，我認為大約是發燒之後的一天或兩天，也就是一九九五年十二月二十七日，或者一九九五年十二月二十八日。」在交互詰問時，特瑞莎表示。

　　「妳能不能描述蜜雪兒對於《芝麻街》錄影帶的反應？」理查德拉詢問。

　　「錄影帶可以讓蜜雪兒冷靜。」

　　「在這段期間，蜜雪兒是否不再與人互動？」

　　「是的，她的行為能力開始衰退。」

　　這位母親曾說，大約兩個月之後，蜜雪兒出現拍手行為。再過幾個月，蜜雪兒變得內向，即使呼喊她的名字，也沒有反應，如果有人想要抱她，就會被她推開，而且「全神貫注地觀看」《芝麻街》。

　　「妳所說的『全神貫注』是什麼意思？」

　　「蜜雪兒看著《芝麻街》的時候，我想，就像關掉她身邊的所有其他聲音。」

　　蜜雪兒提出的證據與歐利完全不同。我可以在法庭親眼看到證據。講著法語的馮伯尼持續播放特瑞莎的家庭錄影帶，在錄影畫面中，坐在嬰兒椅上以及其他地方的小女孩，確實符合母親的描述。

　　在這個影片中，蜜雪兒對著《芝麻街》的影片拍手。在這個影片中，蜜雪兒對於躲貓貓遊戲沒有反應。在這個影片中，蜜雪兒坐在藍色小馬上

時，身體沒有任何動作，面對彩色球池，蜜雪兒也不想進去遊玩。在生日派對上，蜜雪兒穿著美麗的白色洋裝，母親只能徒勞地呼喊她的名字：「蜜雪兒……蜜雪兒。」我們看見不太尋常的「手指行為模式」，聽見「喉嚨發出的聲音」，看著蜜雪兒盯著輪盤旋轉。

「以上是我觀察多個影片之後整理出來的樣本，蜜雪兒的行為很一致。」馮伯尼確認特瑞莎的說法。「換言之，各位看見的影片，不是刻意挑選的，蜜雪兒的所有影片都顯示相同類型的行為。」

隔天，另外一位自閉症專家坐上證人席，也指出相同的自閉症特徵。馬克斯‧威茲奈瑟（Max Wiznitzer）是一位小兒神經學家，他經營的臨床診所非常忙碌，但他也在克里夫蘭的凱斯西儲大學（Case Western Reserve University）任教。奈茲威瑟在法庭上重新觀看蜜雪兒的影片。「影片中的家長想要讓蜜雪兒念出詞彙，但是蜜雪兒沒有反應。」威茲奈瑟如此評論。「蜜雪兒沒有真正的反應，也無法感受身旁的家長，無論是家長臉上的笑容或者任何事物。」

這種證據是無法否認的。即使我坐在右手邊後方三排的座位上，也能看見醫師們能夠理解上述的證據。影片的力量雖然強大，但有一個缺點：影片的攝影時間是蜜雪兒接種麻疹腮腺炎德國麻疹疫苗之前。馮伯尼以及威茲奈瑟都是政府的證人。錄影帶還有時間標記，拍攝的時間從一九九五年三月二十五日，小女孩接種麻疹三合一疫苗的七個月之前，到一九九五年的十二月十七日，注射疫苗的三天之前。

美國政府藉由提出「證據生產動議」（motion for production）取得錄影紀錄。蜜雪兒的腸道病學醫師在報告中提到影片——這位腸道病學醫師是紐約的一位小兒科醫師，名字是亞瑟‧克里格斯曼（Arthur Krigsman），他替鎮密照護之家進行內視鏡檢驗。蜜雪兒的家人反對聯邦政府的要求，但特別主事官哈斯丁斯駁回蜜雪兒家人的反對。哈斯丁斯有

著一頭梳理整齊的白色頭髮，以及非常相稱的牛仔小鬍子，他曾經是一位稅務律師，也是三名孩子的父親。他主張，錄影帶「將會成為重要的證據」。

哈斯丁斯說的沒錯，錄影帶確實成為重要的證據。不只是錄影帶，還有其他跡象讓眾人開始質疑蜜雪兒家人提起訴訟的目的。醫療紀錄顯示，蜜雪兒滿四個月到六個月時，還沒有辦法笑，滿十一個月之前無法獨立坐著。蜜雪兒的頭部圓周大於百分之九十五的同年紀女孩──除此之外，同樣是在接種疫苗之前──小兒科醫師也在醫療紀錄中寫道，蜜雪兒有社交發展遲緩、語言發展遲緩，以及難以處理的便秘問題。

沒有任何跡象顯示，特瑞莎知道威克菲爾德之前，已經認為女兒的病徵必須歸咎於疫苗。更好的解釋方式──正如我經常發現的真相──就是特瑞莎出現了「循環式的確認原因思維」。自閉症孩童的家長，特別是母親，聽到威克菲爾德的主張之後，依照這種主張詮釋孩童的發展歷史。

巴爾集體訴訟的「鴉片過量」理論徹底失敗之後，特瑞莎的律師團隊不再採用吸毒齧齒動物孩童自閉症的解釋方法，而是主張麻疹病毒直接攻擊蜜雪兒的大腦。美國政府聘請的律師團隊則是回應，如果病毒直接攻擊腦部，通常會造成死亡，並且指出自閉症與麻疹的爆發沒有流行病學的關聯。

特瑞莎的法律訴訟徹底失敗了，就像巴爾的集體訴訟。但是，正如巴爾──以及克絲汀·林伯與他們找來的集體訴訟專家──律師和專家都會獲得公款支付的薪資（每小時的費用大約是三百美金，在訴訟的準備階段不會受到監督），即使特瑞莎一家人沒有任何收穫，只是單純承受了壓力、猜忌，以及痛苦。

三位特別主事官也認為證據非常沉重。悲劇的是，蜜雪兒必定無法獲得任何補償。她現在已經十三歲了，坐在輪椅上進入法庭，穿著寬鬆的居家休閒衣服，配戴巨大的耳罩。對於在現場的我們來說，這是令人感到嚴

肅的畫面。除了自閉症、癲癇，以及認知發展遲緩，蜜雪兒還要承受關節炎，以及視神經創傷。她無法說話，只能藉由管線進食，還會毆打自己的眼窩與下巴。

「對於席迪歐一家人，我深感同情和欽佩。」哈斯丁斯做出裁決時表示：「我也從來不懷疑，無數個自閉症孩童家庭——每天都要面對艱困的挑戰，必須照顧自閉症孩童——同樣需要同情和欽佩。然而，我不能用情感決定訴訟案的勝敗，我必須仰賴證據。」

這次聽證會結束之後，還有兩個檢驗案例，分別是來自佛羅里達的柯頓·席尼德（Colten Snyder），以及來自田納西的威廉·哈索赫斯特（William Hazlehurst）。但是，三個案例的科學分析和證據都是相同的。在特別主事官提出的六百八十頁判決書中，根據我的計算，威克菲爾德的名字一共被提到三百六十次，而他的名聲也被美國法院徹底撕毀，就像中世紀的「吊、虐、殺」之刑。

「即使我完全忽略病理學的證據，拒絕採納錄影帶證據以及排除巴斯丁醫師的證詞，判決也會相同。」在後來公開的一百八十三頁裁決報告中，哈斯丁斯寫道：「不幸的是，席迪歐一家人受到一群內科醫師的誤導，我個人認為，他們應該承擔嚴重的醫學疏失過錯。」

對於一個懷抱大觀念的男人來說，還有什麼事情會比上述的發展更惡劣？

當然還有，才剛要開始而已。

第二十四章

小腸結腸炎

他們還隱瞞了更多資訊

　　從我的第一個報導開始，英國醫學總會的律師團隊一共用了三年半的時間，重新調查我的早期發現，確認相關內容為真，才能控告威克菲爾德、約翰‧沃克—史密斯，以及賽門‧莫奇犯下嚴重職業行為疏失，並且要求他們參加聽證會。還要另外兩年半——加上休庭等斷斷續續的時間——才能解開最後的旅程真相。審判的時間一共是二百一十七天，超過辛普森（O. J. Simpson）訴訟案，當時，辛普森訴訟案是歷史上最有名的案例。

　　原本的計畫是用三十五天的時間完成審判，著重在威克菲爾德的行為失當和詐欺，以及謊稱十二位孩童論文獲得學術倫理委員會的許可。但是，威克菲爾德的兩位腸道病學同志讓審判過程陷入混亂，關於他們在相關事件中扮演的角色，他們持續改變說詞。他們現在主張，孩童接受的內視鏡檢查、脊髓穿刺檢查、斷層掃描，以及其他檢查程序，都是為了照顧孩童健康。

　　對於孩童的家長而言，例如四號女士以及十一號先生，威克菲爾德等人的說法令人驚訝，因為家長就是為了檢驗疫苗造成的傷害，才會將孩子

帶到漢普斯特德。我也非常驚訝，因為在任何一位孩童入院之前，家長委
託的律師事務所已經同意威克菲爾德等人進行檢驗。相關的檢驗就是威克
菲爾德提出的「臨床和科學研究」，成果分為兩篇論文，臨床研究論文和
科學研究論文，都投稿至《刺胳針》，並且提出理查‧巴爾法律訴訟案的
核心命題，也就是「新的症候群」。

　　但是，對我來說，這群臨床醫學專家的策略是一種禮物，彷彿名符其
實地打開一本書，揭露所有資訊。特別是因為沃克—史密斯的律師團隊主
張，所有的檢驗程序都是為了孩童的健康益處，聽證會決定審查——採用
極為細緻的方式——所有的最後診斷結果、疫苗接種結果，以及病徵，內
容涵蓋我曾經在律師事務所閱讀的機密醫療紀錄。

　　這場宛如舞會的審查始於二〇〇七年七月，而且非常精彩。在倫敦優
斯頓路（Euston Road）三百五十號的八層樓玻璃辦公大樓中，引發疫苗危
機的終極資料終於要向社會大眾公開了。我可以像二十年前的斯圖亞特—
史密斯法官一樣，一個接著一個仔細審查孩童的案例。我可以聽見什麼是
真相，什麼不是真相。

　　「我即將開始討論十號孩子，以及皇家慈善醫院的紀錄。」辯方律師
或者檢察官會說出這種句子。在三樓的一間長形法庭房間——管型鋼管的
架子放在藍黃色的地毯上——男男女女伸手翻閱一疊疊的紙箱，每個紙箱
塞滿了三英寸的文件資料夾。根據我的計算，一共有十五疊，一疊有七個
紙箱。我個人認為，祕密就在紙箱之中。

　　紙箱內的資料是一位調查記者的珍貴工具。就在十七張桌子圍繞而成
的空洞方形區域，三位被控告的男人，以及英國醫學總會「適任委員會」
（fitness to practice）的五位成員（三位是專業醫師，另外兩位不是；三
位是男性，兩位是女性）坐在空蕩的地毯上面對面，身邊則是一群律師。
我坐在門邊，努力理解他們說的話，我也是房間內唯一一位記者。

「七號孩子……」他們全部伸手拿出報告。「九號孩子……」他們拿出另外一份報告。日復一日。月復一月。「現在，我想回到十號孩子的案例……」

我的第一個重大突破出現在第三十二天，九月十四日星期二。坐在我前方證人席的是一位非常有活力的顧問醫師蘇珊・戴維斯，她在相關檢驗計畫中負責領導其他病理學專家。她的名字原本並未出現在《刺胳針》論文的初稿，但在第一次投稿到中庭活動發表另外一個版本的這段期間，戴維斯被列為共同作者。

戴維斯立刻開始解釋她的部門採用極為謹慎的方式處理腸道組織。他們從每個腸道組織切下一段，染色之後放置於載玻片上，由兩位醫師使用雙人雙眼顯微鏡進行檢驗，記載於報告中，報告列印完成之後，兩位醫師都要簽名，並且在每周會議和臨床醫學專家討論，最後歸檔於病患的醫療紀錄中。

病理學家著重於尋找發炎細胞的總數是否過量──一般而言，人體都會有發炎的細胞，控制在合理的範圍之內──最重要的是，他們想要在大腸和小腸的上皮組織和看起來像是坑洞的腺窩尋找受損或者扭曲變形的跡象。

戴維斯順利提出證詞，沒有過度刺激的內容。但是，十二點半之後，早上的咖啡休息時間結束，他們從紙箱取出二號孩子的檔案夾，翻至二六四頁。首先是讓威克菲爾德、沃克─史密斯，以及莫奇感到振奮的報告──他們當時甚至曾經大喊「太好了！」──因為他們發現八歲的二號孩子罹患了克隆氏症。隨後是第二份報告，威克菲爾德等人的振奮逐漸消失，報告認為二號孩子可能只是出現食物不耐症。

我發現兩份報告的結論改變了，但是《刺胳針》論文並未提到此事。隨後，法庭桌上放著更多的報告，律師和證人之間開始交換言詞，就像網

球比賽時，雙方選手輪流擊出高吊球。「發炎細胞並未增加。」我聽到他們在說：「沒有檢驗異常。」

正如多年前《刺胳針》論文的第一個表格內容所示，威克菲爾德提出的症候群，第一個仰賴的基礎是在罹患自閉症的孩童身上發現「慢性非特異性潰瘍」──大腸的發炎疾病。表格上提到的第二個基礎則是「淋巴結狀細胞增生」：穿過迴盲瓣之後發現的可怕腫脹腺體，讓多位孩童的母親覺得震驚。威克菲爾德結合了兩個基礎，提出「小腸結腸炎」──在小腸發現發炎疾病，同時在大腸也出現潰瘍。

「小腸結腸炎，」訴訟結束之後，一位消息來源人士告訴我：「讓腸道病學家非常振奮。」

《刺胳針》論文主張小腸結腸炎是一種「獨特的疾病發展過程」，想要將小腸結腸炎結合至麻疹腮腺炎德國麻疹三合一疫苗。論文的表格內容顯示，十二位接受檢驗的孩童中，十一位出現慢性潰瘍，十位孩童的迴腸出現腫脹腺體。該篇論文用以下文字摘要說明相關發現：

　　本文描述發展問題孩童出現的潰瘍與迴腸淋巴結狀細胞增生模式。

但是，在那個星期二上午的其餘時間，以及下午的時間，現場的律師都在向戴維斯說明相關報告，而那些報告其實來自於戴維斯本人率領的醫院部門。大多數的報告都無法符合《刺胳針》論文的內容。一次又一次，《刺胳針》論文發現疾病之處──使用艱澀難懂的「非特異性潰瘍」作為表示──戴維斯部門提出的報告都只有無趣的日常發現，而這些報告具備非常重要的法庭醫學地位。

　　大腸類型黏液符合正常的組織現象……

　　出現極為微小的發炎情況改變，可能是人為檢驗造成的差異……

　　沒有顯著的組織異常現象……

　　沒有人體內部構造的異常現象；發炎細胞並未增加……

擔任聽證會專家證人的小兒腸道病學教授伊恩‧伯斯（Ian Booth）提出的評估報告，和威克菲爾德等人的報告之間，有著非常驚人的差異。根據伯斯的觀察（我在自己的座位上親耳聽見），他無法排除威克菲爾德等人有「科學詐欺」的嫌疑。

「在六個案例之中（三號、四號、八號、九號、十號，以及十二號孩子），結腸組織報告為正常，但在《刺胳針》發表的論文中則是列為潰瘍。」伯斯在一份文件中如此表示，我後來藉由威克菲爾德的一位合作對象取得該文件。「在兩個案例（二號以及五號孩子）中，臨床病理學的報告提出微小的組織異常現象，但在論文中則是呈現為更為誇張而且不合真相的描述。」

舉例而言，四號孩子是威克菲爾德認為「最有說服力」的早期案例，而四號孩子在論文中被列入表一，標示為「慢性非特異性潰瘍」以及「迴腸淋巴結狀細胞增生」。但是，法庭現場的人員向適任委員會的成員大聲宣讀醫院的報告（因為我的調查，醫院的檢驗報告經過獨立的同儕審查），檢驗結果為正常。

病理學家在孩子身上沒有發現病理現象。

（1）小腸類型黏膜的檢驗結果確實有淋巴濾泡。

（2）－（8）大腸黏膜，有些附著於黏膜肌層，沒有結構扭曲的跡象，固有層的發炎細胞沒有增加。淋巴濾泡的生發中心出現在許多組織樣本中。沒有發現隱窩炎或者隱窩濃瘍。上皮組織完整。沒有發現肉芽腫、寄生蟲卵，或者寄生蟲。

評論：大腸以及迴腸末端沒有組織異常現象。

醫學總會聘請的首席律師是一位身材苗條、金髮，穿著黑色服裝的女王御用大律師，名字是莎莉‧史密斯（Sally Smith）。史密斯要求戴維斯描述第一次看見十二位孩童研究論文時的反應。

「妳第一次閱讀《刺胳針》論文時，對於文章中使用的醫學術語，整體而言，有什麼觀點？」

「對於他們使用『潰瘍』一詞，我確實有疑慮。」

「首先，妳對於『潰瘍』一詞的理解是什麼？」

戴維斯停頓了一會兒，整理自己的思緒。「以我個人而言，我看見急性發炎，或者能夠代表特定診斷結果的改變模式時，才會使用『潰瘍』一詞。在我的印象中，那些孩子並未在間歇的發作現象出現此種情況，對於應該如何使用『潰瘍』一詞，我確實有一種明確的方式。」

「妳剛剛說到有疑慮。妳的疑慮究竟是什麼？」

戴維斯再次停頓。「好的。」又是一次停頓。「正如我方才的解釋，我的疑慮主要就是他們使用『潰瘍』一詞。」

我開始查詢檔案夾中的診斷資料。我認為，戴維斯確實該有疑慮。「從現有的報告以及病患情況判斷，整體而言，」比利時魯汶天主教大學（Catholic University of Leuven）的凱瑞・吉伯斯（Karel Geboes）是歐洲最受尊崇的其中一位腸道病理學專家，關於威克菲爾德一案的所有報告（除了來自美國的那位孩子），他的評論主張：「我認為，在十一位孩童中，有八位孩童的身體狀況正常。」

但是，威克菲爾德一直希望證明他的症候群，他已經抓住另外一次機會，尋求戴維斯之外的第二種意見，想要實現他的目標。坐在證人席的二十一天時間，威克菲爾德主張論文表格一的「最後結論」以及「對於診斷的最後判斷」，並非來自戴維斯的病理學部門，而是他在醫學院長久以來的合作研究夥伴。此人的名字是阿瑪・迪倫（Amar Dhillon），因為擔任威克菲爾德多篇論文的共同作者而獲得十多篇的論文發表點數，也設計了他所謂的「評比表」，測量孩童的組織情況。

但是，這位「沒有病患的醫師」提出證詞之後，我取得他所謂的「迪

倫表格」。四位來自歐洲和美國的專家都告訴我，從迪倫表格的內容判斷，個案孩童的身體狀況依然完全正常。迪倫表格呈現的孩童健康情況，在本質上與戴維斯的檢驗結果相同，只是迪倫的表格採用勾選方格的方式。

「關於孩童罹患小腸結腸炎的說法，絕對是不正確的。」吉伯斯如此評論。

「我非常驚訝。」倫敦瑪莉王后學院的病理學教授寶拉‧多明齊歐（Paola Domizio）表示。

「報告中提到的跡象，其實是我們在實際從事臨床檢驗會完全忽略的跡象。」密西根大學的外科病理學教授亨利‧亞皮爾曼（Herny Appelman）表示。

一如往常，他們的處境變得更為惡劣。因為迪倫否認他在報告中主張孩童罹患小腸結腸炎。「我沒有在任何一個評比表中主張孩童罹患小腸結腸炎。」我在《英國醫學期刊》（The BMJ；原本的名字應該是 British Medical Journal，但他們因為某些瘋狂的原因決定不再使用原本的全名，而是改用縮寫）發表了對於迪倫表格的分析，於是迪倫提出聲明回應。「我設計了評比表格，」他說道：「但我的目的以前不是，也不能是，更不曾想要針對潰瘍提出最後的診斷結論。」

他們還隱瞞了更多資訊

威克菲爾德依然屹立不搖。他否認自己有任何錯誤。但是，他提出的迴腸檢驗報告非常詭異。所謂的「淋巴結增生」被視為與醫學聽證會無關的議題，在檔案夾也沒有太多說明。因此，我從倫敦東部的優斯頓路走向大英圖書館的科學區，翻閱十篇的相關主題論文和書籍章節，發現還沒有人知道的真相。

　　雖然家長在螢幕上看見的腫脹腺體很可怕，但是，腸道病學家認為此種腫脹腺體是「正常」或者「良性」的觀察現象。這種腺體就像扁桃腺組織，屬於人類免疫系統的一部分，在人體的特定地點聚集，形成「聚集群」，也稱為培耶氏班（Peyer's patches；或小腸集合淋巴結）。聚集群的總數量不同，受到年紀和位置的影響，在孩童時期以及迴腸終端最多——就在結腸迴腸瓣的位置。

　　「聚集群出現在大多數的孩童身上。」舉例而言，來自紐約水牛城的一位專家解釋，他在一九八〇年八月的《腸道病學》期刊發表了一篇論文，認為聚集群和自閉症或疫苗毫無關係。「由於 X 光技術以及結腸內視鏡技術和設備改進，臨床發現聚集群的頻率也提高了。」

　　沃克—史密斯當然完全知情。一九八三年，沃克—史密斯在報告中提出在神經正常孩童的迴腸末端發現腫脹的腺體，並且將腫脹腺體稱為「良性淋巴結增生」，因為他認為「在無臨床症狀的孩童身上經常出現此種現象」。雖然在憂心忡忡的業餘人士眼中，聚集群看起來很可怕。一九九四年三月，沃克—史密斯引用了一本教科書，其中兩位專家解釋道：

聚集群是孩童體內常見的正常變化現象。

　　但是，威克菲爾德、沃克—史密斯，以及莫奇並未在《刺胳針》論文揭露此資訊。雖然該篇論文最後的「討論」有足夠的篇幅，使用十六行討論吸毒嚙齒動物的自閉症解釋模型、十三行討論二號女士提出的維他命 B12 概念，並且用四十五行將自閉症的起因歸咎於麻疹腮腺炎德國麻疹疫苗，但是沒有任何內容討論淋巴結增生。在「參考書目」甚至沒有列出任何參考書目。

　　威克菲爾德等人刻意省略淋巴結增生的資訊相當不正常。是不是疏忽？不太可能。淋巴結增生不只是論文主題的第一個主因，也用於定義此

種症候群。一如往常，威克菲爾德等人提出的紀錄，也應該更仔細討論淋巴增生。該篇論文不只對於淋巴增生保持沉默，三位腸道病學專家也沒有揭露檢驗發炎現象是否正常的血液檢驗結果。

他們還隱瞞了更多資訊。該篇論文完全沒有提到——一個字都沒有提到——孩童的主要腸道病徵。

什麼是主要的腸道病徵？如果他們找到了腸道症候群的病徵，症候群必然會影響孩童的糞便。我坐在法庭大門旁邊，觀看他們持續翻閱十位孩童的醫療紀錄檔案夾，一個月又一個月過去，我不可能遺漏。相關的紀錄只有「標示為便秘」、「嚴重便秘」、「糞便阻塞」、「明顯便秘」、「慢性便秘」、「連續出現便秘」，以及「主要的問題是便秘」。

「我們當時發現，便秘是孩童的核心症狀。」二○○八年七月，沃克—史密斯告訴適任委員會。當時，他坐在證人席上。他一共聘請三位律師，他正在回答其中一位提出的問題。在面對起訴之前，沃克—史密斯的回應非常聰明。「便秘，」這位澳洲教授補充當時每個人都知道的資訊：「是臨床檢驗之中完整且基礎的一部分。」

但是，為什麼他們在讀者大多是醫師的《刺胳針》期刊發表論文時，卻沒有提到「完整且基礎的一部分」？有些醫師相信，關於糞便的檢驗知識或許可以協助照護病患，提高發展困難孩童重要議題的可見度，因為發展困難孩童可能是沒有語言能力的患者。

然而，對於專業人士而言，威克菲爾德等人的忽略，可能讓「症候群」的研究信度受到質問和懷疑。

「便秘與你想要尋找的病徵完全相反。」伯斯解釋：「如果病患罹患了發炎性腸道疾病。」

當然，發炎性腸道疾病是威克菲爾德的主張，也是巴爾法律訴訟案完整且基礎的一部分。如果便秘的孩子出現輕微的發炎細胞改變，就會讓人

「產生質疑」，伯斯告訴適任委員會：「懷疑便秘是不是真正的原因。」

　　原因是便秘？不是麻疹腮腺炎德國麻疹疫苗？伯斯的分析不只是憑空臆測。腸道堵塞背後的原因可能是糞便堵塞，以及腸道表層上皮的磨損（磨損的程度只有一個細胞，同時出現在大腸和小腸），長久以來都與發炎有關係。在這次聽證會的九年以前，在皇家外科醫師學會，蘇格蘭的腸道病學家安・弗格森曾經質問關於 JABS 團體，也提到便秘以及「小型潰瘍」。

　　在《刺胳針》論文的十三位作家之中，必定有人知道此事。但是，老實說，其中只有一個作者曾經探討相關議題。嚴格來說，除了這位作家之外，其他人根本沒有資格擔任共同作者，他們觸犯了擔任論文作者的嚴格標準。根據《投稿生物醫學期刊論文的統一需求》對於期刊論文草稿的要求，作者必須對於論文的多個層面提出「實質幫助」──幾乎只有威克菲爾德一個人符合標準。

　　《刺胳針》論文的所有作者都不是地位卓越的研究者。「在一九九六年至一九九八年間，你不需要過於深度參與，就能被列為論文的共同作者。」該篇論文的其中一位作者承認，他是一位初級病理學家，名字是安德魯・安東尼（Andrew Anthony）。其他顧問醫師的地位只是勉強更好。「我並未親自撰寫該篇論文的組織學章節內容。」迪倫回應我提出的報導內容時如此表示。莫奇（他主張在論文實際刊登之前，自己從未見過最終定稿版本）則告訴我，用「小腸結腸炎」形容他們的研究發現其實「非常不妥當」，而論文內容「過度強調」腫脹的腺體。

　　確實，論文的其他共同作者都在尋求實際刊登之前的修改機會，威克菲爾德必須決定他是否採納其他人的意見。馬克・貝瑞羅維茲，那位曾經在中庭活動中發言的小兒精神科醫師，不只表示他根本不知道檢驗孩童的身分，甚至主張他不同意威克菲爾德在論文中對於自閉症的描述。自閉症

不是「一種行為障礙」，他告訴適任委員會：「我們也不清楚自閉症是不是退化障礙。」

即使如此，沃克—史密斯依然接納了威克菲爾德根據二手資料數據提出的主張。沃克—史密斯表示，威克菲爾德有一天帶著「所有的臨床和實驗室細節」到他的辦公室，將相關資料放在「某種類型的總圖表」。

「我們所有人都彼此信任。」出席作證的第二十四天，澳洲教授告訴適任委員會，當時，他被詢問《刺胳針》論文的相關問題。「我信任威克菲爾德醫師。」

天啊！「不好意思。」穿著黑色服裝的莎莉・史密斯，從方形區域的另外一側表示。

「我們所有人都彼此信任。」現在已經七十歲的小兒科專家沃克—史密斯安靜地說：「沒錯，我相信威克菲爾德醫師。」

「你在何種脈絡之下，主張自己信任他？」

「普遍而言，我相信他。」

在那個晴朗的八月天，那是一個充滿情緒的時刻。我認為在場的所有人都知道沃克—史密斯的意思。但是，下一位坐上證人席的人物，將會帶來更多關於病理學的真相。這個人就是莫奇，他提到一個驚人的事件——戴維斯、沃克—史密斯，以及威克菲爾德作證時，都表示他們不記得曾有此事。

一個常見的錯誤

在審判的第一百一十三天，莫奇提到，《刺胳針》論文的作者群大約在出版之前的三個月曾經有過一次會議。莫奇表示，威克菲爾德將最新版本的論文交給眾人，其中有幾位醫師，包括莫奇本人、沃克—史密斯，以

及戴維斯，可能還有兩位初級醫師，以及相關領域的其他人物，他們在組織學研討室再度檢閱論文的投影片。

　　誰會忘了這次的會面？或者莫奇只是憑空想像？坦白說，我已經無法確定誰不值得相信。他們會面的時間點大約是最後一位孩子離開馬爾康病房的十個月之後；距離《脈搏》雜誌出版相關報導，導致媒體掀起關於麻疹腮腺炎德國麻疹疫苗的風暴，已經過了三個月；威克菲爾德和他的導師羅伊‧龐德已經和醫院的管理階層見面；皇家慈善醫院正在準備舉行中庭的發表會。但是，某個非常有影響力的人物，依然因為論文第一個表格的精確性而感到疑慮。

　　「我對於該次會議的記憶很明確。」莫奇告訴適任委員會。適任委員會的主席是蘇蘭德拉‧庫馬爾（Surendra Kumar），他是一位家庭醫師，而委員會的其他成員包括史帝芬‧韋伯斯特（Stephen Webster），一位老年病學家；帕里馬拉‧莫德利（Parimala Moodley），一位精神病學家；溫蒂‧高爾丁（Wendy Golding），一位教育學家，以及席薇雅‧迪恩（Sylvia Dean），曾任當地政府的執行官。「我們見面開會的理由，應該是戴維斯醫師閱讀論文的初稿之後，正在思考關於組織學的描述是否過度誇大。」

　　請讀者仔細思考此事。無論莫奇的說法是幻想還是真實，都是值得注意的證詞。如果組織學的檢驗結果過度誇大，該篇論文究竟還剩下什麼？論文的作者是否因為表格一的內容必須修正，讓《刺胳針》非常緊張？威克菲爾德是否願意告訴整個英國，他犯了一個錯誤？在研討室中的每個人都要思考自己的未來，又有哪一位初級醫師願意舉手表達反對？

　　法庭內的所有人不需要心理學博士學位，就能知道沃克—史密斯的目標。研討室中的成員將沃克—史密斯尊稱為「教授」，他和其他醫學教授和外科教授共同參與醫學院中的各個委員會，而沃克—史密斯想要的不只

是珍貴的學術研究出版分數（大學校方將分數送至全國研究評估計畫），他還讓所有的檢驗孩童（除了來自美國的那位）服用效果極為強烈的克隆氏症抗消炎藥物，此種藥物要求開立藥方的醫師必須注意警示。

　　威克菲爾德的情況也是如此。在巴爾的法律訴訟暗中，威克菲爾德可以獲得每小時支付的顧問費用，他的工作就是提出一種新的「症候群」。如果威克菲爾德無法在初級律師巴爾瞄準的目標產品中找到問題，他就不會繼續收到優渥的個人顧問費用。威克菲爾德甚至已經提出兩個單一疫苗的專利申請。他與龐德一起在《脈搏》雜誌中告訴全世界，他們已經找到證據「確認相關的疑慮」。

　　莫奇告訴適任委員會，當時，兩位病理學家戴維斯和迪倫提出關於組織樣本檢驗的爭論──戴維斯和迪倫必然知道他們的專業領域對此事的共識。發炎細胞的數量稍微增加──正如戴維斯報告中隨處可見的描述，迪倫設計的表格中也有相似的結果──在健康的腸道中，也是經常出現的正常發現，不應該被列為潰瘍。

　　「一個常見的錯誤，就是在正常的腸道組織樣本中，因為單核細胞的數量正常，而診斷為『輕微的慢性非特異性潰瘍』。」舉例而言，出版於一九八九年十一月的《美國外科病理學期刊》是一本指標性的指引手冊，內容也提出相關解釋（我蒐集的幾篇論文有著相同的觀點）：「由經驗法則判斷，除非結腸的上皮層出現受傷跡象，否則不該提出此種診斷。」

　　但是，戴維斯依然同意擔任論文的共同作者，獲得了出版分數，而莫奇也告訴適任委員會，報告的內容非常準確。「檢閱所有的投影片之後，在場所有的病理學家，」他說：「都同意論文的遣詞用字。」

　　因此，他們當時的立場是：「麻煩了，請您將我列為作者」。他們都願意成為在《刺胳針》期刊發表論文的作者，因為《刺胳針》是世界排行第二的綜合醫學期刊。

第二十五章

我們能夠揭露真相

他的兒子被編為十一號

　　威克菲爾德所說的「疫苗戰爭」從英國擴散至美國時，我也開始收到邀約，希望我出席演說。這代表我必須開始製作投影片、使用 Power Point，並且將周末的時間用於調整尺寸和貼上資料。

　　在早期的日子，我設計的投影片比較不像大學課堂使用的主題，我採用橘色和黃色的字體，背景則是深邃的黑色，隨便在美術主題中選擇其中一個。投影片的左下方有一個紙牌主題，一隻手握著五張 Ace，其中兩張是黑桃。投影片的開頭則是展示威克菲爾德與支持群眾基礎的多張照片，也就是日漸增加的女性群眾。

　　起初只有一張……四張……五張……九張照片，後來照片的數量變成數百張，甚至數千張。

　　一開始，我的碳足跡非常少，值得讚許，可能也是非常適合的比例。隨著揭露威克菲爾德的祕密法律交易、以每小時計價的金錢費用、他設計疫苗和相關產品想要大發利市、他的實驗室無法找到麻疹病毒的基因組，以及他拒絕進行符合黃金標準的研究之後，四十分鐘的演講時間已經無法

容納我的調查資料。我的調查資料更像琳瑯滿目的購物清單，其中充滿利益衝突和憤怒，而不是「我們能夠揭露真相」風格的新聞調查。

但是，一切都在二〇〇九年二月八日星期天改變了，距離我第一次提出驚人的麻疹腮腺炎德國麻疹疫苗報導已經過了五年。時至今日，優斯頓路舉行的聽證會暫時休會。威克菲爾德則是再度登上新聞頭版。

當時，我在英國希斯洛機場，準備搭乘飛機前往美國密西根州的底特律，我在機場購買了一份報紙，將報紙攤在地板上，閱讀我最新刊登的報導。在第五航站，我看著前方，周圍非常冷清，視線瞄過報紙上的幾個段落，我的手肘放在膝蓋上，拳頭撐著下巴。

麻疹腮腺炎德國麻疹疫苗醫師竄改自閉症的數據資料。

時機已經到了。我們或許等了太久。但是，我們必須確認一切都是正確的。

引發麻疹腮腺炎德國麻疹疫苗對於孩童安全恐慌的醫師在研究中竄改並且誤報結果，創造疫苗可能與自閉症有關的假象，《星期日泰唔士報》的調查已經發現相關資訊。

機密的醫療文件以及證人證詞已經揭露安德魯‧威克菲爾德操弄病患的數據資料，引發民眾質疑原本用於保護孩童免於麻疹、腮腺炎，以及德國麻疹的三合一疫苗，認為疫苗與自閉症病況有關係。

我不確定自己應不應該使用「自閉症病況」一詞，但報紙是團隊工作。在報紙的內版還有更多報導。我舔了自己的中指，往報紙下方延伸，翻頁至第六版和第七版，這裡還有三千字，橫跨十六個欄位的報導，加上兩個欄位的延伸資訊。背面還有白字標題印刷——全部採用英文大寫粗體字——灰色的背景，放在兩版的上方，寫著：

隱藏的紀錄顯示麻疹腮腺炎德國麻疹疫苗真相

上面有一張我的照片，以及內容簡介：

《星期日泰晤士報》的調查發現，十年來漫長的疫苗恐慌背後藏著被竄改的數據資料。

非常俐落的報導。

從報紙版面的左邊至右邊放了三張照片：嬰兒被針頭刺過之後的哭泣；珍妮・麥卡錫（Jenny McCarthy）和他的男友金・凱瑞（Jim Carrey）穿著「綠色疫苗」的衣服，揮動他們的手臂；以及威克菲爾德在優斯頓路聽證會大樓外咧嘴而笑，露出咬合不正的牙齒。

「疫苗危機的關鍵日期」。報紙的其中一個欄位標題寫道。「恐懼如何導致麻疹重新流行」則是另外一個欄位的標題。

在《刺胳針》論文公開的相關案例中，我找不到任何一個案例，可以與醫療紀錄相符合。

對我而言，如果你從地方律師主導的反疫苗團體清單中尋找病患資料，幾乎都會遇到此種情況。雖然我們的報紙頭版標題非常驚人，但是，倘若從醫療紀錄中仔細探索個別孩童的案例資料——醫療歷史、診斷紀錄，以及威克菲爾德等人宣稱的時間順序關聯——真相的可怕程度更為令人震驚。

所有的紀錄異常現象，就其本身而言，看似只是技術問題。聽起來非常枯燥乏味。此處找到一份字跡潦草的筆記。那裡又找到一份組織檢驗報告。但是，從研究瑕疵編織的羅網，浮現一系列的研究報告，愚弄了《刺胳針》的編輯、同儕審查，以及讀者，藉此激起公共關係風暴，確保理查・巴爾的集體訴訟可以獲得公款補助，並且創造了引發全球疫苗信心危機的引擎。

　　其中一個例子就是十二位孩童之中唯一一位女孩，她的年紀是三歲，她不只是 JABS 團體推薦的病患，和四號孩童來自同一個城鎮，她和四號孩童甚至來自相同的全科醫師診所。「《刺胳針》論文描述她接種麻疹腮腺炎德國麻疹疫苗的『兩個星期』之後出現腦部傷害。」我在報紙第六版的報導中如此寫道。

　　她的醫療紀錄無法支持論文的觀點。進入皇家慈善醫院之前，她已經接受當地幾位醫療專家的檢驗，而她的全科醫師向皇家慈善醫院表示，「對於她在接種麻疹腮腺炎德國麻疹疫苗的幾個月之前就出現的發展疾病有重大的擔憂」。

　　另外一位六歲的男孩，《刺胳針》論文認為他的結腸「患有疾病」，但是醫療紀錄註記為沒有顯著問題。

　　《刺胳針》論文表示這位男孩承受退化性自閉症與腸道疾病，「特別是急性和慢性非特異性潰瘍」。但是，小男孩原本就診的醫院在他出院時的醫療摘要主張，他的組織檢體沒有任何問題。

　　令人難以置信的是，十二位孩童中的其中兩位（包括六號孩子，我在律師辦公室曾經閱讀過他的報告，當時閱讀的報告遭到嚴重的刪減），不只是相似的案例，實際上，他們是親兄弟。他們的母親將這對兄弟和另外一位男孩帶入威克菲爾德的研究計畫，但他們根本沒有被診斷罹患自閉症。實際上，其中一位就是七號孩子，當時的年紀將近三歲，醫院讓他出院時的註記表示：「此位男孩並未出現自閉症的跡象。」

　　太多類似的情況，我們根本無法全數說明。即使三千字的篇幅也只有隻字片語。但是，這篇報導的曝光率很好，特別是在美國，《今日美國報》、《新聞周刊》、《洛杉磯時報》、《芝加哥論壇報》，以及其他許多新聞通路都刊登了相關報導。

　　現在，我收到更多演講邀約，他們希望我表達調查的真相，我也可以

真正地展露細節。

　　我的底特律之旅讓我可以完整呈現從出版第一篇報導開始的所有內容。我獲邀進行一個星期的演講、專題討論，在密西根安娜堡被大雪覆蓋的校園中進行宛如醫院「大巡房」的介紹，我在此揭露我人生第一個演講投影片。我還沒有找到正確的投影片顏色，字體也只是業餘水準，多數只有最基礎的小型黑色圓點標示。

　　律師指派威克菲爾德的工作：

　　（1）建立麻疹腮腺炎德國麻疹疫苗以及疾患之間的時間關聯（十四天）

　　（2）尋找疫苗傷害的鑑別特徵

　　（3）提出疫苗傷害的機制

　　《刺胳針》論文達成指派工作

　　（1）以十二分之八的比例，「麻疹腮腺炎德國麻疹疫苗」最多在十四天之內就會造成「行為病徵」

　　（2）退化性自閉症以及腸道疾病結合的「新型症候群」

　　（3）提出最終的原因可能是麻疹病毒

　　我也構思了提問時間的內容，用於演講結束之後。敏銳的觀眾可能已經發現（即使如此，他們從未表示）我的敘述之中有一個非常明顯的矛盾。正如我的報告所說，如果孩童被招募至研究計畫並且前往漢普斯特德的原因，就是為了建立控告麻疹腮腺炎德國麻疹疫苗的法律訴訟，為什麼《刺胳針》的論文只有提到八名孩子的案例能夠建立疫苗和自閉症之間的連結？十二位孩童的家長應該都想提出自己的法律權益。

　　「為什麼不是所有孩童的家人都將責任歸咎於麻疹腮腺炎德國麻疹疫苗？」我在密西根大學的主要演講中，也就是孩童健康政策的蘇珊・梅斯

特講座，提出這個問題。

　　我並未自己回答，希望有觀眾舉手回答。隨後，我決定公佈答案。「所有孩童的家人都提出了自己的權益主張。」

　　到了這個時間，所有紀錄檔案夾都已經遭到銷毀。但我已經記得孩童醫療紀錄的細節。顯然的，在皇家慈善醫院接受檢驗時，十一位孩童的母親或父親，都將責任歸咎於疫苗。沒有提出這個觀點的家庭，一開始認為責任應該是「病毒感染」（最初是德國麻疹，後來則主張是麻疹），而一位律師拜訪他們家中之後，他們更改自己的說法，將矛頭指向麻疹腮腺炎德國麻疹疫苗。

　　因此，《刺胳針》的論文內容保留了其中三個家庭的指控，原本的比例是十二分之十一，不是十二分之八。

　　現在，當我詢問觀眾，為什麼數字變得不同時，觀眾就像加裝彈簧的雨傘一樣踴躍舉手。最常見的意見認為，其中十一個家庭，或者所有的家庭，都決定參與祕密計畫。研究孩童集群的家長真面目可能已經被揭露了：他們是一群編排有序、事先計畫的團體，準備控告疫苗製造公司，而不是腸道病症臨床診斷的典型病人。

　　然而，威克菲爾德後來提出不同的解釋，並且引述在《刺胳針》論文並未提到的標準。「我們在論文中探討八位孩童的情況，遴選標準是在孩童健康狀態惡化時提出疫苗和症狀的關聯，並且排除後來才提出關聯的孩童家庭。」他在一百四十八頁的證詞中用底線強調。

　　如果孩童的家長後來才提出疫苗和病徵之間的關聯，而且不是出於自己的想法，舉例而言，可能是因為閱讀新聞報導，我們就不會列入該位病患。因為，如果我們將最近才有此種想法，而且想法來自於二手文獻報導的病患列入討論，就會讓《刺胳針》論文產生明確的偏差。

　　威克菲爾德再次對我提出法律訴訟時，提出了上述的解釋。威克菲爾

德這次的訴訟依然敗訴，地點則是在美國德州。從表面上看來，威克菲爾德的解釋雖然沒有透露真相，至少看似合理，符合一般的解釋。但是，《刺胳針》的論文主張，八名孩童從接種疫苗至「第一次出現行為病徵」的最長時間是十四天，而威克菲爾德並未提到的其他孩童，則是一到三個月的時間。因此，如果威克菲爾德等人納入其他孩童，就會影響他們提出的時間順序關聯。至少威克菲爾德承認家長提出的故事可能是錯的——我從未在其他場合看見威克菲爾德承認此事。

威克菲爾德提出的解釋依然藏著一種投機的性質。根據孩童的醫療紀錄顯示，如果威克菲爾德將標準套用在孩童身上，就會扼殺家長原有的想法。舉例而言，四號女士對於麻疹腮腺炎德國麻疹和自閉症產生想法，其實是在兒子接種疫苗的三年半之後，而且是受到一篇新聞剪報啟發。

因此，四號女士和四號孩子的案例不成立。根據威克菲爾德自己提出的納入標準，《刺胳針》論文的內容已經出現錯誤。「我的兒子剛接種疫苗時沒有任何不良反應，那個時候很健康。」一九九八年十月，四號女士向律師團隊解釋。後來，四號女士也將當初看見的新聞剪報影本寄給我。

在《刺胳針》論文探討的八名孩童中，四號女士的孩子也不是唯一一位無法符合威克菲爾德標準的孩子。一號孩子的當地醫師曾經寫信給沃克—史密斯，描述家長對於三歲孩子「近來最大的擔憂」是麻疹腮腺炎德國麻疹疫苗，而孩子在二十八個月之前接種疫苗。一九九六年十月，澳洲教授沃克—史密斯和六號女士見面討論之後，寫信給威克菲爾德，表示六號女士「最近才將孩子的行為問題」的原因連結至三年之前注射的疫苗。

「在這個孩童的案例中，」沃克—史密斯在醫學總會的聽證會上表示：「雖然該位母親一開始並未將麻疹腮腺炎德國麻疹疫苗連結至孩童的病徵，但是，她後來非常相信疫苗是重要的原因。」

因此，從上述的討論中，在《刺胳針》論文提到的八名孩童案例是否

已經有三個案例，必須根據威克菲爾德的標準排除？沒錯。還有三號孩子。「最近，英國社會服務機構告訴他的母親，麻疹腮腺炎德國麻疹疫苗可能造成孩子的行為問題。」來自澳洲的沃克—史密斯教授寫信給轉診介紹的當地醫師時曾說，距離孩子接種疫苗已經過了將近五年，而沃克—史密斯教授也提到三號女士「一直都與 JABS 組織有接觸」。

我們還有二號孩子，他是威克菲爾德的理論靈感基礎，二號孩子的母親似乎無所不在。當年的聽證會舉行三個星期之後，在檔案夾的紀錄中，第一次出現二號女士向醫學專業人士提到麻疹腮腺炎德國麻疹。二號女士的家庭醫師坐在我面前的證人席，承認一張筆記確實是他在十三年前註記的二號孩子醫療紀錄。

並未發現接種麻疹腮腺炎德國麻疹疫苗不良反應病史

他在一九九四年十一月二日星期四寫下這張筆記，二號女子將孩子帶往他的診所辦公室。她的兒子在五年之前接種疫苗。在二號女士拜訪的當天（《新聞之夜》節目播出的五個月之前），而《衛報》刊登了一份半版的報導，主題是 JABS 團體、潔姬·弗萊契，以及疫苗賠償問題。標題寫著：

痛苦的風險選擇

二號女士是否已經讀過該篇報導，醫師才會註記並未發現明顯的不良反應？是不是有人告知二號女士？誰又能告訴她？顯然的，威克菲爾德主張疫苗和行為問題之間的關聯，但立論基礎搖擺不定。他只納入八位孩童家長，但人數應該更多，應該是所有在醫院曾經將問題歸咎於疫苗的家長。或者，如果仔細檢驗醫療紀錄，人數應該更少。無論真相為何，《刺胳針》的讀者都被誤導了。

線索藏在威克菲爾德發表的論文和專業

在威克菲爾德的理論中，經常出現此種一波未平，一波又起的漏洞。舉例而言，上述段落提到的親兄弟加上另外一個男孩，一共三位孩童（親兄弟的母親建議另外一位男孩的母親，將孩子交給威克菲爾德檢驗），從來不曾被診斷罹患「自閉症」。為什麼他們會被列入論文的第二個表，表格內容明確表達，在十二位孩童之中，有九位孩童列為出現「自閉症」的「行為診斷」？

在那篇宛如怪物的證詞之中，威克菲爾德的回應則是主張，他在《刺胳針》論文使用的「自閉症」，意義不同於他在其他任何場所使用的「自閉症」，例如他在紐奧良研討會論文摘要提到的自閉症，我曾在與《刺胳針》編輯部開會時針對該篇摘要提出質疑；他在沙加緬度的會議上和家長解釋的自閉症；他在遞交給法律援助委員會報告中提到的自閉症；他在伯頓國會聽證會上提到的自閉症；他在縝密照護之家網站提到的自閉症；他在控告第四頻道和我的訴訟中提到的自閉症；或者是，他在自己書中解釋的自閉症。

威克菲爾德反而主張，他在《刺胳針》論文採用「通稱方式」使用「自閉症」，將「自閉症」作為「通用名詞」，他甚至主張，這種方式很「適合」用於描述「光譜疾患」。

在特殊的環境中有各種名詞，例如「亞斯伯格症」、「自閉症症候群」、「自閉症的」、「近似亞斯伯格症」，以及「自閉症類群障礙」，因此使用「自閉症」作為通稱標籤是非常合適的處理方式。

但為什麼一位專業的醫學人士會有此種想法？表格二的文字描述並未過度擁擠，還能夠填入詳細的說明。況且，表格二的內容也與威克菲爾德的想法相互矛盾。他曾經在表格二中使用「崩解症？」作為四號孩子的可

能症狀說明，以及「自閉症類群障礙」作為九號孩子的說明。

自閉症的診斷也沒有任何的「通稱」性質。診斷結果就是診斷結果，只有對、錯、相關，或者非相關，只有這樣的分別。診斷是一種謹慎的文字形式，讓家長和專業人士通常都可以相信其重要性。如果威克菲爾德的目標確實符合其說法，為什麼他希望將特定的描述改變為通稱的描述，將具體的描述改變為空泛的描述——刻意向期刊的編輯群、同儕審查人，以及讀者透露更少的資訊（以及更不精確的資訊）？為什麼採用實驗室工作人員以及過去的腸道外科醫學受訓人的意見，他們從未檢驗過病患，而他們的工作契約也禁止他們進行臨床照護，並且取代專業小兒科醫師的判斷？

我認為，線索藏在威克菲爾德發表的論文和專業：他主張十二位孩童「過去都很正常」，並且承受「退化性發展疾患」（以及「嚴重發展退化」）。如果威克菲爾德提出真正的診斷結果將違背上述的主張。小兒科專家在幾秒之內就能察覺威克菲爾德的錯誤。如果威克菲爾德的動機不是創造退化性自閉症的假象——藉此搭配小腸結腸炎，創造他提出的「症候群」——為什麼要用自己的描述取代臨床醫學專家的診斷？

威克菲爾德並未提出解釋，但是，他竄改的資料內容，同時影響到他提出的症候群是否符合首席法官斯圖亞特—史密斯制定的查核清單。在我開始調查之初，二號女士曾經告訴我，她的兒子在接種疫苗的「大約六個月之後」出現撞擊頭部的行為（因此不符合《刺胳針》論文主張的兩個星期），我發現威克菲爾德更多竄改數據資料的行為，影響他的主張是否可以符合關鍵時間順序關聯的查核清單。

完成第一篇報導之後，我很快就找到另外一個重大發現，但我從未寫入報導之中：我取得《刺胳針》論文的早期版本，也就是在一九九七年八月時流傳於醫學院內部的版本，距離正式出版還有六個月的時間。這篇論

文的早期版本可以創作非常精彩的投影片內容：我製作了精美的圖表，呈現威克菲爾德做出的重大修改。在相關的修改中，舉例而言，夏天時的論文版本原本應該用於中庭發表會，而指責麻疹腮腺炎德國麻疹疫苗的家長人數不是八位，也不是後來檔案夾證據提到的十一位。

而是九位，也就是四分之三的比例。

因此，原本指控麻疹的家長人數是十一位。家長在一九九六年九月至一九九七年二月期間和醫師討論，到了同年八月，人數減少為九位，當時威克菲爾德採用所謂的排除標準。到了一九九八年一月，論文即將付梓時，則是變成八位。

但是，請讀者注意，八月份的版本將人數列為九位，比後來正式刊登的版本多出一位，而多出來的那位男孩病患，他的母親提供的時間連結證詞是兩個月，依然被列為相關人數，而當時的論文版本採用的疫苗和症狀時間依然是十四天。

十四天，也就是約翰·威爾森在一九七四年引發百日咳、破傷風，以及白喉疫苗恐慌的論文中採用的數字。十四天，二十四年之後（地點則是在約翰·威爾森的北方三·五英里處），威克菲爾德也在論文中提出相同的時間，探討麻疹腮腺炎德國麻疹疫苗。十四天，那位來自美國亞利桑那的母親特瑞莎·席迪歐原本也主張相同的時間，直到後來才將時間砍半，縮小為七天。現在，聽證會上的檔案夾顯示，二號女士在漢普斯特德時也主動提出，她的兒子在接種疫苗的十四天之後，出現撞擊頭部的行為。

但是，《刺胳針》論文夏季草稿版本中的「十四天」其實是不同的。夏季草稿版本並未宣稱十四天是接種疫苗以及出現病徵之間的最長時間間隔，在這個版本中，最長的時間間隔是五十六天。換言之，不是兩個星期，而是兩個月。

更準確地說，如果將九位投訴疫苗的病患家長列入數學計算，十四天

是發生病徵的平均時間。

後來，他們放棄了其中一位孩童案例——消除離峰值——原本的平均值變成了最大值，投訴比例則是十二分之八，十四天成為最長時間間隔。

平均時間則是六·三天。

這個發展過程確實非常複雜糾結，難以清楚理解。但是，嚴重的瀆職行為可能就是藏在複雜的行為之中。你可以問問任何一位在華爾街工作的人。

我猜想，感染因子完全不知道十四天的重要性。因此，感染的最長時間才會從兩個月變成兩個星期，而兩個星期原本是平均值，後來變成最大值，究竟是巧合，還是另有隱情？

有時候，我會想，是不是有個人悄悄地說：「不，安德魯，十四天是最長的時間。」

但那只是我的想法。當我煩惱於細節時，投影片軟體就是我準備演講的好朋友。論文夏季的草稿版本也顯示，在威克菲爾德的修改之下，孩童的腸道疾病比例也提高了（但孩童並未回到皇家慈善醫院再度接受內視鏡檢查），因為數據資料出現明確的修改。我甚至可以用簡報筆製作圓餅圖動畫，呈現孩童腸道疾病案例如何增加，從大約三位孩童，變成八位，最後則是十一位。

雖然投影片簡報很俐落，但無法比擬證詞的力量。

他的兒子被編為十一號

一位非常可靠的消息來源是那位加州人，十一號先生，他曾經衝出漢普斯特德，將裝著組織樣本的瓶子放在自己的膝蓋上。我和他見過兩次面，第一次是在倫敦，他到此觀賞每年一度的溫布頓網球賽。他住在切爾西斯

隆廣場附近的飯店，他和十一號女士、十一號孩子，以及十一號孩子的兄弟一起到倫敦旅遊。

我們坐在飯店的大廳，我向十一號孩子的父親展示威克菲爾德的論文，十一號先生在此之前從未看過，或者聽過這篇論文。我告訴他，他的兒子被編為十一號，除此之外並未透露其他細節（更沒有提到我已經閱讀過遭到刪減的醫療紀錄報告），直到我看見他的反應，竟是如此冰冷。

《刺胳針》論文的第二個表格標題是「神經精神病學診斷」，在十一號孩童接種麻疹腮腺炎德國麻疹疫苗並且出現第一次行為病徵之間，表格上的「時間」為一個星期。但是，這位父親看著表格，提出了反對意見。首先，他表示，曾經有人告訴他，他的兒子是第十三位受到檢驗的孩童（我也採訪過一位母親表示她的兒子是第十一位）。隨後，我向十一號先生保證，關於孩子是第幾號的問題，我的資訊絕對正確時，他否認時間是一個星期。「時間錯了。」他指著在我們面前攤開的《刺胳針》期刊。「內容不正確。」他補充說道。

他的兒子在十四個月大接種疫苗。根據遭到嚴重刪減的醫療紀錄，十一號孩子的發展不再符合皇家慈善醫院小兒科專家所謂的「正常」，時間點有兩個版本。第一個版本是十三個月——早於接種疫苗之前——第二個版本則是標記為「初次發展異常現象」，內容寫著：

十八個月：說話變得緩慢；出現相同反覆的手部行為。

因此，時間點是接種疫苗的四個月之後。

早在十一號先生將孩子帶到倫敦之前，他已經告訴威克菲爾德正確的時間是四個月。「他開始出現類似自閉症的行為，」一九九七年一月，十一號先生在家中寫信告訴威克菲爾德：「時間點大約是十八個月大。」

威克菲爾德無法解釋為什麼論文內容主張十一號孩子接種疫苗的「一個星期」之後發生行為病徵。「在這個階段，已經不可能準確主張病徵內

容。」他從德州遞交證詞，並且在證詞中繼續說道：

但是，我能夠確定論文中提到的行為病徵確實是在接種疫苗的一個星期之後發生，否則我們無法提出相關主張。

十一號先生的觀點和威克菲爾德不同。回到加州家中，仔細閱讀《刺胳針》論文之後，十一號先生以電子郵件請我幫他一個忙，而此事反應了他的心聲。「請讓我知道安德魯・威克菲爾德的醫師執照是否遭到撤銷。」後來，十一號先生更為明確地表達自己的意見：

如果我的兒子確實就是十一號病患，《刺胳針》論文就是明目張膽的造假。

十一號先生的家庭也是唯一沒有加入巴爾法律訴訟案的家庭。英國的家長——受到二號女士和六號女士的指導——非常難以處理。雖然我的調查是在巴爾的法律訴訟案失敗之後才開始的，但他們鼓勵因為敗訴而感到困惑的家庭將責任歸咎於我。四號女士不遵守他們的指令，和我接觸，並且提出相關文件之後，隱藏的問題再度浮現了。

四號女士給我一切資訊，包括揭發威克菲爾德率領醫師巡房的日誌（「威克菲爾德醫師和五名醫師的團隊到病房解釋情況」），以及醫學總會開始調查時，威克菲爾的妻子卡梅爾寄來的電子郵件，請四號女士打電話聯絡卡梅爾（「很抱歉打擾您，但我希望能夠幫助安迪」）。但是，真正可以證明真相的，還是致命的資料不一致。

四號孩子（「最有說服力的案例」）也被賦予特殊的重要性，論文中有一個欄位專門說明，在表格二中也有。論文的夏天草稿版本提到，四號孩子接種疫苗之後，「根據他的母親描述，四個星期之後出現劇烈的行為惡化。」聽證會審查的檔案夾資料也支持這個說法。

但是，在正式刊登的版本中，接種疫苗和出現症狀的時間又縮短了。現在，論文的文字描述第一個症狀出現在接種三合一疫苗的「隔天之後」，

而表格二的資料的內容則是（符合十四天的時間軸）：

接種麻疹腮腺炎德國麻疹疫苗之後立刻出現劇烈的惡化情況

但是，檔案夾中的醫療紀錄無法支持論文的說法。即使四號女士本人也堅持論文的內容不正確。四號女士並未在兒子接種疫苗與發生病徵之間建立任何時間連結關係，甚至在優斯頓路的聽證會開始之前，她就曾經寫信給威克菲爾德的律師群（四號女士後來將電子郵件轉寄給我），向他們表明，威克菲爾德的論文內容是錯的。

「我並未主張，我的兒子接種麻疹腮腺炎德國麻疹疫苗之後，立刻出現劇烈的行為改變。」四號女士告知律師群。「我的說法是幾個星期之內。」

四號女士曾經希望親自前往倫敦參加聽證會，特別想要表明她的兒子在馬爾康病房期間承受的恐怖檢驗。但是，威克菲爾德的律師群提出一份成文聲明，限制四號女士能夠在聽證會上透露的資訊，她知道自己也沒有必要出席了。

「我很擔心那篇論文以及醫院中發生的事情。」四號女士在電子郵件中告訴我：

我知道那篇論文不是對的，而且造假。從論文內容如何描述我的兒子，我就知道了。

第二十六章

嚴重誹謗

痛恨我的群眾在網路上辱罵我

在醫學總會調查的二百一十七天之內，除了三天之外，優斯頓路三百五十號建築之外的所有事物，都沒有透露建築物之內正在進行的巨大調查按鍵。從每個星期一到每個星期五，街景都是相同的：鋪著深藍黑色柏油的六線道高速公路，往西行駛的車輛加快速度——從明挖覆蓋隧道的斜坡上加速衝出——而朝向東方的車輛只能緩慢駛向覆蓋在碳化氫廢氣之中的交通號誌。

但是，在那三天確實發生有趣的發展。在倫敦市區環狀道路的北側，警方在玻璃旋轉門之外豎起鋼製拒馬，大約有五十位、六十位左右的民眾——大多是中年的女性——群聚在門口，拿著手製的標語

我們支持威克菲爾德

威克菲爾德醫師在乎我們

不要隱瞞疫苗造成的傷害

這種集會出現在聽證會的第一天。當時，在建築物三樓桌子組成的方

形區域中，醫學總會團隊派出的兩人組大聲宣讀厚達三十九頁的控訴內容。但是，我永遠能夠鮮明記得的場面，則是另外一天──威克菲爾德出席作證的第一天。因為那一次我犯了一個錯誤，而這個錯誤讓我深刻理解反疫苗運動人士，當他們將他們的英雄聖戰出口至世界各地時，我必須做好準備。

而且永遠不再犯錯。

我的錯誤很嚴重──但事後回想，我的錯誤也是能夠理解的。那個時候的世界變化迅速。在我刊登第一篇威克菲爾德報導的兩個星期之前，幾位哈佛大學的學生推出了一個網站，名字是「臉書」。威克菲爾德威脅小報社《劍橋晚報》時，YouTube 歷史上的第一個影片已經推出了兩個月。法院下令讓我閱讀《刺胳針》論文孩童的醫療紀錄時，歷史上第一則推特推文已經過了六十三天。

世界變化的速度如此之快，我們必須用一段時間才能順利吸收。雖然我加入新聞界的時代還在使用機械式打字機，但我認為自己是一位能夠迅速調整的人。我在一九九○年七月開始在網路網路拓荒，在二○○○年六月架設自己的網站。雖然資訊有了重大變遷，但即使加總起來，也沒有讓我的生理反應提升至另外一個層次。此事特別展現於，我沒有猜到如果每個人的肩背包或者長褲都能放著一臺攝影機時，究竟會造成何種結果。

我的錯誤就是如此。穿過抗議群眾時，我在一位男性面前止步，他拿著一張標語，寫著：

獵巫

他的名字是大衛・特羅爾（David Thrower）。他有著棕色的鬍子，那年五十七歲，一位來自英格蘭北部地區的公共運輸規劃人員，他參與了理查・巴爾的訴訟案，代表罹患自閉症的兒子奧利佛，控告史密斯克林・

畢查姆製藥公司。

　　特羅爾是一位作者，他將自己的作品稱為《簡短筆記》，在反疫苗人士之中非常熱門，沙加緬度的雷尼・雪佛將特羅爾的作品重新製作為下載檔案，從加拿大到紐西蘭都有人引用特羅爾的作品。在所有主張麻疹腮腺炎德國麻疹疫苗造成自閉症的文件中，特羅爾的作品是我看過最謹慎的。

　　四年之前，我從六號女士手上取得特羅爾的文件，這份文件的孤僻特質讓我非常驚訝。特羅爾的「筆記」，在那個時候，已經長達一百五十九頁，其中還有「執行摘要」、索引、附註，分為第一部分到第一百三十部分（從 A 部分排到 M 部分），充滿文獻引用以及研究詮釋。

　　但是，比系統化程度讓我記憶更為深刻的，則是標題

　　《麻疹腮腺炎德國麻疹疫苗以及後天性自閉症（自閉型小腸結腸炎）》

　　我認為特羅爾根本不知道這些文字的意義。這個男人，在尋求自閉症解答的家長面前扮演導師人物，卻對於信任他的人毫無憐憫，至少也應該提出正確的文件標題。等到我在優斯頓路見到他的時候，他的「筆記」已經膨脹為四百二十七頁，還有一個更長的新標題——從標題判斷，我認為他依然不懂什麼是自閉症。

　　《麻疹腮腺炎德國麻疹疫苗、抗菌劑造成的退化型自閉症或晚發型自閉症（自閉型小腸結腸炎）》

　　因此，出於純粹正當的新聞調查來意，我詢問他：「什麼是『自閉型小腸結腸炎』？」

　　特羅爾周圍是揮舞標語的抗議群眾，他重複我提出的問題，幾乎有一半是在對著周圍的車聲咆嘯。「什麼是『自閉型小腸結腸炎』？我們不懂，對不對？」

　　我們當然懂。「我們知道威克菲爾德說的自閉型小腸結腸炎。」我重複說道：「但是，威克菲爾德究竟說了什麼？」

「如果我要重複威克菲爾德說過的話，我們就要在這裡待上一整天。」

雖然特羅爾的說詞不正確，但我願意妥協。我再問他：「什麼是小腸結腸炎？」

特羅爾根本不知道。在他的鬍子上方，他的臉色一沉，發出嘟嘟囔囔的聲音，彷彿一艘沉船。

我繼續施壓。「你不知道，對不對？」

「你告訴我，那你告訴我。」他變得緊張不安，抓住手上的標語。「我從未說過自己是一位醫學專家。」

但是他說過。哦，他確實說過。在筆記中的無數訊息，他就像扮演一位醫學專家。「孩童檢驗已經發現一種新類型的腸道發炎疾病，迴腸淋巴結狀細胞增生。」他曾經在兩個版本的筆記文件中都提出這種錯誤的說教訊息。「這種情況在沒有自閉症的孩童身上非常罕見。」他錯了。

我已經確認了自己的疑惑，我轉身走進大樓。但是，一群憤怒的女性接近我，其中幾位大喊：「那是一種腸道疾病，一種腸道疾病。」其中一位揮舞手中的便秘 X 光片。隨後，我愚蠢地犯下更為嚴重的錯誤。

「那些孩子沒有腸道疾病。」我回應其中一位叫囂的女性。「妳曾經參與這場聽證會嗎？」

「不，我沒有。」

「那些孩子，」我重複說道：「沒有腸道疾病。」

上述所有的過程都被拍攝成影片。

抗議人士的辱罵變得更為嚴重。其中一個女性舉起一張標語，寫著：「不再獵巫，現在開始獵鹿」（鹿和我的姓氏同音）。我走進大樓，抵達桌子圍繞的方形區域，威克菲爾德稍微轉動證人席的椅子（以四十五度面對適任委員會），我猜想，他希望讓自己看起來更為誠懇。我坐在房間門邊，開始寫筆記，大門街道發生的事件也逐漸淡出我的思緒。

痛恨我的群眾在網路上辱罵我

過了一段時間之後——我想應該是一、二年——那天發生的事情終於回過頭，咬了我一口。一位業餘的導演艾倫·高爾丁（Alan Golding）剪輯當年的影片以及採訪家長的其他片段，想要製作一種達成目標的假象。他錯誤地宣稱，英國政府並未支付我參加聽證會的費用，因此，我之所以參加聽證會，很有可能是被製藥公司收買。高爾丁誹謗我的重頭戲就是我對腸道疾病的評論，想要藉此證明我是傻子，或者騙子。

他還準備了兩個特別的採訪片段想要傷害我。毫無疑問的，他確實成功了。第一位是頭髮吹高的女性，名字是海瑟·艾德華斯（Heather Edwards），顯然的，她當初也參與了優斯頓路的抗議活動。艾德華斯向高爾丁提供十五歲兒子喬許（Josh）的照片，喬許的大腸已經經由外科手術切除了。

「皇家慈善醫院接受喬許入院治療的十天之後，他們在喬許身上發現其他自閉症孩童身上的病徵。」她說：「喬許的大腸病況非常惡劣，切除大腸才能夠改善他的狀況。」

在影片中（我最後一次查閱 YouTube 時，這個影片有十五萬次的觀看次數），高爾丁移花接木我在街頭的採訪片段，剪輯「他們沒有腸道疾病」以及「你有沒有參加聽證會？」我當時應該保持沉默。

讀者寫信至報社的黃金時代已經結束了。現在痛恨我的群眾在網路上辱罵我。「《刺胳針》論文的其中一位孩子（現在已經長大了）必須完全移除受損的腸道。」其中一位運動人士憤怒地表示——任何一位看過高爾丁影片的人都會有這種想法。

高爾丁的另外一場勝利則是與充滿野心的二號女士合作，她在高爾丁

的影片中大聲朗讀《刺胳針》論文孩童家長的信件，由二號女士和六號女士負責彙整。二號女子現在留著灰色短髮，戴著圓形的眼鏡，以及非常沉重的手鐲。自從我們上次見面之後，前哨案例母親的體重稍微增加了。二號女士在影片中看起來非常有說服力。

「我們所有人的孩子都是藉由適當的方式轉診介紹給威克菲爾德醫師，為了能夠完整檢驗孩子長久以來令人沮喪的嚴重腸道病徵。」她在鏡頭前表示：「所有的檢驗都沒有造成孩子的痛苦……當初檢驗孩子的醫師居然成為此次延滯調查的目標，我們全部的人都很害怕。」

高爾丁的影片似乎贏得這場比賽了。但是，他的創作影片並非表面的模樣。高爾丁沒有受到編輯或法律限制——像是我這樣的新聞記者或者電視節目製作人都必須嚴格遵守編輯政策和法律規範——高爾丁可以濫用獲得民眾信任的電視詞彙，藉此推廣誤導民眾的解釋觀點。更重要的是，喬許・艾德華斯根本不是《刺胳針》論文的十二位孩子。他和聽證會完全沒有關係。根據英國最暢銷報紙《太陽報》的一篇報導，艾德華斯的結腸切除手術是在另外一間完全不同的倫敦醫院進行，時間點則是醫師診斷艾德華斯可能有食物不耐症。

拜影片所賜，我承受了多年的辱罵。但是，有些人看到影片就能知道真相。其中一位就是四號女士，她也被列為影片中的信件簽署人。但是，她看見自己的名字被使用時非常驚訝。她不只堅定相信她的兒子並未罹患腸道疾病，也堅持兒子在馬爾康病房承受可怕的痛苦，但她依然下定決心要幫助我。

「我有好幾次都非常強烈地想要聯絡你。」她一邊說，一邊將一百多頁的文件、日誌、信件、電子郵件紀錄，以及通訊紀錄交給我，能夠作為證據，指控那位沒有病患的醫師，無論聽證會最後的結果如何。

四號女士也不是唯一一位改變陣營的人。幾位家長仔細研究我提出的

報導之後，致電到報社，從美國向我們提供威克菲爾德的航班資訊。我還接獲家長的投訴，認為威克菲爾德在飯店舉行研討會演講內容中，缺乏「家庭價值」。最重要的是，有一位人物，我將對方稱為「特別情報來源」，決定背叛威克菲爾德，擔任雙面間諜。

「我面對一個情況，有兩個男人。」這位特別情報來源，解釋他或她決定和我開始長達十年合作之前的思考過程，其中包括提供文件、報告，以及誹謗中傷我的計畫，而此人來自威克菲爾德人際網絡的深處。「其中一位是醫師，另外一位則是記者。其中一個人說『白』，另外一個人說『黑』。他們不可能都是對的。其中一個人是值得尊重的男人，另外一個人則是可恥的訟棍。」

我很早就知道威克菲爾德的人馬準備攻擊我，特別是因為其中某個人曾經明確地用文字表示。在某個星期三凌晨的三點五十四分，我刊登第一篇報導的四個月之前，我的筆記型電腦響起，收到一封電子郵件，寄件者是一位女性，當時我完全沒有聽過她的名字。她是卡洛·史都特（Carol Stott），當時的年紀為四十七歲，擁有流行病學博士學位。巴爾聘請史都特加入法律訴訟，對抗歐洲最權威自閉症專家麥可·路特教授爵士（Professor Sir Michael Rutter）提出的證據。

史都特的訊息只有兩行，標題是「遊戲開始了」，內容則是

有本事試試看，你這個王八蛋。

相信我，你一定會輸。

在隨後的一個小時之間，她又寄來五封電子郵件。「去你的」……「你這個王八蛋，收到信了沒？」……「王八蛋」……「狗屎爛人，哪裡舒服就待在哪裡吧」。到了早上九點四十三分，我依然沒有回應。

你的理解速度很慢，王八蛋

史都特不想隱藏自己的惡意。她希望我可以明確地感受到。她是威克

菲爾德的關鍵副官。「我們都說史都特是『上校』，」我的特別情報來源告訴我：「她是所有事情背後的首腦，也是威克菲爾德團隊的關鍵成員。」

五個月之後，史都特架設了攻擊我的網站。他們開始準備應對醫學總會的聽證會，一年之後，也舉行各種集會活動，包括我質問特羅爾的那次抗議。在一封寄給八位合作人的「機密」電子郵件中，收件人包括六號女士，史都特表示，將會有電子郵件通知他們的支持群眾「或許可以獲得縝密照護之家的資助」。

我不知道是不是威克菲爾德提出這種想法。但是，我確定史都特確實不缺錢。根據法律援助委員會的文件，巴爾的法律訴訟案一共支付史都特十萬英鎊的費用。威克菲爾德（他將史都特描述為「親愛的朋友」）詭異地聘請史都特擔任他在德州公司的「訪問學人」——威克菲爾德的「內臟」公司帳戶資料顯示，他一共支付史都特大約二十萬英鎊的費用。

史都特所說的「團體」，其實就是她為了取悅威克菲爾德成立的祕密組織。團體的名字是「新自閉症促進會」（New Autism Initiative），只有獲得成員擔保才能進入。這個團體也藏在一個群眾運動背後，他們將這個運動稱為「哭喊痛苦」，並且成立一個網站，網站的註冊時間是舉行聽證會的兩個月之前，註冊人是《刺胳針》論文中的兄弟之母，六號女士。

一開始，我以為六號女士是所有陰謀背後的首腦。我很確定自己在她的攻擊名單之上。「我曾經以為，她唯一沒有親自籠絡攻擊你的組織，只有貓咪保護聯盟。」我的特別情報來源回想這位母親曾經用了數百個小時，向各家編輯、法官、政治人物、醫院的管理階層，以及任何能夠妨礙我追查真相的人提出投訴。

但是，隨著有人倒戈，讓我取得大量文件之後，我才明白誰在背後操弄。但是，負責操弄的那群人，他們的孩子並未承受發展問題。那些母親其實不是玩家，她們是棋子。在「哭喊痛苦」計畫背後，以及藏在「哭喊

痛苦」計畫背後的新促進會組織，其實就是在深夜發送電子郵件的史都特以及二號女士的律師克里夫・米勒，而他們的惡毒程度，就像一對海蟾蜍。

史都特厚顏無恥，米勒則是狡猾機警，而且更能夠適應資訊時代。米勒祕密經營一個網站，名字是「孩童健康安全」（Child Health Safety），刊登大量不真實的資訊——我必須老實說，他的網站內容都是謊言——提供其他人反覆引用。網站宣稱讓家長獲得「關於孩童健康安全的可信任資訊」。米勒除了推崇威克菲爾德之外，也提供建議，甚至策劃用於攻擊我的各種類型誹謗。

米勒甚至主張我「捏造」在《星期日泰唔士報》的報導；報社編輯約翰・威瑟羅的立場「站不住腳」；而且我已經承認我的報導只是「臆測」。

在眾多技倆之中，米勒用於擴展自己影響力的方式，就是在網站上用自己的本名克里夫・米勒發表評論，藉此宣傳他匿名發表的資訊，就像提供一種獨立的認可背書。他在「早期兒童特殊需求遊樂場」（Eco Child's Play）和「心理學發展歷史」（Advances in the History of Psychology）網站中發表評論，例如「記者布萊恩・迪爾捏造不實報導內容」，附上他的網路文章連結。「『孩童健康安全』網站已經被廣泛地認為是可靠的資料來源。」他也提出此種主張。

沙加緬度的雪佛也欣然接受此種發展，煽動美國各地的讀者。五十三歲的米勒在團體中更進一步：不只散播謊言指控我替製藥產業工作，更主張「能夠證明」我收錢撰寫報導。

特別情報來源提供的文件也指認出其他人。除了史都特、米勒、二號女士，以及六號女士之外，還有一位男性，名字是史東（Stone），一位名為「史帝芬」的女性，威克菲爾德則是在心血來潮時參與相關計畫。在這個內部人士圈之中，還有一個更為緊密的圈子，成員只有史都特、米勒，以及威克菲爾德。隨著巨大的醫學總會聽證會正在緩慢進行至最高潮，他

們也施加壓力，讓旗下的軍隊開始行動。

　　多年來，威克菲爾德都在聘請公共關係專家，讓自己的運動能夠獲得最大的影響力。現在，威克菲爾德獲得北美的資金，他聘請了一位男性，名字是馬克斯·克里夫（Max Clifford）──一位銀髮的百萬富翁，也是英國名人圈中的頂尖公共關係專家──散播毀滅性的誹謗謠言。為了刺激馬克斯的胃口，史都特帶他參加聽證會，稍後一起向一位八卦小報的記者提出簡報（這位記者在馬克斯·克里夫的辦公室見到威克菲爾德之後聯絡我），準備「揭發」關於我的真相。

　　「媒體將會掀起對布萊恩·迪爾的強烈批評。」威克菲爾德在一封同意進行攻擊的電子郵件中如此承諾史都特和米勒。

　　他們使用的武器包括捏造的三封信件，藉此製造對於我的強烈控訴。在以「機密──最終文本」作為標題的文件中，他們提到準備向家長（僅限於要求獲得通知的家長）發送文件，讓家長將文件寄給各個單位（其中包括我的雇主以及倫敦警察廳），希望藉此終結我的記者生涯。

　　每一封家長送出的信件，都是以「我是一位孩子的家長」作為開頭，內容則是用米勒的滑稽法律用語，指控我進行多個「犯罪」行為，包括我協助、教唆、引發，或者密謀進行「違法犯罪」或「祕密」行動，例如取得孩童的醫療紀錄文件。

　　「他們告訴我，你的報導涉及製藥公司的大量金錢。」後來，威克菲爾德聘請的公共關係專家在電話中告訴我──就在馬克斯·克里夫因為性侵遭到逮捕並且入獄服刑八年之前。

　　但是，威克菲爾德等人的計畫引發了反效果。沒有報社願意報導，當然，警察也沒有任何行動。這個計畫反而讓我發現，在反疫苗陣營的核心中，藏著像是俄羅斯娃娃一樣的層層人際組織。他們操弄脆弱的家長，米勒負責撰寫投訴的內容，威克菲爾德同意之後，一字不差（連標點符號都

沒有改變）交給喬許・艾德華斯的母親、海瑟，以及優斯頓路抗議活動的
其他參與者。

第二十七章

精心設計的詐欺

令人髮指的誤導性錯誤研究

　　威克菲爾德的醫師職業生涯結束的那天，他看起來毫不在乎。他離開倫敦聽證會的位置之後，立刻坐上美國國家廣播公司在紐約市中心的攝影棚。沒有起訴他的委員會，沒有調查記者仔細翻閱證據，他在早上七點四十三分，與《今日秀》的主持人馬特・勞爾（Matt Lauer），一起進行「《今日秀》本日來賓」節目。

　　「用這種方式開始訪談可能很奇怪。」勞爾的開場彷彿他正在詢問一位老朋友喜歡何種早餐穀片。「但我還是可以稱呼你為醫師嗎？」

　　威克菲爾德咧嘴笑著，一派輕鬆。「可以。」他回答：「因為他們無法剝奪我擁有醫學學位的事實。」

　　這是二○一○年五月二十四日星期一的事情。五個小時之前，在倫敦聽證會法庭室，由多張桌子組成的方形區域中，聽證會的主席蘇蘭德拉・庫馬爾準備在第二百一十七天時結束調查。他大聲宣讀委員會的「決定」和「制裁」：內視鏡醫師賽門・莫奇因為「誤導醫學行為」遭到解僱，而威克菲爾德以及沃克一史密斯的不當行為代表他們的醫學資格應該「遭到

解除」。

委員會的起訴罪名清單確定成立——符合明確的犯罪標準——而且非常多項。在眾多罪行之中,威克菲爾德的罪名包括在沒有獲得學術研究倫理委員會的許可以及保護措施的情況下進行研究;造成沒有腸道病史的孩童承受侵入式檢驗;以不正當的方式誤導法律援助委員會(包括他任職的皇家慈善醫院調查委員會所說的「詐欺行為」),並且刻意將金錢分散至他能夠取得的管道。

「本委員會非常擔憂威克菲爾德博士反覆違背醫學研究的基礎原則。」庫馬爾宣讀五名委員會成員的決定。「我們的結論認為,威克菲爾德在醫學研究領域的行為,已經等同於嚴重的職業不當行為。」

但是,以上的罪名還不是全部。威克菲爾德無法保證《刺胳針》論文的內容「真實而且精確」。威克菲爾德以不誠實的方式「提供對於病患人數的誤導描述」,以不誠實的方式主張孩童經由「正常的管道」進入皇家慈善醫院,以不誠實的方式隱瞞他藉由理查·巴爾獲得資金的利益衝突問題,而且並未坦承他申請的疫苗專利。

庫馬爾表示,委員會已經發現「威克菲爾德撰寫科學研究論文時的不正當行為,而科學研究論文對於公共衛生有著重大的影響力」。因此,委員會同意,由於威克菲爾德「持續缺乏專業認知」,他的醫學資格應該立刻遭到褫奪。

我從來沒有說過疫苗造成自閉症

《今日秀》的觀眾完全不知道倫敦聽證會的判決。勞爾的訪問只是在玩樂樂棒球。勞爾面對自己的來賓,他們坐在半透明藍色佈景的松木椅子上(邊桌上放著幾束鮮花以及書籍),勞爾介紹在我調查初期階段播出的

《日界線》節目片段。畫面上的威克菲爾德在研討會演講，還有我在《星期日泰唔士報》新聞編輯室的畫面。但是，勞爾完全沒有提到法庭醫學的調查。

勞爾：「所以，你願意看著我眼睛，告訴我，你從事研究的時候，完全沒有任何利益衝突或者其他問題嗎？」

威克菲爾德：「沒有問題，完全沒有問題。如果我確實有利益衝突問題，也早就會被揭露了。」

威克菲爾德的答案簡直荒謬可笑。但是勞爾——在那個時候，勞爾是所有美國人心中的帥氣叔叔——迅速進行節目。我已經將自己取得的一份資料錄影帶交給英國醫學總會，內容是威克菲爾德在美國加州的研討會上，提到他如何購買參加長子生日派對的孩子血液樣本（有些孩子只有四歲左右），而參與研討會的母親如何被這個故事吸引。

《日界線》節目播出該次研討會的片段畫面，在觀眾的笑聲中，威克菲爾德以開玩笑的口吻提到那些孩子痛哭、昏倒，以及嘔吐。太好笑了，哈哈，安迪，加油。

「孩子們因為提供血液樣本而獲得金錢報酬嗎？」勞爾在《日界線》的片段播出之後詢問威克菲爾德。

「他們獲得獎勵；不是金錢報酬。」威克菲爾德回答。

「他們獲得什麼獎勵？」

「在生日派對結束之後，他們獲得了五英鎊。」

「為什麼這種行為不是支付金錢報酬？」

「好吧，我們並未事先說過要支付金錢，也沒有強迫他們『只要願意，就會給你錢。』」威克菲爾德回答：「而是在結束之後，我們說：『這是你願意協助的獎勵。』以學術倫理的角度來說，獎勵和支付金錢報酬是不同的。」

　　英國從來不曾允許血液交易。但是,《今日秀》的節目足以證明這位反疫苗運動人士,光是因為缺乏學術倫理認知,就應該失去醫學執照。雖然勞爾提到他的來賓在英國已經被視為行為「不正當而且不負責任」,但勞爾繼續討論其他話題,讓威克菲爾德能夠安全地坐在來賓椅上。

　　「你的研究涉及十二位孩童。」勞爾說道:「我看過其他涉及十多萬名孩童的研究,都無法複製你的研究結果。因此,今天,你能夠坐在我面前,告訴我,你相信特定的疫苗——也就是麻疹腮腺炎德國麻疹疫苗——確實和孩童自閉症之間有可能的關聯嗎?」

　　勞爾想要和威克菲爾德進行一場關於研究的對決?那可是威克菲爾德的專長。威克菲爾德需要的只是區別差異——他們說這樣;我說那樣——他就會贏得更多的戰爭支持者。「不只我有這種想法,美國政府也承認疫苗和自閉症的關聯。」威克菲爾德斷然提出和美國政府聲明相違背的發言:「重點在於,儘管他們發動了一場公共關係作戰,想要攻擊我,攻擊家長,但是,他們還是在疫苗訴訟中承認此事。」

　　法院當然會明確否認威克菲爾德的說法。沒有任何關於疫苗自閉症的案例獲得政府的承認。況且,即使是威克菲爾德本人,都無法在二十四小時之內保持相同的說法。他告訴美國媒體一回事,就在同一天接受媒體採訪時,又向英國媒體提出另外一種說法。「我在那個時候從來沒有提出那種主張。」《衛報》以及《電訊報》都引述了威克菲爾德的說法:「我也沒有繼續主張麻疹腮腺炎德國麻疹疫苗造成自閉症。」

　　後來,他甚至在英國廣播公司電視網表示:「我從來沒有說過疫苗造成自閉症。」

　　威克菲爾德的表現充滿自信,就像追打蒼蠅的貓。他知道自己可以妥善處理任何一位電視主持人,超越媒體界和新聞界。他直接和支持群眾基

礎對話——那些困惑又受傷的母親——威克菲爾德的生計，以及他拒絕重新進行檢驗研究之後的生命意義，都仰賴於那些人。

但是，真正的新聞報導不會就此放過優斯頓路舉行的聽證會。我已經取得被修改的病理學報告；被竄改的診斷紀錄；在接種疫苗之前，或者幾個月之後才出現自閉症徵兆的孩童；法律援助委員會的合約；以及許多調查成果，包括威克菲爾的交易、威克菲爾德的商業計畫，所有的資料。在四月的一個星期三——威克菲爾德坐上證人席的第十八天——我親眼看見威克菲爾德承認自己的行為，就像不使用麻醉，就直接從他的口中拔出臼齒。」

「現在，我想詢問你，你能不能清楚地表明，一開始前往皇家慈善醫院的孩子，至少在大多數的案例中，」穿著黑色西裝的起訴委員會律師，那位女王御用大律師莎莉・史密斯詢問威克菲爾的論文：「都是因為他們的家長，或者，在某些案例中，則是因為他們的醫師經由和家長討論之後，認為麻疹腮腺炎德國麻疹疫苗造成自閉症？」

到了這個時刻，我們已經一再看見相關證據。沒有任何事情可以隱瞞了。「論文的所有讀者都知道這是不言自明的。」他回答：「許多孩童自願前往皇家慈善醫院，因為孩童身上出現的病徵，包括可能因為疫苗產生的病史，或者是因為感染造成問題。」

史密斯的問題雖然非常單調，但一針見血。史密斯不是早餐節目的主持人。如果家長前往醫院的目的是指控疫苗，代表該篇論文的第一個發現是無效的。疫苗和自閉症之間的關係不是被謹慎的醫師發現，因此不符合《刺胳針》論文讀者的想像。論文的研究對象也是人為選擇的結果，換言之，就是用不正當的方式操控。

史密斯問了威克菲爾德兩次，而威克菲爾德曾經因為我提出此種說法而控告我。但是，他這次終於自己說了。「病患，也就是孩童，都是基於

病症和病史而自行轉診至皇家慈善醫院。」他告訴醫學總會委員會，詳細列舉研究論文真正的納入病患標準，加上我也會強調相關新聞。「納入病患的標準包括三個關鍵要素：特殊環境暴露、腸道問題，以及發展退化。」

　　聽證會經歷千辛萬苦，終於得到威克菲爾德的其中一種說法。但是，對於美國，以及全世界，他還有另外一個版本。

令人髮指的誤導性錯誤研究

　　醫學總會的調查結果證明了我的發現為真。如今，我接獲一個前所未有的委託，希望我在一群專業的讀者面前，仔細介紹調查細節。我收到《英國醫學期刊》的邀請，希望我將投影片的內容變得更豐富，寫成一篇文章——而《英國醫學期刊》是《刺胳針》在英國的主要競爭者。

　　我已經針對病理學寫了四頁文章，標題是〈威克菲爾德在顯微鏡下發現的「自閉型小腸結腸炎」〉，隨後是醫學總會的裁定結果，以及威克菲爾德參加勞爾主持節目的內容。《英國醫學期刊》的總編輯費歐娜・高德里（Fiona Godlee），她也是一位醫師，建議我將論文分為三篇。高德里出生於美國舊金山，在英國最特立獨行的其中一間私立學校接受教育，她是一位非常調皮聰明的人，有著母親形象，而且講求醫學證據，不害怕挑戰製藥公司以及其他手段強硬的調查方式。

　　因此，我接受高德里的建議——文章的名稱名稱改為〈麻疹腮腺炎德國麻疹疫苗恐慌的祕密〉——其中包括參考資料以及摘要表，總計二萬四千字，篇幅為十九頁，論文的封面採用優雅的字型。我一共用了六個月的時間寫文章、查核，並且再度查核。投入校對的編輯人數大約是六到七位。高德里旗下的副總編輯負責檢查文章提到的醫學總會聽證會紀錄。一位小兒科專家以及一位病理學家進行同儕審查。《英國醫學期刊》支付了

一位律師長達六十個小時的諮詢費用。

在那幾個月的時間，我和高德里經常見面。在某一個下午，她講出一個以 F 開頭的單字，我猜想，在《英國醫學期刊》辦公室，他們很少聽高德里說這個字。當時，我們正在和律師高德溫‧巴蘇特提爾（Godwin Busuttil）仔細檢驗我的文章，總編輯在旁觀察。

「威克菲爾德的行為是詐欺。」她說：「你必須明確地表示。」

這不是新聞了，因為醫學總會已經在威克菲爾德的論文發現持續的不正當行為。我在自己的網站以及《星期日泰唔士報》都提出相同的主張，這是毋庸置疑的事實。

「好吧。」我回應高德里的判斷：「如果妳有這種想法，就應該由妳來說。」因此，在二○一一年一月的第一個星期四，《英國醫學期刊》的倫敦辦公室發布了媒體通知，他們的目標不只是早餐節目的輕鬆談話。他們宣佈我將開始連載刊登文章，第一篇是加州人十一號先生對於《刺胳針》論文的回應，而媒體通知的內容則是引用《英國醫學期刊》同時刊登的編輯室文章，譴責威克菲爾德的研究，《英國醫學期刊》的編輯認為他的論文是「精心設計的詐欺」。

究竟誰從事此種詐欺？毫無疑問的，就是威克菲爾德。有沒有可能，威克菲爾德只是犯錯，而非從事不正當的研究行為：他只是無能，以至於無法公允敘述自己的研究計畫，或者精準報告十二位孩童其中任何一位？不，不可能。想要撰寫論文，達成他追求的目標，需要縝密的思考和努力，該篇論文所有的缺失都導向一個結論：令人髮指的誤導性錯誤研究。

第一個報導《英國醫學期刊》消息的是美國有線電視網新聞，報導者是安德森‧古柏（Anderson Cooper）。這個議題不是茶餘飯後的閒聊，而是美國新聞的獵犬聞到了重大事件的味道。古柏明白這個道理。「就在幾個小時之前，」這位新聞界的職業拳擊手，看起來比實際年齡更為年輕，

對著鏡頭說，他的表情嚴肅，瞇起眼睛：「《英國醫學期刊》出現學術期刊的罕見行為，指控一位研究人員，安德魯‧威克菲爾德犯下公然詐欺。」

古柏解釋為什麼這件事情的主角不是「隨便一位」研究人員。威克菲爾德在一九八八年提出的研究論文「名符其實改變了許多家長對於疫苗的想法」；而且這篇論文的基礎僅僅只有十二位孩童。「在全世界各地，渴望找到答案的家長都接納威克菲爾德的主張。」古柏說道。

節目畫面播出演員珍妮‧麥卡錫和她當時的男朋友，也就是古怪的金‧凱瑞。隨後是美國眾議院委員會主席丹‧伯頓，接著——古柏的奇襲——在牙買加的反疫苗運動，現場直播訪問主角威克菲爾德。

Skype 視訊通話的幽暗畫面閃爍，分成左右兩個畫面，這一次，威克菲爾德沒有辦法掌控一切。「好吧，你知道，多年來，我都在忍受這個男人提出的錯誤指控。」威克菲爾德提到我，以他來說，今天講話的速度異常快。「我還寫了一本書……」

「但是今天的重點不是一個人的指控。」古柏打斷他：「而是《英國醫學期刊》發表了相關消息。」

「我還沒有機會親自閱讀《英國醫學期刊》的主張，但是，我已經在許多場合看過那個男人提出的多個指控。他是一個職業殺手。有人聘請他，想要打倒我，因為他們非常擔心疫苗對於孩童造成的不良反應。」

「先生，請容許我打斷你。你說他是一位『職業殺手』，而且『他們聘請』他，『他們是誰』？他是職業殺手，他要殺什麼？他是一位贏得許多獎項的獨立新聞記者。」

威克菲爾德對此嗤之以鼻。「他確實是，你知道，但是，誰聘請他？誰支付他金錢？我不知道。但我確實知道，他不是你這種優秀的記者。」

「好吧，但他確實簽署了一份文件，保證他在相關事件中沒有任何財務關係，他與任何利益關係人也沒有財務連結。」

現在是威克菲爾德誹謗我的時機了，否則他還能夠有什麼反應？有些人將威克菲爾德的誹謗方式稱為「抹黑為製藥公司的誘餌棋子」（pharma shill gambit）。「很有趣，他確實應該保證此事，因為他的調查受到英國製藥產業協會的支持，而英國製藥產業協會唯一的直接資金來源，就是製藥產業。」

我最後一次和工商團體英國製藥產業協會接觸的時間是一九九三年——他們將產品的數據資料表寄給我——我也曾經因為歐洲臨床藥物試驗規範（European Clinical Trials Directive）採訪過一位在相關製藥廠商擔任顧問的醫師。但是，威克菲爾德如果不提出此種荒謬的指控，繼續編造我的特別情報來源洩漏他們在祕密人際網絡策劃的陰謀，威克菲爾德就沒有辦法解釋他面對的困境。拆穿威克菲爾德的真面目已經走到這個階段，情況非常明確，我和他之中，有一個人正在欺騙全世界。

但是，欺騙全世界的人可能是我嗎？我——一位從來沒有買過汽車的人——有可能欺騙世界一流報社的編輯和律師，而我曾經以員工、合約記者、輪班，以及自由接案的方式，在這間報社服務將近三十年了？我真的愚弄了英國第四頻道電視網的執行長官、製作人，以及律師，醫學總會的五人適任委員會，坐在高等法院的伊迪法官先生，以及世界排名前五醫學期刊的編輯、律師，還有同儕審查機制？我在個人網站公開的文件是假的？我在美國德州的宣誓證詞中提出偽證？我對大型製藥公司的調查只是裝模作樣嗎？

古柏的報導就像十字弓的箭，銳利地攻擊威克菲爾德的要害，這隻箭刺進牛眼時依然不停顫抖。在隨後的三天，我和高德里搭乘計程車，前往美國網絡電視網（American Network）以及半島電視臺在倫敦的分公司，而全球各地的媒體都在激烈報導相關事件。

許多犀利的評論文章都支持我的報導立場，從《華爾街日報》到《紐

西蘭先驅報》，從《多倫多星報》到《澳洲人報》。

　　在眾多報導之中，《紐約時報》的編輯室評論文章特別公開提到我的名字。

　　《英國醫學期刊》如今採取了非比尋常的行動，刊登由布萊恩‧迪爾撰寫的長篇報告。迪爾是英國的調查記者，他率先揭露威克菲爾德論文的問題，並且不惜賭上自己的名譽，保證其調查發現的真實性。

　　《紐約時報》的評論讓人精神一振，而兩個星期之後的一份調查報告也透露了其影響力。根據哈里斯民調公司的調查，百分之四十七的美國人——大約一億四千五百萬人——都知道《英國醫學期刊》對於威克菲爾德的評論意見。「百分之四十七是非常高的數字。」該間民調公司的執行長表示：「這個議題相對新穎，因此，許多人都知道相關事件其實非常重要。」

　　對於老派的新聞調查而言，我會說我們終於有了結果。隨後的幾個月，接獲一連串的演講邀約之後，我終於動身上路。

　　第一個演講的邀請單位是加拿大新聞報導基金會（Canadian Journalism Foundation），他們在那一年的二月邀請我到多倫多參加一個星期的活動，多倫多就是威克菲爾德獲得創始靈感的城市。除了演講之外，還有大學晚宴、談話活動，與加拿大《環球郵報》的董事會見面，以及和加拿大國家廣播公司見面。

　　「我和布萊恩‧迪爾握手了。」一位非常敏銳的年輕男人在推特上發文。當時的場合是在懷雅遜大學（Ryerson University），一個關於新聞調查報導的大型演講，現場出席的情況很踴躍。「對我來說，這就像是那些白痴和瑪丹娜握手的感覺。」

　　雖然我的工作順利完成了，比起滿足，我更覺得憂鬱。我的調查結果

確實向權力說出了真相。但是，作為定義我職業生涯的報導，如果可以證明疫苗導致自閉症，我會更快樂。倘若真相就是如此，必定非常驚人，引發更巨大的波瀾。揭露自閉症的神祕面紗，藉此裨益孩子，對於我這種記者來說，我的報導就是最基本的目標。

這件事情是新聞嗎？這件事情是真的嗎？我們是獨家報導嗎？一切的資訊都在這裡。獨家報導。

在加拿大的都會中心地區，二月的人行道被白雪覆蓋，我決定不參加晚宴，回到假日酒店欣賞電影調整時差。大約有二十分鐘的時間，我沿著布羅爾街，一邊行走，一邊吐出寒冷的蒸氣，思考威克菲爾德在四分之一個世紀之前，琢磨克隆氏症起因時，究竟有什麼想法。我有了一個有趣的想法，如果我也點了一杯健力士啤酒，用力地凝視那杯啤酒，仔細思考人生的下一個階段，也許，在愛爾蘭的知名黑色飲品面前，我也會找到一個大觀念。

我還是華威大學的年輕學生時，我也喜歡在法蘭克酒吧喝健力士啤酒，一品脫的價格是十五・五便士。但是，隨著年紀增長，我發現健力士啤酒會讓我消化不良，我對酒精飲品的喜好也轉變為波本威士忌。如果你喝了夠多的酒，似乎沒有任何事情是不可能的。然而，倘若你用突如其來的靈感決定自己的志向，你終究會傷害自己。

也許，我們應該在這個寒風刺骨的夜晚享受一杯健力士啤酒？

不。我決定就寢。

第四部
復仇

　　另外一個必須寫入歷史註腳的名字就是狄尼洛。他在《疫苗：從掩蓋到災難》背後發揮了影響力。

第二十八章

最低點

共犯無罪釋放

　　英國人是知名喜歡道歉的民族。「對不起」似乎是最簡單的單字。舉例來說，一間調查機構發現，如果你在路上不小心撞到一位英國人，而且不是他們的錯，相較於同樣無辜的美國人，英國人道歉的機率多出百分之五十。甚至可以說，在英女王的聯合王國中，真正的驚呼用語不是「不好意思」，而是「對不起」。

　　在撤銷威克菲爾德醫學執照的聽證會上，他非常喜歡道歉。「對不起，你可以告訴我在文件的第幾頁嗎？」他說，或者是「對不起，我記不得。」在那個四月的星期三，當他終於承認麻疹腮腺炎德國麻疹的檢驗研究確實採用了特定的病患納入標準時——因此，他在《刺胳針》發表的論文根本沒有任何發現——他說了十四次的「對不起」。

　　但是，對於所有實際的問題，威克菲爾德毫無悔意。他沒有罪惡感或者羞恥心。舉例而言，甚至面對自己親筆寫的一封信，信中內容聲明他的十二位孩童研究是法律援助委員會的委託時，他都能夠說內容不是真的，而他的理由則是，那封信「只是他和一位會計師的通訊內容」。威克菲爾

德並未提出任何證人清單。沒有家長、沒有共同作者，也沒有仰慕者。其中一位家長十二號女士，在起訴聽證會上提供證詞之後（當時英國政府負責處理疫苗的官員大衛・薩利斯布瑞也出庭作證），威克菲爾德的首席律師齊蘭・康納（Kieran Coonan）起身表示：「我們沒有任何問題。」

論文發表的時候，威克菲爾德確實承認過一次錯誤。讀者發現他在論文表格一中列出的「異常實驗室檢驗結果」，實際上是正常的（威克菲爾德的答覆是「這個錯誤並未影響結論」）。但是，在我的所有發現之中，唯有一件事情，只有一件事情，他願意承認，那就是在影片中，笑著提到在孩童生日派對購買血液樣本的男人，確實就是他本人。

「迪爾先生指控我詐欺，等同於主張一位曾經接受專業訓練的外科醫師以及符合良好規範的研究人員，突然決定為了研究內容偽造數據資料。」他在交給《星期日泰唔士報》的五十八頁投訴書中如此提到，但我決定交給法院仲裁時，他又撤回投訴。「如果他認為任何一位研究人員可以為了私人利益擅自捏造數據資料，並且避開醫學研究社群的審查，這個人的想法簡直就是胡言亂語。」

為了回應我撰寫的〈麻疹腮腺炎德國麻疹疫苗恐慌的祕密〉系列文章，威克菲爾德則是如法炮製我的指控，就像他面對自己的利益衝突問題時，也用相同的方法對付政府的醫師和科學家。「確實有詐欺行為。」他說：「但詐欺人不是我，或者我的同仁，而是布萊恩・迪爾以及《英國醫學期刊》，他們捏造我詐欺的故事，就是為了詆毀我的名譽。」

如果他願意採用傳統英國人的道歉風格，可能會讓他獲得更好的結局。那次的聽證會完全沒有討論疫苗是否造成自閉症，而疫苗是否導致自閉症，也不是我的調查重點。他可以出席英國優斯頓路的聽證會，或者參加美國紐約的布魯克林大橋活動時，承認該篇論文確實有「誤導」、「混淆」，或者「疏失」。他能夠參加學術倫理課程，或者提出新的觀點。於是，英

國醫學總會可能會在一段時間之後，做出對於醫師友善的判決，恢復威克菲爾德的醫學執照。

但是，威克菲爾德就是做不到，這種風格不符合他的天性。因此，他告訴支持者，他遭到「製藥產業的陷害」，但根據我的調查，沒有任何證據能夠支持他。他責怪媒體，特別是媒體大亨魯柏・梅鐸（Rupert Murdoch）。因為梅鐸家族集團旗下的英國子公司就是《星期日泰唔士報》的發行商（但這個集團也擁有鼎力支持威克菲爾德的福斯新聞）。他污衊法官，包括德州「一位德高望重的法官」。他甚至辱罵英國醫學總會委員會（包括兩位不屬於醫學界的資深專業人士），宣稱醫學總會的目標就是詆毀調查疫苗安全問題的醫師。

簡言之，他在受害者的狀態中尋求慰藉。他是那群邪惡之徒的受害者。「政府、媒體，以及製藥產業共謀創造邪惡的陰謀，他們全都希望得到這個結果。」威克菲爾德在網路上宣告：「只有我對抗他們。現在，他們只需要三十秒就能夠指控一位研究人員詐欺，我卻需要用一輩子來扭轉結局。他們都很清楚。」

他們必定是政府，藉由法律援助委員會，支付他製造對於麻疹腮腺炎德國麻疹疫苗的法律訴訟；媒體（包括梅鐸的媒體）多年來替他宣傳；還有十年來一直都在資助他，替他支付機票費用的製藥產業。還有，三十秒？但是，威克菲爾德沒有說「對不起」，只有自艾自憐的敘事：將自己的真相遭到拆穿，重新包裝為陰謀論，把自己的毀滅作為證明自己風骨正直的證據。

他的手法也成功了。多年來，他巡迴各地參加研討會，吸引思緒混亂而且脆弱的群眾，他們受到威克菲爾德的影響，各種辱罵信件湧入我的信箱。

我相信關於威克菲爾德醫師以及他的研究，真相很快會水落石出。你

知道自己究竟做了什麼，你的行為可能與希特勒一樣，難以置信的邪惡！

以及：

你是有史以來最邪惡的說謊惡人。許多孩童生病或者去世，都是因為你。有一天，你必須對上帝負責。

還有：

你是純粹的垃圾。你毀了一個人的人生。你共謀參加了全球各地數百萬孩童蒙受的傷害。

至於威克菲爾德曾經渴望卓越地位的醫療體系，則是不會輕易被他的說詞影響。威克菲爾德因為發表論文而進入英國病理學家學會，他們後來將他除名。皇家外科醫師學會也會採用同樣的處置，如果威克菲爾德沒有在多年之前因為拒絕繳納會費而自動放棄會籍。在美國，縝密照護之家要求威克菲爾德退出。《美國腸道病學期刊》撤除威克菲爾德在國會山莊遞交的數據資料。

即使是在那個時期，還有其他聚集在一起研究自閉症的腸道病學家，而威克菲爾德的團隊是最弱的。在英國醫學總會宣佈調查發現的同一個月，二十七位來自美國各地的專家學者共同發表了一份十八頁的「共同聲明」，主題是腸道疾病在自閉症中的角色，而他們徹底否定了威克菲爾德提出的症候群。除了其他重點，淋巴結增生會出現在「發展正常的孩童身上」，他們如此說道：

腸道疾病對於自閉症類群障礙（例如「自閉型小腸結腸炎」）的特定影響並未確認。

現在就要提到最恥辱的後果了——一個巨大的紅色印章，蓋在研究領域的核心之中。在網路上，威克菲爾德研究論文的每一頁，一個巨大的單字，全部採用大寫，從左下方穿越至右上方。

撤銷

「情況非常明確，完全沒有疑慮，那篇論文提出的聲明完全是偽造的。」《刺胳針》的總編輯理查‧霍頓告訴《衛報》：「我覺得自己被騙了。」

既然威克菲爾德沒有悔恨，也就不會有深刻的醒悟。因此，他確實有可能毫無反擊。然而，儘管他現在有時候外型髒亂，眼睛充滿血絲，髮型就像流浪漢，但前任醫師尚未窮困潦倒。他從以前的工作獲得遣散費用，與理查‧巴爾的交易可能還有尚待支付的收入，以及一筆土地交易的收入——包括一間在倫敦西區的五房房子——從事醫學事業時，土地交易是威克菲爾德的副業。

當然，威克菲爾德還有他的「領袖魅力」，他是待在美國的英國人，這種形象也增強了其魅力。

在一片荒蕪之中，一個重大的觀念率先浮現，將威克菲爾德帶往明尼蘇達州。因為某些原因，明尼蘇達州總是吹噓他們擁有美國最大的索馬利亞人社群，反疫苗團體希望在此獲得立足點。相關報導指出，威克菲爾德在明尼蘇達州的餐廳數次露面——與會人士估計現場大約有一百人——他正在解釋一個奇特的巧合：住在明尼蘇達州的索馬利亞裔人社群，其孩童自閉症的比例突然大幅增加，但是索馬利亞境內從來沒有發現自閉症案例。

「自閉症是可以治療的，自閉症有原因，自閉症有起點，所以也會有終點。」二○一○年十二月，明尼蘇達公共廣播電臺記錄了威克菲爾德對著新聽眾的發言：「我們無法接受所有自閉症孩子承受的傷害，完全無法接受。」

威克菲爾德的言下之意，就是索馬利亞裔社群承受了「環境暴露風險」。但是，威克菲爾德已經接觸到自己能力範圍之外的領域。他不知道——或者認為根本不重要——在索馬利亞人的語言中，根本沒有「自閉

症」這個詞，所以索馬利亞境內沒有發現任何自閉症案例。即使在已開發國家，自閉症也只是一種構思概念（有別於二十世紀晚期精神治療清單，例如「腦部受傷」、「心智障礙」，以及「遲緩」相互結合的各種案例）。毫不令人驚訝的，在非洲之角的國家語言中，根本沒有精神治療的相關專業術語。

「我們有『精神分裂症』、『瘋狂』，或者『不瘋狂』等字詞。」馬利安・艾哈麥德（Marian Ahmed），索馬利亞自閉症家長網絡的共同創辦人，在一部 YouTube 影片中解釋：「只有這些字詞。所有的索馬利亞人都會這麼說。我們沒有『自閉症』這個字。我們就是沒有字詞形容自閉症。我們需要創造新的字詞。」

威克菲爾德沒有辦法改變這個情況。況且，無論威克菲爾德是「瘋狂」，還是「不瘋狂」，他都是將不幸帶往明尼蘇達的信使。就在威克菲爾德抵達明尼蘇達的六個星期之後，一位在美國出生的索馬利亞裔男孩從肯亞回到明尼蘇達，身上帶有麻疹病毒，在當地引發小型的傳染潮。他的年紀是三十個月大，並未接種麻疹腮腺炎德國麻疹疫苗。索馬利亞裔的社群出現二十二個感染案例，經由聚合酶連鎖反應的基因定序之後，確認是同一個感染源。

以歷史的角度來說，索馬利亞人的家庭一直都非常相信疫苗。二〇〇四年，在明尼蘇達的索馬利亞裔孩童，有百分之九十四都依照政府推薦的方式接種了麻疹腮腺炎德國麻疹疫苗。但是，隨著丹・伯頓的聽證會、雷尼・雪佛的電子報，以及各地律師開始招募群眾加入疫苗集體訴訟，威克菲爾德的主張也越過了大西洋，等到他本人出現在明尼蘇達時，索馬利亞裔孩童的疫苗接種比例下降至只有百分五十四。

沒有人因此死亡。但是，即將到來的危機早有預警——威克菲爾德的下一次遠征就沒有這麼幸運了。沿著他在美國的發展軌跡，一切都變得更

為詭異。在英國醫學總會的聽證會期間，威克菲爾德開始和一位自閉症企業家發展關係。她的名字是波莉‧湯米（Polly Tommey），她跟著威克菲爾德前往德州，帶著家人（以及她的丈夫），與威克菲爾德創辦一間媒體公司——自閉症媒體頻道——該頻道後來陷入非常可怕的事件。

湯米——有著金色的頭髮以及輕盈柔軟的身材——比威克菲爾德年輕十歲。她曾經是電影的身體替身。她的孩子叫做比利，比利有發展問題，於是湯米結合營利投資和慈善事業，從慈善運動中賺取生計。前往英格蘭的時候，她在英格蘭路邊的廣告看板留下自己上半身的倩影，她穿著低胸的睡衣，凝視著鏡頭，人像旁邊還有標語：「哈囉，各位男孩……」

湯米的先生是喬納森（Jonathan），他是一位體能教練，自稱是「臨床營養學家。」他們一起在英國的電視頻道掀起一陣旋風，提倡使用豬的賀爾蒙胰泌素（後來，製造商的試驗結果證明這種胰泌素是沒有用的）。他們登上八卦時事節目《崔佛‧麥克唐納今夜秀》（Trevor McDonald Tonight）兩次，第一次出席的時間為十六分鐘，第二次則是二十五分鐘，而節目主持人在第二次時，大聲朗讀佔滿整個螢幕的喬納森夫妻網頁簡介。他們就此開始推出自己的浮誇雜誌，並且利用自閉症謀取生計。

不久之後，波莉‧湯米發行四千份的《自閉症檔案》月刊。回到美國境內，波莉的成就也成為她和威克菲爾德一起創作實境節目的基礎。在節目的試撥集，他們拍攝了被送往紐約接受內視鏡檢查的孩童，負責檢查的是縝密照護之家的內視鏡專家亞瑟‧克里格斯曼。在席迪歐法律訴訟案中，克里格斯曼就是那位提到家庭錄影帶的醫師，除此之外，當初曼哈頓市中心的倫諾克斯山醫院（Lenox Hill Hospital）管理階層想要調查克里格斯曼的醫學執業情況時，他立刻逃出該醫院。

他們的節目並未受到歡迎。但是，正如命運的召喚，他們獲得了決定自己未來的影像畫面。他們拍到了一位來自芝加哥的十四歲男孩，艾利克

斯‧斯波達拉基斯（Alex Spourdalakis），男孩承受了嚴重的發展問題。在鏡頭前面，斯波達拉基斯被迅速送往克里格斯曼醫師處進行迴腸結腸鏡檢驗。後來的拍攝場景在醫院，小男孩裸著身體，手腕被固定在病床上，威克菲爾德在病床旁和他說話。

　　十二天之後，小男孩死在母親和教母手中。家人承受了無法負擔的壓力（我親眼看過這個影片），一開始想用安眠藥毒死男孩，後來又用廚房的刀刺進男孩的胸口四次。他們想要鬆開小男孩的手腕時，差點切斷他的手臂，他們殺了貓，甚至想要結束自己的生命。

　　他們承受了厄運，但是，威克菲爾德這位前醫師找到了新的使命。這個使命讓威克菲爾德職業生涯的下一步獲得重要成果：他將自己的觸及範圍從美國延伸至世界各地擁有螢幕的人。「如果你想要打倒媒體，你必須成為媒體。」他宣佈：「我現在是電影製作人。」

共犯無罪釋放

　　但是，威克菲爾德已經跌到谷底。他的演講行程變得非常詭異——他和否認氣候變遷的人士、主張九一一世界貿易中心攻擊事件是美國內部行動的「真相派人士」，以及主張飛機的尾流藏著控制人群毒藥的男人同臺出席。後來，威克菲爾德出現在「陰謀論海洋遊艇」活動。遊艇計畫從加州的聖佩卓出發，在海上航行一個星期，一百位奇特古怪的來賓支付三百美元的費用，而另外一個演講人在登船之前就遭到警方逮捕。

　　「布萊恩‧迪爾——沒錯，你們可以記下我說的話——是一位精神變態。」威克菲爾德告訴遊艇上的記者，記者為了廉價笑話而參與該次活動。「我並非刻意貶抑他，我只是客觀描述布萊恩‧迪爾。他就是一位精神變態。他展現精神變態的所有特質。」

　　威克菲爾德的行為還可以更惡劣嗎？當然可以。無論他是「瘋狂」或者「不瘋狂」，他還會在倫敦提出更惡劣的污辱。

　　由於英國國會設置了相關事務的法庭，醫學總會對於威克菲爾德等人的不當行為調查結果必須交給法庭審理。威克菲爾德的律師團隊並未以他的名義提出上訴，但是，澳洲教授沃克—史密斯的律師團隊則是非常樂觀，認為可以替當事人推翻當初的判決。在約翰・沃克—史密斯的案例中，醫學總會的適任委員會在調查時犯了一個程序錯誤。

　　由於沃克—史密斯曾經改變自己的說法——從主張內視鏡檢查是獲得學術倫理委員會支持的研究計畫，改變為內視鏡檢查只是為了照顧病患——他讓適任委員會措手不及，因為委員會當時並未發現這個說法的改變將會嚴重影響他們的調查任務。雖然翻閱檔案夾對我來說很有利，但是，這個情況也代表所有孩童的案例都需要獨立評估——光是評估他們的案例，就要連續舉行十二次聽證會——法庭才可以思考所有相關結論。

　　但是，威克菲爾德的案例不會經過重新檢驗。因為威克菲爾德的行為是毫無疑問的研究。「我的情況和威克菲爾德醫師的情況完全不同。」澳洲教授沃克—史密斯在聲明中指出：「我執行的所有檢驗程序，都是為了查明孩童身上的問題。」

　　如果沃克—史密斯的言論不是真的，代表他當初的行為只是研究的一環，那麼，沃克—史密斯沒有醫療不當的問題，但他說謊。「倘若情況如此，適任委員會沒有其他選擇，」法官米丁（Mitting）先生在皇家司法院聆聽沃克—史密斯的上訴時解釋：「他們必須決定沃克—史密斯教授是否如實訴說真相。」

　　但是，適任委員會並未做出決定。裁決三位醫師的處置方式是他們難以承受的工作量，於是適任委員會跳過了基礎決策。正如貝斯特控告惠康基金會的案例——當時藥廠主張貝斯特只是「思緒混亂」——適任委員會

並未看清重點。

　　共犯無罪釋放，威克菲爾德當然不會放過機會：他告訴支持者，藉由暗示的方式——彷彿只有他是如此——他也應該被宣告無罪。但是，法官的觀點並非如此。澳洲教授的觀點也與威克菲爾德不同。經過聽證會的結果之後，當然，我的調查結果也毋庸置疑地發揮了影響力，對於那位說服他離開巴斯醫院、前往漢普斯特德的男人，澳洲教授已經有了新的想法。沃克一史密斯現在的年紀已經七十五歲，他決定在最有毀滅能力的沉默批判中，表達自己的想法。

　　在自傳作品《長久的記憶》中——出版時間則是在我採訪二號女士的幾個星期之前——他曾經像崇拜導師的青少年一樣傻笑，甚至誇張地說威克菲爾德有著戴安娜王妃的風采。

　　威克菲爾德很高、英俊、口若懸河、具備個人魅力，更重要的是，他是一個有信念的人。他是絕對真誠而且正直的人。實際上，已經過時的詞彙，「追求真理的聖戰士」，最適合描述威克菲爾德。

　　現在，沃克一史密斯已經從醫學界退休，住在倫敦北部的家中，他重新閱讀上述的文字，而那些文字就像他職業生涯凋零枯萎的詩歌。於是，沃克一史密斯冷靜地刪除文字，調整相關段落，決定重新印刷自己的回憶錄傳記。

第二十九章

復仇的時間

說服全世界相信，所有的疫苗都有問題

在我所說的紙本印刷的黃金年代，威克菲爾德承受的羞辱將會是相關事件的終點。疫苗危機就此結束——正如一九八〇年代百日咳、破傷風，以及白喉疫苗事件——只要沒有任何事情能夠讓讀者覺得興奮。

神經學家約翰·威爾森已經接受自己的命運。「曾經有一位睿智的醫師將自己對於醫學的介紹觀察，告訴一群新的醫學院學生。」一九九〇年代，我採訪威爾森時，他告訴我：「在二十年之內，你們現在學到的知識，將有一半被證明是錯的。但問題是，我們不知道是哪一半。」

「麻疹腮腺炎德國麻疹醫師」在報章媒體的時代已經結束了。英國的眾多編輯都已經收到訊息，知道自己多年來都被威克菲爾德愚弄了。即使是曾經樂於報導威克菲爾德新聞的媒體，也都表明他們受夠了。正如《每日郵報》在二〇一三年四月報導造成一位男性死亡的麻疹爆發潮時所說：

麻疹腮腺炎德國麻疹疫苗的爭議是科學研究行為不當的案例，最後引發毫無依據的公共衛生恐慌事件。

但是，威克菲爾德還沒有放棄。他們無法讓威克菲爾德噤聲。隨著改

變時代的點對點社群網路興起，任何人都能夠進行「窄撥」（narrowcast；與廣播相對應的概念，強調個人播送），利用演算法，引誘不謹慎的觀眾進入不實資訊的市場。因此，在二〇一四年八月十八日，所有人都以為威克菲爾德已經完全結束時，他在臉書專頁上的一篇文章預示了難以置信的新篇章。在未來的兩年，威克菲爾德將會對美國群眾看待疫苗的態度產生自從一九三〇年代以來最重大的衝擊。一九三〇年代，當時的美國總統富蘭克林・羅斯福的傳奇「出生缺陷基金會」發起全國共同對抗小兒麻痺的聖戰。

揭穿真相！！！！！

威克菲爾德的反擊就從五個驚嘆號開始。

點閱威克菲爾德文章連結的人，將會進入一個影片觀看網站，看見非常戲劇化的倒數計時。背景聲音是二十世紀投影機的換片聲響，一格又一格播放賽璐璐影片，時鐘上的針窸窣作響轉過秒圈，黑白色的窗戶擦拭圖片，就像古代新聞節目的開場。

影片的內容則是：七——換片的聲音——非裔美國孩童與歐巴馬總統的合照；六——換片的聲音——《紐約時報》報導明尼蘇達州索馬利亞人社群的自閉症議題；五——換片的聲音——美國疾病管制與預防中心位於喬治亞州亞特蘭大市的門牌；四——換片的聲音——一張黑色輪廓臉龐；三——換片的聲音——一根針頭。

「我的天啊，我不敢相信我們成功了。」一個看不見的男性說話，聽起來就像在電話中：「但是我們成功了，找到了，我們找到了。」

以上是聲音內容，畫面則是同步出現以下字幕：

疾病管制與預防中心的吹哨者承認疫苗和自閉症詐欺

隨後則是：

自閉症媒體頻道獨家報導

「這是關於一場真實詐欺的真實報導。」威克菲爾德說話了。他的臉龐完整地出現在螢幕上，他穿著熨燙整齊的白色襯衫，眼鏡掛在襯衫的釦子上。「謹慎的高階騙局，欺騙美國人民，對於美國人民孩童的健康造成災難性的結果。」

他的「獨家報導」內容持續九分三十秒──而且，從表面上看來──揭露了非常重要的消息。一位在疾病管制和預防中心亞特蘭大總部工作的科學家成為「吹哨者」，威克菲爾德說道，而吹哨者揭露了政府的詐欺行為，政府用十年時間研究麻疹腮腺炎德國麻疹疫苗與自閉症之間是否有關聯。

「由於詐欺內容非常驚人。」現在已經五十七歲的威克菲爾德解釋：「疾病管制和預防中心的其中一位研究人員決定退出。」

現在，出現了另外一個男人，鏡頭特寫拍攝他四分之三的臉龐，確認了前醫師的說詞，他是布萊恩‧霍克（Brian Hooker）──但他不是吹哨者本人──而是北加州基督教藝術學院的教授，擁有生物化學工程博士學位。威克菲爾德告訴觀眾，霍克是「一位父親，他的孩子因為注射疫苗遭到傷害」，同時，霍克也是「疫苗安全的研究人員」。

霍克五十歲，體重過重，髮線正在往後退，臉龐的線條很深邃，留著小鬍子，下巴快要碰到頸部。鏡頭轉到霍克身上，他穿著咖啡色的格子西裝外套以及黃色的高領襯衫。霍克表示，他在某一天接到一通主動聯繫的電話。「對方的身份讓人出乎意料。」因為他是「比爾‧湯普森」，疾病管制和預防中心的科學家。

「湯普森博士請我擔任他的牧師。」霍克說：「我同意擔任他的牧師

之後，他開始告解。我們進行許多、許多次的電話交流，還有電子郵件。他洩漏了關於疾病管制和預防中心詐欺與違法瀆職行為的驚人資訊。」

　　湯普森的年紀也是五十歲，他是一位專業的心理學家，曾經共同執筆撰寫關於自閉症的研究論文，在幾乎沒有人關注的情況下，在二〇〇四年二月發表於高階期刊《小兒科》。論文採用非常困難的複雜研究方法，調查威克菲爾德提出的疫苗和自閉症之間的關聯，比較亞特蘭大地區的自閉症孩童接種疫苗的年紀，以及發展正常的孩童接種疫苗的年紀。第一個研究團體的紀錄超過六百位，第二個研究團體的人數則是三倍。

　　「本篇論文假設，」八頁的論文如此解釋：「如果麻疹腮腺炎德國麻疹疫苗增加罹患自閉症的機率，而自閉症通常在孩童年滿二十四個月之前就會出現病徵，年紀較輕的孩童接種疫苗的患病風險就會提高。」

　　威克菲爾德並未在九分鐘三十秒的影片中談論這個細節，而是片段著重於湯普森提供的資訊。在前醫師的建議之下，霍克偷偷摸摸地記錄了四次對話，科學家在影片中討論自己在政府內部進行的研究，以及在公共衛生機構的生活。

　　「撰寫那篇研究論文是我職業生涯的最低點。」從影片中可以聽見科學家正在告訴霍克，他們在影片放入了十個紀錄片段。「對於我的行為，我覺得非常羞恥。」科學家在另外一個片段說。還有，「我不會說謊。我已經不說謊了。」

　　以二〇一〇年代中期的網路影片來說，威克菲爾德的表現異常熟練。在威克菲爾德的生意合作夥伴以及特殊好友波莉‧湯米的建議之下，他聘請了一位加拿大的專業編輯，這位編輯曾經處理過商業廣告，熟悉如何掌握影片節奏。在嚴峻的口吻以及不祥的配樂中，九分三十秒的影片演變為在美國以及全球各地爆發的反疫苗計畫。

　　影片的內容也拍攝了文件，其中包括一份標記為「限制查閱資格」

的文件。然而，重點是一系列突然出現的剪輯片段發言，有時候為了突顯影響力，還會重複播放。「撰寫那篇研究論文是我職業生涯的最低點（影片二十五秒）……撰寫那篇論文是我職業生涯的最低點（影片三分四十一秒）……撰寫那篇論文是我職業生涯的最低點（影片八分三十六秒）。」

以分析的角度，威克菲爾德等人的影片，意圖就是如此明顯。

但是，湯普森不滿的重點——在影片中幾乎沒有提到——其實是那篇論文缺乏了重要的統計數字，而湯普森認為應該放入文章中。在孩童的原始資料中，有一個子團體出現非常大量的自閉症患者：在特定年紀區間接種麻疹腮腺炎德國麻疹疫苗的非裔美國男孩。

但是，湯普森的其他共同作者認為，這個發現讓人無法信服，而且根據事先定義的論文研究程序，採用較小型的研究樣本數量，比較容易出現鮮明的觀察結果。所以他們採用能夠從出生證明取得額外資訊的孩童作為研究樣本，「種族」則是較為弱勢的影響因素。

我閱讀了湯普森提供的文件，以及刊登在《小兒科》期刊的論文。我個人認為，他的想法非常好。在論文表格三的數據中，疾病管制和預防中心的人員留下兩行空白處。如果被刪除的數據有利於證明疫苗的安全性，我很確定就會被納入論文中。我也相信，倘若科學家湯普森將這個擔憂傳達給《華盛頓郵報》、《紐約時報》，甚至是我本人，我們之中的任何一位都會撰寫相關報導。

湯普森事件也完美地觸及關於疾病管制和預防中心亞特蘭大總部本質的一個長期爭議。許多評論家都主張，從策略的角度而言，疾病管制和預防中心對於接種疫苗的角色是相互衝突的。因為疾病管制和預防中心一方面進行疫苗安全性的研究，另一方面鼓勵民眾接種疫苗。湯普森事件是一個契機，能夠讓社會大眾重新探討此種衝突角色究竟應該如何運作。

「關鍵的問題在於，那個數據沒有出現在論文中的理由，」我詢問一

位曾經在疾病管制和預防中心任職的高階人員，他是湯普森論文計畫的指導者：「是不是因為負責撰寫論文的團隊還要留意公共輿論和群眾的擔憂？因為新聞記者將會關注那個數據之後說：『你們看！』『種族因素』果然存在？』」

「我認為你的問題很好。」他同意我的說法。

對於任何正直，而且想要追求頭版報導的新聞記者來說，這位高階成員的承認已經是爆炸性的新聞。在那個時候，疾病管制和預防中心正處於爭議，一位研究人員保羅‧托爾森（Paul Thorsen），曾經負責處理麻疹腮腺炎德國麻疹疫苗的研究計畫，因為遭控盜用疾病管制和預防中心高達一百萬美元的經費而遭到定罪，托爾森將經費用於購買哈雷機車和房子。

從我的觀點來看，如果湯普森是對的，疾病管制和預防中心的員工刻意刪減表格三的內容，誰知道他們為了保護機構的目標，還會刪減了其他何種內容？但是，湯普森告訴霍克，而霍克告訴威克菲爾德，但威克菲爾德似乎不認為此事攸關利益衝突問題，而是更符合他個人的目標。

揭穿真相！！！！！

政府資深科學家打破十三年的沉默，揭穿疾病管制和預防中心的詐欺行為，隱瞞疫苗造成自閉症。

非裔美國男童遭到蓄意注射麻疹腮腺炎德國麻疹疫苗，承受更嚴重的罹患自閉症風險。

現在，我彷彿被迫回到當年「世界第一個愛滋病疫苗」的調查。在必然失敗的結果出現之後，VaxGen 的負責人是曾經在疾病管制和預防中心任職的員工，很有可能也刪減了子團體的數據。「黑人受試者感染人類免疫缺陷病毒的機率減少百分之七十八。」在試驗結果解盲的當天，他們興奮地將消息傳到金融市場：「這個結果具備統計的重要性。」

疾病管制和預防中心研究人員發表在《小兒科》期刊論文收到的批評，

很有可能是他們刻意遴選子團體的分析數據，而該數據是錯誤導致的結果。長久以來，疾病管制和預防中心的研究都被視為有設計瑕疵。三年之前，名聲響亮的美國國家醫學研究院在疫苗安全研究的審查中，排除了疾病管制和預防中心的研究論文，理由是「研究方法有嚴重的限制」。

威克菲爾德在臉書發文之後，影片在網路上掀起一陣波瀾，許多人大喊「天啊！你一定要看這個影片！」

吹哨者承認疾病管制和預防中心的詐欺行為。他們知道麻疹腮腺炎德國麻疹疫苗會導致自閉症。

即使是未來的總統唐納・川普都加入戰局。他在推特上發文表示：「醫師說謊。」

這個影片後來被改編成標準時間長度的電影，其中的主張也引發爆炸性的影響。但是，即使在社群媒體的環境中——隨處可見的愛因斯坦名言或者小狗彈奏鋼琴的影片——威克菲爾德的電影腳本依然過度瘋狂，差點從起點扼殺自己的電影創作。電影有兩分鐘的時間用於二十世紀中葉的塔斯基吉梅毒實驗（Tuskegee syphilis experiment），當時許多非裔美國人並未獲得妥善的治療。威克菲爾德將湯普森在該篇論文的共同作者，多位是女性，稱為這個世紀最殘忍的大規模屠殺兇手。

「你們會發現的。」威克菲爾德對著圖片怒吼，圖片包括孩童穿著奧斯威辛集中營囚衣。「他們的罪行和史達林、波布（Pol Pot），以及希特勒一樣邪惡，他們不是偽君子，他們的動機難以理解，還用外表的關心和同情裝飾自己的修辭。」

唯一的問題在於，威克菲爾德的故事不是真的。指控疾病管制和預防中心詐欺的人是威克菲爾德，不是湯普森。湯普森——不知道自己沉思的話語被霍克錄音——很快就發出澄清聲明。在四百字的聲明中，湯普森表示，除了省略重要的數據之外，他的質疑是針對疾病管制和預防中心並未

依照原本的研究計畫。

　　「理性的科學家都有能力，也會在詮釋資訊時，和其他科學家產生歧異。」任何一位有能力而且誠實的新聞記者，都會在任何一篇報導中，引述湯普森的原話，但威克菲爾德不會這麼做。「我希望可以絕對明確地表示，我相信疫苗拯救了無數生命，也會繼續拯救更多生命。我絕對不會建議任何種族的家長停止讓孩童接受疫苗。」

　　即使湯普森發表了手寫聲明，威克菲爾德等人的影片，依然引發了重大傷害，因為湯普森想要傳達的訊息遭到明確的斷章取義，威克菲爾德和霍克從這位科學家身上利用了一句話，分別放在影片的三分四十六秒以及五分三十七秒，藉此傳達自己想要的意義。

我們並未回報重要的發現。

　　顯然的，這句話不足以視為湯普森指控疾病管制和預防中心詐欺。基於各種原因，威克菲爾德的影片內容可能有嚴重的錯誤。實際上，心理學家湯普森的錄音（我很快就取得錄音檔）顯示，霍克不僅希望藉由湯普森的發言煽動對於疾病管制和預防中心的指控，而且他還失敗了，連續三次失敗。

說服全世界相信，所有的疫苗都有問題

　　即使霍克自稱是一位「疫苗安全研究人員」，也無法證明他提出的言論是正確的。十二年來，他都想要代表自己的兒子史帝芬，藉由疫苗法庭提出訴訟。霍克和「世代救援」（Generation Rescue）團體合作，這個團體的領導人就是演員珍妮・麥卡錫。在那個時候，世代救援團體將自閉症的原因歸咎於抗菌劑。霍克實際接到湯普森電話的前一天，威克菲爾德已經在一場研討會上介紹霍克。那場研討會多數的出席者都是母親，霍克在

研討會上獲得安德魯‧威克菲爾德醫學勇氣獎。

　　湯普森——有著灰色的平頭短髮，戴著細框眼鏡——從來沒有要求霍克擔任他的「牧師」。他和我一樣是一位喋喋不休的人，而他犯下的錯誤，就像我當初在優斯頓路的錯誤。當時，我和一位憤怒的父親交談（這個人擁有一部巨大的「筆記」，但他根本不了解其中的內容），科學家和另外一位同樣憤怒的家長聯絡，而這位家長的行為早已越界，應該引發關注。

　　霍克善用美國非常強大，但發展緩慢的資訊自由法案，將超過一百份的資訊申請書寄給疾病管制和預防中心，許多都轉交給湯普森處理。湯普森在一九九八年加入疾病管制和預防中心，最傑出的表現就是疫苗安全性研究，不只是二〇〇四年發表於《小兒科》期刊的論文，還有二〇〇七年刊登於《新英格蘭醫學期刊》探討抗菌劑的論文。然而，隨著一篇又一篇的研究論文否認疫苗與自閉症有關聯，湯普森的主管也失去了對於這個領域的興趣，所以湯普森渴望能夠重新獲得關注。

　　「我希望成為有用的資源。」湯普森告訴霍克，而湯普森想要重新獲得公共關注：「我希望成為對你有價值的人。我希望你在疾病管制和預防中心之中，至少有一個人願意給你回應。」

　　如果湯普森和霍克往來時，能夠保持從事研究計畫的一半謹慎，他的下場可能比較好。他在錄音中發出不適當的笑聲，對於同事口出惡言（他批評一位經驗豐富的流行病學家就像「中古車銷售人員」，另外一位女性研究人員則是「二十五歲的蕩婦」），甚至討論個人健康狀況。湯普森描述自己有「精神疾病」，經常「大發雷霆」等等，他還談到疾病管制和預防中心的人力資源問題，以及「幻覺問題」，而他用臨床醫學的標準使用「幻覺」這個字。

　　「但是我慢慢穩定了。」他告訴霍克：「好消息是我已經慢慢穩定了。」

　　湯普森的新好友則說：「我需要你保持精神正常。」

面對內心的壓力，湯普森其實很脆弱。但是，藏在霍克身後的威克菲爾德已經不是第一次背叛別人了。十五年前，一位英國政府醫師使用假名——他稱呼自己是「喬治」——祕密地和威克菲爾德以及理查·巴爾見面（地點就是我和四號女士見面的車站），想要指控兩個品牌的疫苗製造廠商在回收時過於緩慢。回收疫苗的事件，開啟了疫苗危機的故事。但是，由於擔心家人，喬治不願意公開露面。

威克菲爾德從一開始威脅喬治必須公開露面，後來則是直接背叛他。「這次的活動影片會放在網路上，我希望『喬治』能夠看到。」威克菲爾德在 YouTube 上洩漏喬治的真實身分之前，即將成為「沒有病患的醫師」的他告訴一群快樂的研討會聽眾：「因為我非常想要向現場的聽眾揭露這個男人的名字、地址，以及聯絡資訊【笑聲】。如果喬治沒有辦法自己出面，我就會這麼做【鼓掌】。」

這就是愚弄世界的醫師的真正心聲。他展現了自己恐嚇他人的力量。他在湯普森身上看了機會。其他人指控威克菲爾德的內容已經證明是真的，但威克菲爾德能夠複製這種指控，藉此對付政府。「他們說這樣，我說那樣。」他現在有機會在熟悉的領域重拾自己的名聲——在隨後的幾個月，他也這麼做了。

「因此，我告訴布萊恩，『布萊恩，你和霍克的對話有沒有錄音？』」後來，威克菲爾德吹噓自己提供霍克的建議。「吹哨者來得快，去得也快。他們就像上鉤的魚，你的工作就是把他們釣上船。」

他們非常努力想要抓到湯普森。在影片中出現的電話交談之後，霍克再度致電湯普森，得到的只有閒聊，湯普森根本沒有指控疾病管制和預防中心詐欺。因此，三個星期之後，導師霍克決定再試一次——在我聽來，霍克只是依照威克菲爾德的指令行事。

湯普森接起電話的一分鐘之內，霍克直接表明來意。「我希望和你談

談麻疹腮腺炎德國麻疹的研究。」他說。

心理學家湯普森的反應則是：「好的。」

兩人稍微交換意見，只有「對的……沒錯……沒錯」。霍克提出一個尖銳的引導問題：「因此，你不願服從他們的計畫，因為他們的目的就是想要減少非裔美國人研究集群的統計數據重要性？」

目的就是想要減少，承認意圖，而湯普森只能說：「對的。」

但是，湯普森根本沒有這個意思。那是霍克的詮釋。霍克並未成功讓魚上鉤。「好吧，我們……我們……呃，我們沒有在論文中提出相關數據報告……呃……我只能告訴你，我們確實沒有在論文中提出相關數據報告。」這位在疾病管制和預防中心任職的男人回答：「我還能夠告訴你——其他的共同作者有什麼想法——他們到底有什麼想法。」

新聞記者會會出現的下一個問題，就是「其他共同作者的想法是什麼？」但是，霍克的反應只有「嗯哼」。

「其他的共同作者不認為種族變數是可靠的數據。」湯普森繼續說道：「這就是他們的想法。」

霍克繼續嘗試，簡短討論之後，提到論文數據的試算表等等，隨後刺探防菌劑議題。「我有所有的紀錄。」霍克說：「我看過《新英格蘭醫學期刊》的論文，你是出自於壓力，才會刻意減少抗菌劑和痙攣之間的關聯。」

出自於壓力，才會刻意減少。霍克再度找到了意圖。但是，魚依然沒有咬餌。「好吧……呃……讓我這麼說吧。」湯普森回答時，提到他和學生一起發表的小型論文。「我完成了一個後續追蹤研究，因為我希望自己的意見能夠有正式紀錄。」

湯普森的回應必定讓威克菲爾德的內心為之一沉，於是威克菲爾德的助手霍克決定嘗試第三次。「所以，你在二〇〇七年的論文是出自於壓力，

才會刻意減少數據的重要性？」

「不。」湯普森回答。

該死。

事實上，在同一通後續的電話聯絡中，日期是二〇一四年六月十二日，他們甚至勉強討論到為什麼在某些接種疫苗的黑人孩童身上，自閉症的比例會出現顯著的差異。非裔美國孩童的健康情況通常比較惡劣，他們出現發展問題時，就會被詢問是否要接種當初錯過的疫苗。

很有可能，不是疫苗導致自閉症，而是因為出現自閉症的病徵，所以他們才會接種疫苗。

簡言之，研究的設計不良（研究使用的數據是為了其他理由而進行蒐集）。所以研究無法獲得可靠的結果。「事實上，你甚至可以主張《小兒科》期刊的那篇論文就像一群垃圾，因為教育程度較好的母親，會讓孩童較早接種疫苗。」湯普森一邊說，一邊笑：「我們的研究是垃圾，因為我們甚至無法針對適當的變數進行調整。」

「是的，是的。」霍克回答。

「我從來沒有想過此事。」

沒錯，湯普森應該好好想想。

威克菲爾德和霍克必定知道自己正在辛苦掙扎。但是，據說世間最好的復仇，就是冷冷地復仇，光是復仇的味道，就讓這位前任醫師覺得非常甜美。威克菲爾德什麼要復仇？不只是因為湯普森發表於《小兒科》期刊的論文，當初的目標就是回應威克菲爾德的《刺胳針》論文。如果威克菲爾德確實想要復仇，這個鍋爐裡面還有一個男人，長年來都是威克菲爾德的目標。

湯普森是《新英格蘭醫學期刊》論文的第一作者，但是《小兒科》期刊論文的第一作者另有其人。獲得這個傑出地位的人是一位病理學家，法

蘭克·戴史帝芬諾。威克菲爾德的影片出現的幾天之內，我採訪了戴史帝芬諾。一九九八年，《刺胳針》邀請了兩位來自美國疾病管制和預防中心的資深專家評論威克菲爾德在《刺胳針》發表的十二位孩童論文，戴史帝芬諾就是其中之一，而他們嚴厲批評了皇家慈善醫院醫師的研究論文。

　　戴史帝芬諾擔任第一作者的《小兒科》期刊論文是「醫學歷史上最惡劣的詐欺行為」，威克菲爾德後來批評道，也是「世界歷史上最嚴重的醫學詐欺。」

　　威克菲爾德的抨擊非常嚴重，但調查結果顯示戴史帝芬諾等人毫無問題。然而，誘捕湯普森的計畫獲得了重大勝利。忘了所有的疫苗爭議吧，無論是百日咳、破傷風，以及白喉疫苗、人類乳突病毒疫苗，還是麻疹腮腺炎德國麻疹疫苗。「疾病管制和預防中心吹哨者」的破碎影像片段，已經能夠用於推動一場史無前例的聖戰：說服全世界相信，所有的疫苗都有問題。

第三十章

電影 《疫苗：從掩蓋到災難》

威克菲爾德展露勝利的微笑

一個女性的聲音。聽起來相對年輕。可能只有三十歲，或者三十五歲。那個聲音來自加州聖莫尼卡的群眾，很溫柔，就像母親的親吻。「我們愛你。」

走上市政大樓會議廳大門前的四個石階，威克菲爾德也回應了。「我也愛妳們。」

第二個女性大喊：「我們為了孩子而團結。」

我聽到第三個吶喊。「對！」

二〇一五年七月，星期五，時間剛過下午五點。大約有兩百位群眾——女性佔了壓倒性的比例——聚集在洛杉磯西部富裕的海灘社區，表達她們對於修法的不滿。迪斯尼樂園——距離五號州際公路東南方四十五分鐘車程——爆發了麻疹傳染潮之後，加州政府修法恢復對於一小群詭異年輕家長的強制令：如果他們的孩子並未依照政府規定的時間接種疫苗，未來可能就會被拒於學校大門之外。

在十二英尺高的內戰砲車文物旁，數個小時之前，群眾開始聚集在海

洋大道上。他們遊行兩個街區,抵達市政府總部——建立於一九三〇年代,市政廳的外型就像一艘蒸氣船——他們大喊:「家長決定要不要施打疫苗,家長決定要不要打疫苗」,手中揮舞用馬克筆製作的標語。

健康自由

停止強迫接種疫苗

撤銷參議院法案 SB-227

這次的抗議活動一共有五位演講者,但群眾最愛的是威克菲爾德。沒有他,今天的活動就不完整了。威克菲爾德用「哎呀一聲」的咧嘴笑容和群眾致意,就像一位已經五十八歲的小男孩。他穿著寬鬆的白色襯衫,最上方的兩個鈕子開著,襯衫上還有堅硬的纖維皺摺,我猜想,他可能是在當天早上才購買這件衣服。衣服的剪裁是男性服飾店標示的「一般合身」。襯衫紮入褲子之中,而他的肚子貼著高腰的無腰帶褲子。

「今天早上,我們站在這裡,我相信這是美國歷史的重要時刻。」他用內雙眼皮的眼睛凝視左右方的群眾,一道微風吹拂他的頭髮,頭髮就像旁邊的棕櫚樹葉搖曳。他抓住麥克風架。

群眾開始歡呼鼓掌,大喊「對!」以及高音調的歡呼。

「我想,未來的世代也會記得,這就是美利堅合眾國第一共和國開始瓦解的時刻。」

一個參議院法院竟然是一個共和國瓦解的開始?那是一個很奇特的觀念。但是威克菲爾德並未繼續深談。他今天的主題不是最新通過的法案(這個法案基於醫學基礎,決定禁止孩童入學的門檻),而是更為貼近他個人的關懷。現在,威克菲爾德的醫學和科學地位遭到褫奪,他被丟回這群女性群眾之中,他在過去二十年來持續揮舞權力,而這群女性群眾已經成為權力的新來源。

「作為人民，妳們已經被剝奪了某個事物。」他往下看著最新出現的參與群眾，她們穿著 T-shirt 和太陽眼鏡，對著威克菲爾德咧嘴笑著。「我說的不是妳們在參議院法院 SB-277 的權利。我相信妳們對於孩童幸福的內在直覺，已經遭到小兒科專家和醫師的剝奪，他們以為自己更清楚，其實他們並非如此。」

群眾湧起更多歡呼聲。

「沒有任何人比一位母親更了解她的孩子。」

迄今為止，威克菲爾德的發言都很好。他確實談到群眾的心情。他走上石階時，他看到許多群眾的臉孔，有些人是「健康自由」社會運動者、「另類醫學人員」，以及想要擁有「選擇」的憤怒家長。雖然這些人認為威克菲爾德的發言很合理，但是，他真正的目標是另外一個族群：孩童承受發展問題的母親。

「有一天，我讀到一位病患的軼事，他因為接觸麻疹病毒而過世。」他一邊說，一邊用沒有戒指的手指在空氣中揮舞。「一個軼事。這個軼事成為了新聞。但是，妳們的軼事無人聞問。妳們有數百個、數千個、數萬個，數百萬個軼事，都是關於妳們的孩子究竟發生了什麼事。」

家長的軼事。疫苗傷害的軼事。長久以來，這些軼事都是威克菲爾德的備用品。即使一篇又一篇的研究，都已經證明接種疫苗和診斷罹患自閉症的孩童人數之間沒有關聯。大規模的集體訴訟來來去去。但是，依然有人回報因為接種疫苗承受了傷害——各種回憶、假設，甚至是欺騙——就像《新聞之夜》節目那位穿著紅色衣服的女士，將前哨案例送給威克菲爾德。

那個時候有二號孩子，以及孩子的母親二號女士。現在，在美國生活多年，威克菲爾德的家長追隨者已經膨脹至數千人。如果這些人毫無動搖，堅持相信自己提出的故事，究竟有哪一位醫師、科學家、法官，或者新聞

384 The Doctor who Fooled The World

記者能夠證明他們——或者威克菲爾德——是錯的？

「因為，我對於疫苗安全性，特別是關於自閉症的所有知識，都是來自於你們。」他站在石階上說。「不是來自於我的專業領域。他們教我的，都是我們根本不知道的事情。我從你們身上學到的，則是我們確實知道的事情，也是我們應該知道，以及我們必須繼續追求的事情。」

這就是威克菲爾德從這場聖戰開始之後奉行的教條信念：雖然其他人認為威克菲爾德詐欺和捏造，但是家長永遠是對的。甚至早在一九九七年九月，在維吉尼亞州亞力山德亞（Alexandria）的一場反疫苗研討會上，他曾說醫學的「第一課」就是「傾聽病患，或者病患的家長」，因為「他們會告訴你答案」。

我心想，這種話很像他的父親會說的——一位在掃描技術問世之前的神經學家——但他父親是對著一位就讀醫學院的兒子說笑話。如果你不知道怎麼一回事，就請病患告訴你（如果可以，事後將診斷帳單寄給病患）。當然，我曾經在整個房間的小兒科專家面前說過這個笑話，笑不出來的人，冷冷地望著天花板。

但是，隨著年歲經過，科學讓威克菲爾德失望，他轉向依靠永遠不會錯的父親。「繼續相信你的直覺。」他在華盛頓特區的造勢活動上呼籲群眾。「相信你的直覺。」他告訴另外一群群眾，而威克菲爾德用義大利的歌劇讚美他們。威克菲爾德相信直覺是「世界上最強大的力量」。在部落格文章中，威克菲爾德更進一步，將此種直覺知識追溯至無法證明的領域。

直覺在一種奇特的領域之中運作，根據特定的原則，而且不適用於宇宙的物理法則。

家長和科學。信仰和事實。一種宗教，威克菲爾德就是牧師。「所以，人民，請傾聽我的訊息。」威克菲爾德站在石階上呼籲：「你必須回到從前，你必須相信自己的直覺。你必須相信自己，你過去從未相信自己，不要讓

任何人奪走你的直覺。」

在吹哨者的故事中

　　威克菲爾德巡迴於各個自閉症研討會時，必定已經使用此種論述多達數百次。但是，在那個星期五的下午，他的言詞中有一股火焰，從某個無法言喻的事物中，抽取助燃的氧氣。因為某種迄今依然沒有人知道的原因，威克菲爾德的演說草稿迅速改變了，原本只是軼事，現在加入了吹哨者的故事，就是為了找回從前的勝利。

　　到了現在，威廉・湯普森已經發出第二次聲明，直接挑戰威克菲爾德的觀點。心理學家湯普森確實相信他在疾病管制和預防中心的同仁「刻意隱瞞容易引起爭議的研究發現」，但是，他不同意威克菲爾德提出的結論。「我們在黑人男性中找到有強烈統計重要性的發現，這個事實不代表麻疹腮腺炎德國麻疹疫苗與自閉症相似的病徵確實有關聯。」湯普森直接抨擊威克菲爾德最新論述的核心。「我們的發現，或許應該導向於設計更好的研究途徑。」

　　湯普森的方向是對的。戴史帝芬諾作為第一作者的論文設計了有缺陷的研究。他們比較有自閉症和沒有自閉症的研究集群，想要知道究竟何者接種疫苗的時間最早，但是，他們並未解釋自閉症病徵的出現，可能會對第一個集群的行為產生何種影響。簡單地說，有些孩童（特別是疫苗接種率較低的族群，例如非裔美國人）可能會在家長開始因為小孩出現自閉症病徵，踏上絕望的治療旅途之後，才接種第一次的疫苗，因而導致統計數據產生誤導的關聯。

　　正如二〇〇四年的《小兒科》期刊論文在「研究途徑」段落提出的解釋，他們並未將自閉症病徵出現的時間對應至接種疫苗的日期，該次研究

計畫比較孩童的年齡區間——他們並未發現這是一個極為嚴重的錯誤。

其他的研究想要藉由檢驗接種疫苗與家長第一次提出自閉症擔憂、第一次診斷自閉症的日期，或者退化行為的出現（倘若孩童確實出現退化）的時間先後關聯，探討與麻疹腮腺炎德國麻疹疫苗的關係。我們對於相關結果沒有足夠的資訊，因此，我們比較自閉症案例以及控制組孩童第一次接種麻疹腮腺炎德國麻疹疫苗的年齡分佈。

提出錯誤的問題，找到錯誤的答案，也導致湯普森在電話中向一位人父布萊恩・霍克描述為「他們無法理解的事物」。這個錯誤的研究（一位資深的小兒科專家曾經告訴我，他認為那個研究其實是「為了替流行病學家製造研究工作機會的計畫」。）成本非常昂貴，如果中止研究，可能也會引發群眾的擔憂。但是，計畫論文完成的二十年之後——感謝心理學家湯普森對於辦公室政治的不滿，以及威克菲爾德的不正直行為——終究重新浮出水面，點燃自從國家廣播公司電視網《疫苗輪盤》節目以來造成最大傷害的疫苗接種爭議。

你說我詐欺，我也說你詐欺。威克菲爾德用這種方式模仿對於他的批評。站在聖莫尼卡的石階上，置身於眾多母親之中，還有一位擦著眼鏡的男人。他的名字是戴爾・畢格崔（Del Bigtree），當時的年紀是四十五歲，穿著紫色的上衣，有著一頭濃密的灰色捲髮，手持三十五釐米的鏡頭，放在自己的鼻子前方。

他正在拍攝素材，準備重新包裝這場聖戰，完成威克菲爾德在那個影片中開啟的目標。

在威克菲爾德在臉書張貼「揭穿真相！！！！！」的時候，畢格崔在日間報導型節目《醫師》（The Doctors）擔任製作人。他的作品還包括《宵夜的常見錯誤》（Late Night Snacking Mistakes）以及《胸口皺紋乳霜測

驗》（Chest Wrinkle Cream Put to Test）。畢格崔的性格急躁，說話很快，喜歡天馬行空的幻想，他說自己是一位「贏得艾美獎的製作人」，描述他正在威克菲爾德工作。事實上，哥倫比亞廣播電視網的《醫師》節目獲得艾美獎時，電視網將畢格崔放在三十六名製作人清單當中的第二十八位。畢格崔的母親說過，畢格崔「在多年的餐廳服務生經驗中」，獲得處理人際關係的技巧。

畢格崔的本能就是善用手中的所有資源。在吹哨者的故事中，畢格崔擁有非常豐富的資源。在聖莫尼卡事件之後的數個月，畢格崔開始重新威克菲爾德的九分三十秒影片，刪除關於史達林、波布，以及希特勒的內容，將威克菲爾德塑造成明星，插入觀眾有興趣的議題，將影片取名為《疫苗：從掩蓋到災難》，把影片時間拓展為九十一分鐘，作為攻擊疫苗的核心，完成史無前例的特殊作品。

威克菲爾德的電影作品，就像過去一樣，利用家長的悲傷軼事。「她失去了所有學會的語言」，「在幾天之內，他不再說話」，以及「在她的餘生，每天都要承受癲癇發作，直到她死在我的懷中」。

然而，家長對於孩童的痛楚，現在被編入吹哨者的故事之中──故事的創作者訪問彼此。威克菲爾德等人省略了湯普森提出的反對聲明（任何一位符合創作倫理的影片製作人，都有義務將湯普森的聲明納入影片中），影片的「導演」站在最中央前線的位置，他就是威克菲爾德，扮演一位遭受不義對待之後，重獲清白的受害者。

威克菲爾德在影片中一共出現二十四次──時間長度從七秒到將近三分鐘──他在影片中只是一位前任腸道病學研究人員，突然有一位不知道從何而來的母親聯絡他，於是他無私地奉獻了一生。幾年之後，布萊恩‧霍克聯繫他，就像一位陌生人，讓他知道湯普森的新聞證明他是對的。

「天啊，真的嗎？」威克菲爾德在電影畫面上用這種方式回應心理學

家湯普森在《小兒科》期刊發表的論文資訊。「所有事情已經發生了。我們承受了一切。在過去十五年來，那些家庭承受了所有痛苦。但疾病管制和預防中心早已知道麻疹腮腺炎德國麻疹可能造成自閉症的風險。」

螢幕上還有畢格崔以及波莉・湯米，那位在英國發展的自閉症企業家。畢格崔——《疫苗：從掩蓋到災難》的電影製作人——出現十六次，有時候，他在螢幕上說話的方式就像一位醫學專家。波莉・湯米——電影製作公司的共同持有人——則是提供精緻的軼事。湯米一共出現七次，時間總計八分鐘，她和先生喬納森在螢幕上說道，他們的兒子在接種疫苗當天出現癲癇之後，再也無法「清醒」恢復為原本的那個正常孩子。

《疫苗：從掩蓋到災難》只是一部業餘電影，內容就像記錄一九三四年納粹全國黨代表大會的《意志的勝利》（Triumph of the Will）。「電影中有一個被刪減的片段。」舉例而言，威克菲爾德曾經在加州康普頓（Compton）市告訴一群幾乎全是黑人的群眾。「內容是莫斯科的紅場，蘇聯權力最高峰的時刻。數千人用準確的步伐行進，還有飛彈與坦克。權力的結構如此巨大，根本無法推翻。但是，在一個男人的率領之下，那些東西在一瞬間就消失了。」

他們睿智地採納畢格崔的電影製作建議。但是，威克菲爾德決定進行這次電影計畫，目標並非只是隨意玩玩。正如他當初爭取製藥公司資助他在漢普斯特德的研究，他現在依然能夠發揮魅力，獲得高額度的現金資助，直到二〇一九年六月，《華盛頓郵報》的記者孫曉凡（Lena Sun）以及艾米・布瑞頓（Amy Brittain）才揭露此事。根據報導，一位在紐約經營對沖基金的百萬富翁伯納德・沙爾斯（Bernard Salz），當時七十九歲，以及他的妻子麗莎，沙爾斯（Lisa Salz）提供威克菲爾德、湯米，以及畢格崔等人三百萬美金——其中的二十萬美金則是讓威克菲爾德用於控告《英國醫學期刊》以及我本人。

後來……後來……《疫苗：從掩蓋到災難》終於獲得巨大的成功。威克菲爾德可靠的個人魅力獲得了成果。他成功讓自己認識一位演員葛瑞絲·海托（Grace Hightower），據說威克菲爾德想辦法闖入海托正在工作的電影片場。海托不只是一位母親，她的兒子正值青少年，而海托當時的丈夫，就是這位男孩的七十二歲父親，好萊塢一線男星勞伯·狄尼洛（Robert De Niro）

威克菲爾德展露勝利的微笑

另外一個必須寫入歷史註腳的名字就是狄尼洛。他在《疫苗：從掩蓋到災難》背後發揮了影響力。一開始，狄尼洛在曼哈頓主導的影展上準備播放該電影，但在一連串的譴責聲浪之後，又決定撤回，但狄尼洛的行為帶來沙爾斯夫婦的金錢無法創造的曝光度。狄尼洛甚至參加國家廣播公司電視網的早餐節目，向觀眾推薦這是一部「必須觀看」的電影。

「很多人都會出面告訴你，『不，我真的看見我的小孩改變了，一夜之間的改變』。」二〇一六年的四月一日，兩度獲得奧斯卡金像獎的狄尼洛在紐約告訴《今日秀》的主持人威利·蓋斯特（Willie Geist）。

「你自己也有這種經驗嗎，勞伯？」蓋斯特回答。「你的小孩也發生一夜之間的改變嗎？」

「我太太是這麼說的，但我不記得了。」

現在，威克菲爾德終於成功了，無論成功的方式是什麼。擁有沙爾斯夫婦以及狄尼洛夫婦的支持，威克菲爾德展露勝利的微笑。就在《今日秀》進入下一段廣告的時候，這位前任醫師已經和洛杉磯的電影發行商簽訂合約，準備將他的聖戰從聖摩尼卡的市政廳帶到電影院，從西海岸帶到東海岸。

　　毫無疑問的，某個重要的事情正在發生，反疫苗運動開始轉型了。在隨後的六個月之內，根據報導，《疫苗：從掩蓋到災難》的獲利超越一百一十萬美元，在近一百個地點上映數個星期。由於 Gathr 應用程式開始運作——一種藉由觀眾訂票，決定戲院上映數量的應用程式，只要有夠多的消費者願意訂票，戲院就會增加播放的廳數——《疫苗：從掩蓋到災難》甚至出現六百名觀眾同場觀影的紀錄。

　　《疫苗：從掩蓋到災難》是一場空前的勝利，感謝狄尼洛夫婦以及沙爾斯夫婦的協助，這部電影也點燃了各地家長自從一九八〇年代以來不曾出現的孩童疫苗恐懼。藉由名氣和金錢，他們凌駕科學，在美國境內達到的影響，就像當初在倫敦皇家慈善醫院中庭活動發表十二位孩童論文造成的情況。

　　為了讓威克菲爾德的團隊方便移動，他們購買了馬車夫（Coachmen）廠牌的露營車，將外觀塗裝為黑色，前往各座城市。車身上還有電影名稱的標示，以及紅色白色的標語：

只要有風險，必定有選擇
我們不是政府的財產

　　他們在高速公路上緩慢行駛，在停車場和加油站打開車門，就像樂團巡迴演出時的公路旅行：橫跨美國全國的旅程。藉由社群媒體創造的高度曝光度，在重要的停車休息地點，露營車變成工作室，使用臉書和全面觀測應用程式，即時轉撥觀眾提供的「我的孩子發生什麼事情」的故事。

　　「法律和秩序突然崩解，我現在可以逃避某些責任。」一位名為寇特・林德曼的男子爬上露營車，提到「法西斯深層國家」（fascistic deep state），並且拿出一把已經上膛的手槍。「我一定會去找你，就是這麼簡單，我要為了我兒子報仇。」

　　直到我知道他們的資金來自一位紐約的投資人之前，我一直以為，威克菲爾德、畢格崔，以及湯米三個人之所以能夠保持如此詭異的歡愉，是因為他們在旅程中蒐集了各種黑暗的故事。特別是湯米，她愉快地大笑，嘰嘰喳喳說話，顯然很快樂。「你們很棒。」她告訴拿著手槍的男子以及他的妻子。「我們從來沒有在 YouTube 上如此興奮。」

　　更多資金湧入，威克菲爾德傳達新的訊息：他認為所有的疫苗都有問題。在每次現場直播完成之後播放的「文件」清單時，威克菲爾德、畢格崔，以及湯米通常都會拉出椅子坐好，開始回答問題。他們就在這個階段引導觀眾超越《疫苗：從掩蓋到災難》的腳本，進入一種更為惡劣的瘋狂指控。

　　這位前任醫師曾經短暫維持相對的冷靜。在電影上映的兩個星期之後，威克菲爾德等人回到聖莫尼卡，他開始用一種幾近專業的口吻發表演講。B 型肝炎疫苗「與多發性硬化症有關聯。」威克菲爾德主張。抗菌劑是「神經發展疾患的主要影響因素」。鋁添加物「可能造成潛在的重大傷害」，將帶有鋁添加物的疫苗注射在孩童體內是「瘋狂的行為」。

　　然而，隨著旅程進行，威克菲爾德變得更為大膽，他認為半數的美國人都是受害者。「我們正在讓這個國家變笨。」四個月之後，在德州奧斯丁，威克菲爾德身穿印著《疫苗：從掩蓋到災難》字樣的上衣，揮舞他的雙臂。「很多人說，美國變笨是因為學校教育。不，不是因為教育系統，而是一種生理現象。女孩沒有這種現象。女孩沒有衰退。衰退的是男孩。為什麼男孩會衰退？為什麼？因為男孩在年幼階段更容易受到有毒物質的刺激。」

　　威克菲爾德主張，有毒物質的刺激不只是傷害，而是刻意造成的傷害。「他們決定說謊欺騙你們，剝奪你們在有完整資訊的情況下，同意讓孩童接受何種照顧的權利。」他對著群眾發出責備政府的言論：「並且傷害數百萬人的大腦。」

　　湯米追隨威克菲爾德的步伐，正如她跟隨威克菲爾德前往美國。「不

要繼續殺害我們的寶貝孩子。」她說：「他們讓我們的孩子注射疫苗，我們必須告訴他們，我們的孩子發生了什麼。他們才會知道。重點不是你的孩子，或者我的孩子，而是數百萬個孩子。他們才會知道自己究竟做了什麼事情。」

　　這也是威克菲爾德通往唐納・川普的旅程，他們兩個人就像十字架一樣，橫跨整個美國。在那個反叛的年代——二〇一六年——美國因為川普打敗希拉蕊・柯林頓而震驚，英國以微小的差異投票通過脫離歐盟，反疫苗運動人士抓住了時代的矛盾：他們的主張聽起來愈是難以置信和詭異，其散播範圍就愈廣，而且愈多人相信。

　　威克菲爾德的電影很受歡迎，有時候甚至在大型電影院上映。到最後，他們帶來更多奇觀。在電影最後的工作人員清單即將播放完畢，電影院的燈光亮起，畢格崔走到舞臺上，向觀眾提出邀請。畢格崔有時候是日間節目的主持人，有時候是古代文藝復興時代的執政長官，有時候又是奇蹟療法的傳播者。

　　「如果你們的家庭裡面有一位成員因為疫苗受到傷害，請家長，或者其他的家庭成員起立。」

　　或者，他會說：「如果你的家人因為注射疫苗而承受傷害，請你立刻起立。」

　　他的具體文字隨著場景不同而有所改變——從納許維爾到柏伊西，從舊金山到匹茲堡——但是，他的要求以及現場群眾的反應都是一樣的。在聽眾之中，有十多人——女性佔了壓倒性的比例——從座位上起身，可能是獨自一人，或者是一群人一起起身，宣稱她們都是疫苗的受害者。這邊有一個人，那邊有兩個人，在後方的陰暗處則是有一個家庭。很快的，彷彿現場有四分之一的觀眾都默默地順從自己的本能。

「看看多少人起身。」畢格崔繼續說道，這次的場景是在猶他州的一個小鎮。「醫學研究社群的正式聲明認為，在一百萬個孩童中，只有一個孩童會因為疫苗受到傷害。如果他們說的是真的，你們知道普羅沃（Provo）小鎮的人口會有多少人受到傷害嗎？」

對於不知道孩童發展問題原因的家長而言，現在當然是他們下定決心的時刻。如果許多在場群眾都願意提出可見的證詞——他們因為威克菲爾德的九十一分鐘電影而做好準備——現在就是起身的時刻，為什麼不起身？

「昨天晚上有一位女性抓住我。」畢格崔告訴一間地方電視臺。「我完成問答，正要離開，她抓住我，開始啜泣。」

沒有人可以質疑他們的表演能力。但是，這些母親頂多只是猜測孩子病徵的起因。無論是非對錯，這些母親總是兩人結伴，就像當初在英格蘭的女性支持群眾。但是，美國發生的情況，就像我在十二位孩童論文中揭露的視覺陷阱。早在黑色的休旅車開始巡迴美國之前，將近六千戶家庭已經向疫苗法庭提出申請，為了孩童的自閉症問題提出賠償訴訟：利用家長、祖父母、手足，以及朋友，威克菲爾德和畢格崔能夠輕而易舉地替畫面增添更多風味。

誰能夠猜到威克菲爾德等人如何完成這個計畫？威克菲爾德說，都是家長的說法；家長說，他們相信威克菲爾德。他們一起同意：疫苗確實造成了自閉症。請讀者仔細看清楚，這就是一個自我證成的熔爐，事情繼續發展。

歡呼吧。

他們獨家報導了家長提供的軼事，他們為了《疫苗：從掩蓋到災難》的第二集拍攝群眾起身以及問答時間的場景。隨著那群母親——有時候臉上帶著淚水——從黑暗中出現，他們捕捉了公共輿論，記錄群眾的名字，

並且聯絡他們，將他們加入集體訴訟之中，利用他們的痛楚。

三十一章

威克菲爾德的世界

「疫苗猶豫」為「全球公共衛生的十大威脅」

　　《疫苗：從掩蓋到災難》的宣傳露營車橫跨美國的時候，在華盛頓特區，關於是否讓孩童接種疫苗，則是有了不同的論調。二○一六年九月的最後一個星期二，在眾多國旗形成的森林之下，忽然傳出各種演說。一份證書簽署完成，放在架上，供人參閱。現場的參與者準備拍攝團體照留念。現場甚至還有蛋糕。

Adiós Sarampión y Rubéola
道別了！麻疹以及德國麻疹

　　現場的參與者飛往華盛頓特區，代表兩個洲，參加泛美衛生組織（Pan American Health Organization; PAHO）的會議。那一天，他們非常有自信能夠達成共識。巴西最後一次感染潮的案例已經消失，麻疹正式在巴西地區「清除」，意思是從屬於加拿大的北極區域到智利的合恩角（Cape Horn），病毒的傳遞已經停止超過一年。

　　「謹向今天聚集在此的各國公共衛生長官，」巴哈政府的首席醫學長

梅瑟琳・道爾—雷吉斯（Merceline Dahl-Regis）站在泛美衛生組織大樓的儀式房，泛美衛生組織大樓採用現代主義的弧形建築風格，地點就在美國國務院旁，她說：「各位的同仁、各位的孩子、各位的孫子，以及未來的世世代代，將會看見在那張照片中看見各位，在今天，我們宣佈北美洲和南美洲已經消除了麻疹傳染疾病。」

　　他們已經追求這個時刻長達二十四年，自從泛美衛生組織——隸屬世界衛生組織的六個地區單位之一——宣示他們要消除麻疹，而且效法消除天花的方式：完全撲滅。這次的勝利可能還有下個階段——從「美洲地區消除麻疹」前進至「全球根除麻疹」——將病毒埋葬至高度安全的實驗室，簽署更多的證書，發表更多的演說，拍攝更多的照片，而接種麻疹疫苗可以完成這個目標。

　　每個人都希望根除麻疹的那一天到來。泛美衛生組織已經開拓了一條道路。生物學界對於消除核糖核酸微生物病毒懷抱高度希望。人類已經能夠處理核糖核酸微生物的近親。二○一一年六月——簽署證書的五年之前——聯合國糧食以及農業組織已經在牛瘟傳染病的葬禮上揮舞旗幟：但是，牛瘟只是人類消除的第二個傳染疾病。由於牛瘟病毒也是麻疹病毒屬的副黏液病毒，人類開始夢想能夠藉由疫苗免疫，徹底消滅麻疹（以及腸病毒）。

　　「我們可以防範麻疹。」在道爾—雷吉斯完成演講之後，時任世界衛生組織秘書長的陳馮富珍（Margaret Chan），告訴拍手歡呼的泛美衛生組織貴賓，他們來自三十五個會員國家以及四個準會員國家。「我希望，美洲的成功可以鼓勵世界的其他地區。」

　　他們確實有拍手慶賀的理由。統計數字會說話。泛美衛生組織經營全球規模的策略，一開始，麻疹病毒每年造成的孩童死亡人數將近五十萬人，十五年來，每年逐漸下降，直到稍微超過九千人。他們在北美洲以及南美

洲進行的計畫證明疫苗可以達成何種成就。

　　但是，陳馮富珍談到「強大的國家疫苗免疫計畫」、「致力於提供財務協助」，以及「政治上的投入」時，在奢侈豪華鑲嵌木板的儀式室，半圓形的座位配置，以及泛美衛生組織採用的四種官方語言之外，麻疹病毒正要開始反擊。

大規模的麻疹爆發潮

　　麻疹病毒捲土重來的第一個跡象出現在衛生組織之中。就在泛美衛生組織舉行和麻疹道別儀式的三個星期之後，日內瓦的世界衛生組織討論了一份報告，報告內容警告消除麻疹的進度「很緩慢」。六個月之後，二○一七年四月，就在泛美衛生組織最大會員國的核心地區出現了完整規模的麻疹爆發潮，共有將近八十名感染個案。在美國明尼蘇達州的明尼亞波里斯（Minneapolis）——威克菲爾德曾經在二○一○年至二○一一年的冬天，於此地分享他的智慧——索馬利亞裔社區第二次爆發麻疹潮，麻疹就像跟隨在威克菲爾德身邊的氣味。

　　到了現在，威克菲爾德已經是一位公開的反疫苗人士，他曾經說過：「如果我有孩子，我絕對不會讓他接種疫苗。」許多索馬利亞人採納威克菲爾德的建議，沒有獲得疫苗保護，成為麻疹輕而易舉感染的目標。世界衛生組織的分析模型顯示，如果想要完全斷絕麻疹病毒的感染，百分之九十五的社區成員必須接種疫苗。然而，在美國的非裔公民之中，威克菲爾德發揮影響力之後，疫苗接種比例下降至百分之四十二。

　　「反疫苗運動人士，」《華盛頓郵報》的頭條寫著：「引爆數十年來一個國家內最嚴重的麻疹感染潮。」

　　威克菲爾德告訴《華盛頓郵報》：「我不認為自己有責任。」但是，

就在威克菲爾德早期拜訪美國的幾個星期之後，他的支持者成立一個專門瞄準索馬利亞人的團體，名稱是「明尼蘇達疫苗安全委員會」。這個團體討論疫苗的風險，輕視麻疹在臨床醫學上的危險，許多論述都與理查‧巴爾在英格蘭發送的聯絡信件以及事實清單相同。

「他們想要讓這次的『爆發』事件看起來很嚴重，其實很好笑。」這個團體的其中一位支持者用這種方式否認麻疹的危險，而麻疹有時候可以引發肺炎、失明、失聰、腦部傷害，在非常罕見的情況之下，則是導致患者承受極為痛苦緩慢的死亡。「只要有足夠的營養和休息，麻疹只是會造成紅疹的嚴重感冒，麻疹確實不好笑，但也不是嚴重的危機。」

威克菲爾德沒有繼續在明尼蘇達露面了。他忙著宣傳《疫苗：從掩蓋到災難》。但是，威克菲爾德的夥伴並未停下腳步。孩童生病的報告相繼傳出之後，威克菲爾德的一位朋友，馬克‧布拉克希爾（Mark Blaxill）——他建立一個全國性的團體「心智安全」，他也陪伴了前任醫師威克菲爾德參加唐納‧川普的就職晚宴——搭乘飛機前往明尼蘇達，就像一位追著龍捲風的追風者，受到危險的刺激吸引。「家長有權利。」根據報導，他在威克菲爾德曾經發表演講的那間市中心餐廳如此說道，現場的參與者多數都是索馬利亞裔的美國人。「家庭有權利。權利很重要，需要我們的保護。」

但是，努力想要消滅麻疹的人，想法並非如此。明尼蘇達只不過是在麻疹的復甦爆發潮之中，另外一顆攻擊世界衛生組織的子彈。在歐洲，大規模的麻疹爆發潮都是從東歐開始傳到西歐，就像叢林中引爆的集束炸彈。從羅馬尼亞開始，傳到義大利、希臘、塞爾維亞、法國，最後是英國。亞洲南方的情況也相同，從菲律賓傳到越南、印度、泰國，以及緬甸。

威克菲爾德似乎非常自滿。「我參加這次戰鬥，到現在，這場戰役的時間已經二十四年了。」二〇一七年二月，在法國巴黎的公開會議上，威

克菲爾德用一種冷靜的喜悅狀態說：「在這段期間，這是我們第一次獲得真正的勝利。」

二〇一七年至二〇一八年間，全球各地的麻疹案例大幅增加。波蘭、哈薩克斯坦、喬治亞，阿爾巴尼亞……歐洲各地出現二十年來最惡劣的情況，與接種疫苗的比例下降有關係。義大利的麻疹案例增加六倍。在法國，麻疹的確診案例為兩千五百人。烏克蘭政府的數據顯示，在同一年，麻疹的確診案例從五千人提高至五萬三千人。

「我們可能會失去數十年來的努力成果。」二〇一八年十一月，世界衛生組織的副秘書長蘇米婭·斯瓦米納坦（Soumya Swaminathan）在日內瓦發出生的聲明中提出警訊。「麻疹的復甦是非常嚴重的問題，各個地區出現蔓延的麻疹爆發潮，特別是在已經達成，或者接近消滅麻疹的地區。」

威克菲爾德並非麻疹復甦的全部因素。除了病毒的神祕起伏之外，義大利還受到一位諧星畢普·葛里洛（Beppe Grillo）的誘惑。在葛里洛怒氣沖沖地進入政治圈之前，他曾經製作了一部影片抨擊疫苗，時間就在威克菲爾德發表十二位孩童論文的幾個星期之後。在泰國和印度，伊斯蘭的神職人員譴責特定疫苗使用豬肉製成的明膠。在許多國家，從波蘭到委內瑞拉，政治的動盪都對於接種疫苗產生非常不利的影響。

但是，世界各地的人似乎都在訴諸威克菲爾德的名字，就我所知，最強烈的情況出現在巴西。在巴西，二〇一七年十二月的麻疹確診人數原本是〇，到了隔年十一月忽然暴增至六千人。曾經有一次，我到了巴西，搭上聖保羅的計程車，一位名聲顯赫的流行病學家克里斯安諾·柯瑞亞·迪·阿辛維多·馬奎斯（Cristiano Corrêa de Azevedo Marques）轉頭看著後座的我。他自我介紹之後，提出他自己看見的問題。

　　「很驚人，一九九八年的那篇論文，」他說：「迄今依然在此影響群眾的想法。」

　　巴西曾經被讚美是拉丁美洲防範麻疹最傑出的國家。自從二〇〇〇年開始，巴西的麻疹疫苗接種比例一直符合泛美衛生組織的目標。但是，到了二〇一七年，情況發生劇烈的改變，分析圖表原本是成功的直線，突然下降至略低於百分之七十，因為家長開始害怕疫苗，或者變得冷漠不關心。

　　「我很驚訝。」聖保羅州疫苗接種計畫的主導人佐藤啟子（Helena Keico Sato），她也是一位小兒科專家，我們在二〇一八年九月見面，地點是流行病監控中心（Centro de Vigilância Epidemiológica），現場還有許多醫院、學術單位，以及研究單位的參與者。「民眾已經不想到診所接種疫苗了。」

　　「這是新的現象嗎？」

　　「去年第一次發生。」她回答：「我們完全無法預料。」

　　泛美衛生組織的慶賀可能引發了過度自滿。如果麻疹真的已經根除，就像媒體的報導，或許家長認為沒有接種疫苗的理由。但是，在變遷劇烈的時代，家長的決定有很大的程度受到威克菲爾德的影響。

　　小兒神經學家荷西・薩魯馬歐・史瓦茲曼不會懷疑這個事實。他將責任歸咎於前醫師威克菲爾德以及《刺胳針》。「每一天，我都會在診所聽見病患問我：『疫苗和自閉症有沒有關係？』在距離倫敦六千英里的聖保羅麥肯錫大學（Mackenzie University）辦公室，他告訴我：「一旦你創造了一個都市傳說，人們就很難遺忘了。」

　　然而，讓巴西的家庭害怕的，不只是多年前來自遙遠地方的回音。威克菲爾德可以在此時此刻發揮影響力。他已經成為了一個媒體，正如他當初的宣言。他在美國境內造成麻疹復甦之後，他開始在全球各地無數的網路空間創造誘導網友點閱的內容，現在不只有英語，還將各國語言混合為

刺耳的噪音（中文⋯⋯西班牙語⋯⋯阿拉伯語⋯⋯以及法語等等），就是為了宣傳他本人和他的大師作品《疫苗：從掩蓋到災難。》。

「疫苗猶豫」為「全球公共衛生的十大威脅」

在巴西，臉書專頁很容易搜尋，例如 O Lado Obscure Das Vacinas（疫苗的黑暗面）以及 Vacinas—Por Uma Escolha Consciênte（疫苗——個人的選擇）。臉書平臺用葡萄牙語和英語傳達威克菲爾德的訊息，收看的人有十個、百個，甚至千個。到了現在，就像在許多國家的發展情況，威克菲爾德的觸及範圍更廣大，甚至能夠讓並未主動搜尋相關訊息的人看見——藉由自閉症、嬰兒照顧，以及家族團體等關鍵字——傳達的管道則是各種通訊軟體，例如 WhatsApp。

你可以在網路上看見《疫苗：從掩蓋到災難》的紐約首映報告；下載葡萄牙語字幕版本的電影；看見各種錯誤的主張，認為「疾病管制和預防中心的吹哨者」承認研究詐欺；勞伯·狄尼洛出現在國家廣播電視網的《今日秀》；黑色露營車在美國巡迴演出的照片；以及影像部落格稱讚這部「紀錄片」。

你看見的內容甚至不是即時即刻發生的，而是一再重複利用，有時候日復一日，從各戶人家的臥室和廚房，在筆記型電腦和行動電話上，匿名的執著人士反覆地播放。

製藥公司對勞伯·狄尼洛發出黑幫恐嚇（Robert de Niro ameaçado Pela Mafia Farmacêutica）。

接種麻疹腮腺炎德國麻疹疫苗之後導致自閉症（Autismo após vacina da MMR）。

威克菲爾德的演講內容（他說：「我相信疫苗造成自閉症。」），他

的合作夥伴戴爾·畢格崔（現在，紐約的百萬富翁伯納德·沙爾斯每年支付畢格崔十四萬六千元美元，相關支出另外給付），用陰謀論解釋沒有醫師和科學家支持他們的原因。

「真正悲傷的事情是，我和許多醫師談過，他們都說：『戴爾，我知道疫苗導致自閉症。但是，我不會在鏡頭前面表態，因為製藥產業會摧毀我的職業生涯，就像他們對安迪·威克菲爾德的作為。』」

宣傳威克菲爾德等人目標的不只有偽君子。科技巨頭，例如亞馬遜以及蘋果都推動相關的內容產品，正如倫敦《泰唔士報》在這次浪潮中的報導：

網路巨頭從反疫苗詐欺影片中獲利

但是，威克菲爾德現在為什麼還要在乎《泰唔士報》？

他們親自出席活動有助於增加民眾的支持。波莉·湯米抽到最好的籤，負責前往澳洲。正如布拉克希爾追著龍捲風而前往明尼蘇達，威克菲爾德本人則是出現在波蘭。

威克菲爾德現在很快樂。他沒有找到克隆氏症的治療方式，也沒有發現自閉症的治療方式，他並未開發新的疫苗，他什麼事情都沒有做到。然而，他現在是一位使用網路連結，傳達恐懼、罪惡感，以及疾病的男人。「昨天總統才在電視上讚賞疫苗。」對著「全面觀測」現場直播應用程式，威克菲爾德在義大利波隆納的一間餐廳笑著說：「現在，《疫苗：從掩蓋到災難》電影讓他們非常、非常擔心。」

他的說法是正確的。他確實讓各國政府非常擔心。到了進入二〇一九年的時候，世界衛生組織將「疫苗猶豫」列為「全球公共衛生的十大威脅」，美國則是面對超過三十年來最惡劣的麻疹感染情況。

由於我的調查報導，英國民眾已經逐漸恢復接種疫苗的信心。但是，

政府相關計畫的執行人發現疫苗接種數據再度下降。英國國民健保署警告麻疹傳染病就像「定時炸彈」，而英國衛生大臣則說，他將會「要求」社群媒體撤除他所說的「謊言影片」。

在國際上，討論強迫接種疫苗已經司空見慣——雖然有些國家的政府早已實施相關措施。舉例而言，波蘭從蘇聯時代開始，就針對沒有接種疫苗的民眾課徵罰鍰。在美國大多數的州，如果小孩並未依照疾病管制和預防中心的時間規定接種疫苗，就不能上學或者被強制執行特定的排除措施。

法國則是在二○一八年一月開始行動，原本的強制接種疫苗只有三種，增加了八種，其中包括麻疹疫苗。幾個月之後，澳洲更為嚴格執行原本的「不接種疫苗就沒有薪資收入」法律，不遵守的民眾將會被取消稅務優惠。很快的，義大利執政的民粹政黨聯盟（他們的網站包括「對抗自閉症運動」）決定顛覆小丑人物葛里洛的理念，發起「緊急計畫」，讓八十萬孩童和年輕人接種疫苗。

各國採用的方案不同。罰鍰、禁止上課、減少收入都有。在特定的國家系統中，例如英國，接種疫苗依然是自願行為。但是，美國出現了一個改變現況的事件，導致地方政府的公共衛生官員開始失控。

導火線是紐約羅克蘭（Rockland）縣爆發了麻疹，地點在紐約市的郊區。有些調查結果認為，該地的麻疹起源是烏克蘭。二○一七年，烏克蘭出現了其他地區無法相提並論的麻疹感染人數。基因定序的結果顯示，該次麻疹感染潮的病毒就像前往耶路撒冷的朝聖者，到了二○一八年秋天，麻疹感染情況達到高峰。從亞伯拉罕諸宗教的聖地，病毒飛向了美國東岸。

羅克蘭縣的回應方式，就算用最輕鬆的方式描述，也必須說是非常嚴苛，很接近我讀到十七世紀倫敦爆發淋巴腺鼠疫時的情況。羅克蘭縣政府發布「緊急命令」，如果十八歲以下的人尚未合格完成接種疫苗，就不能「進入任何公開場合」，除非獲得醫師的特殊許可證明。

　　幾天之內，羅克蘭縣政府修改法案，將範圍應用於所有的室內場所。但是，強硬派的思維方式依然沒有消失。紐約市政府公佈一項法令，要求居住地點或者工作地點的郵遞區號屬於紐約市的人，只要小孩的年紀超過六個月，並且尚未接種麻疹腮腺炎德國麻疹疫苗，都必須在四十八個小時之內接種。

　　這種驚慌的處理措施捕捉到了當時的全球氛圍。但是，此種措施也藏著歷史曾經敘述的危機。一八六〇年代，英國政府強制執行接種天花疫苗（不願意遵守的民眾將被強迫繳納鉅額的罰鍰，甚至入獄），因此導致歷史上第一次的反疫苗運動。許多人違反規定。數萬人加入抗爭遊行。當英格蘭的聖戰士威廉‧泰伯在一八七九年十月抵達紐約，發表成立美國反疫苗聯盟的演講時，據說，他告訴聽眾，如果美國政府「必須藉由通過反疫苗法案，才願意接納民眾訴求」，此種舉動只會增強他支持的反疫苗動。

　　巴西也有相似的發展。一九〇四年十月，國家議會通過接種天花疫苗的「義務法案」時，里約熱內盧的街頭爆發一個星期的群眾暴動事件。民眾使用木棒、石頭，以及槍枝對抗警方，該事件也成為後來所說的「反疫苗革命」。

　　「該次革命不只是恐懼醫療方式的結果，而是一種意識形態對立。」美國歷史學家湯馬斯‧史基德摩爾（Thomas Skidmore）在經典作品《巴西：五個世紀的變遷》（Brazil: Five Centuries of Change）寫道：「對於許多反疫苗革命的鬥士來說，那是窮人對抗國家介入私領域生活的戰爭。」

　　威克菲爾德當然不懂這種大觀念。但是，街頭示威已經在歐洲各地蔓延。義大利在二〇一七年出現了抗爭，在羅馬、米蘭、波隆納，以及其他城市都出現了數千人規模的示威。幾個月之後，數百人在巴黎發起抗議。二〇一八年的夏天，抗議人士集結成小隊，穿梭於華沙，堅持他們有拒絕

疫苗的權利。

　　對於沒有病患的前醫師來說，這些都是重大的成就。在影片中，他咧嘴笑著，非常高興。麻疹的復甦不完全是他一個人的責任。但是，正如沒有硫磺、木炭，以及硝酸鉀，就沒有辦法製作火藥，他知道自己是麻疹疫情爆發的主因。

　　請容我在此引述《新印度快報》的文字：「一個人能夠改變世界嗎？問問威克菲爾德吧。」

三十二章

因與果

我經常發現時間會改變家長的說詞

大不列顛和北愛爾蘭聯合王國曾經因為成為歷史上最巨大的帝國統治者而綻放光芒。煤礦和冷冽的氣候，造就了英國人的足智多謀，英國也是全球工業革命的溫床。英國是一座熔爐，創造了全球人類共同學習的語言。英國是足球的第一個故鄉，當然，有些地方的英語將足球稱為 soccer，而不是 football。除此之外，英國也是疫苗恐懼的誕生與孕育之地，不只一次，不是兩次，而是三次。

在十九世紀，英國人害怕接種天花疫苗，而天花疾病經常造成致命的結果，或者導致失明。一個世紀之後，英國人再度害怕接種百日咳、破傷風，以及白喉疫苗。從一九九〇年代晚期開始，疫苗恐懼成為威克菲爾德的目標，一開始只是麻疹腮腺炎德國麻疹疫苗，後來則是任何一種能夠讓威克菲爾德獲得掌聲與金錢收入的疫苗。由於疫苗恐懼始於英格蘭，我也想在英格蘭結束，包括對於十二位孩童論文的調查，而毫無疑問的，在我死後，人們依然會記得我的報導。

我搭上前往英格蘭西北方默西賽德的火車，拜訪論文十二位孩童其中

一位的母親。基於常見的保密原則，我將稱呼她為三號女士。但是，她的孩子，也就是出現在論文表格一和表格二的三號孩子，其實是第一位被招募帶往漢普斯特德進行疫苗研究的孩子。

　　三號孩子的情況幾乎與其他孩子完全相同，他們都是藉由在《新聞之夜》穿著紅色衣服的女子介紹至皇家慈善醫院。三號孩子的腸道問題是嚴重便秘。他的血液檢驗結果為正常，病理學家也沒有發現潰瘍現象。然而，在迴腸結腸內視鏡檢驗時，三號女士看見了腫脹的腺體（她說是「紅斑」）。三個月之後，三號孩子的病歷紀錄遭到了竄改，醫師讓他服用實驗性的藥物，藥物附帶嚴重的使用警告，而三號孩子也被列入《刺胳針》期刊論文中的「出現病徵孩童」。

　　這是我在稍微超過十年的時間之內，第三次前往三號女士的家中。從倫敦到利物浦——二百英里的距離——再搭乘二十分鐘的公車，穿過勞工階級居住的城市近郊，抵達一間租質的二層樓露臺建築，有著金色的信箱、門牌，以及門環，就像這條街上的其他房子。這間房子的後院是我從來沒有在其他地方看過的光景，一片修剪整齊的方形草坪，被三面圍牆圍繞，沒有灌木叢，沒有花圃，什麼都沒有。

　　三號女士說話非常安靜，身材纖細。這次拜訪她的時候，她已經五十八歲了。三號孩子是她的第二個兒子，他有兩個兄弟以及一個姊妹。到了現在這個階段，三號孩子只是一位孩子，什麼都做不了。三號孩子現在二十九歲，正要邁入中年，但他已經不住在家中了。

　　三號孩子的長相很好看。黑色的頭髮，藍色的眼睛。如果他的臉龐在約會軟體上對著你笑，你會認為他將在幾分鐘之內就找到約會對象。他有著我所說的「利物浦長相」，我想像已故的披頭四主唱約翰·藍儂也有相同的臉龐。在我的心中，在利物浦的街道上，似乎可以找到某種神祕而扭曲的智慧。

　　但是，三號孩子沒有使用約會軟體，他也不能「立刻和對象見面」，他只能和家人牽著手，行走在默西賽德，無法前往其他地區。「他可能會在這一分鐘親吻你，在半個小時之內，立刻臉色大變。」我們坐在客廳時候，三號女士說：「有時候，我很害怕。我把自己關在花園，因為我知道他打人很大力。」

　　與三號孩子交談也沒有浪漫的色彩。他在二歲的時候，已經失去了所有的語言能力，也就是在這段時間，他開始吃地毯，著迷地在自己的雙眼之前快速揮舞手指。現在，他的嘴唇能夠發出的核心詞彙，只有接近「是的」或「給我」的聲響。他可以辨識代表「不」或者「不可以」的手勢，但自己不會使用：他的母親先交錯雙手，再放開，讓他知道這件事情不被允許。

　　「如果他希望某個人離開，就會打開前門。」我第二次拜訪三號女士時，她解釋：「如果他想喝茶，就會給我茶杯，或者在茶杯裡面放入四個茶包，自己泡茶……但是，他的問題是不知道什麼時候應該停止注水。水已經滿了，他還會繼續注水，水溢得到處都是，太危險了。」

　　他很危險；對於他人，對於自己，都很危險。這件事情代表，我最後一次拜訪三號女士時，他已經不回家了。更準確地說，他和一群陌生人住在照護之家其中一間骯髒的房間，他在那裡用頭撞擊窗戶玻璃，切傷自己的手腕，打破其中一位工作人員的鼻子。即使服用三種混合的安定劑，他依然非常不穩定，就像其他沒有犯罪卻要承受終生監禁的自閉症患者：前一分鐘還在陽光中聽著自己的音樂，下一分鐘就讓某個人受到重傷送院。

　　「他最快樂的事情就是洗澡。」他的母親告訴我：「他曾經在六個小時之內洗了十二次澡。」

　　不是亞斯伯格，也不是神經多樣性。他的孤獨創造了一種過於巨大的鴻溝，而且不是自閉症擁護者能夠讚賞的「特殊差異」（他們將自閉症特

質視為一種勳章,例如「我其實有點自閉症」),也不像身為同性戀,或者部分具備美國原住民血統。三號孩子的情況是某些家長所說的——藉此表達他們的個人傷痛,以及略帶批評——彷彿「火車失事」的完全自閉症。

但是,三號孩子的困境可能是疫苗導致的嗎?他的母親毫不懷疑。在過去的四分之一個世紀,三號女士都提出相同的主張:三號孩子滿十四個月時,接種麻疹腮腺炎德國麻疹疫苗,立刻發生流鼻血現象,在四十八個小時之內發高燒,並且在一個星期時出現類似麻疹類型的紅斑。從此以後,三號孩子開始在吊床上前後搖晃,失去語言能力,而且出現攻擊性。

三號孩子五歲的時候,被診斷出現「嚴重的學習障礙和自閉症行為」,但一位神經學家寫道:不,他的母親錯了。

病患的母親非常傷心,想要責備某個人或者某個事物,為了兒子尋找特殊治療方式。我恐怕沒有辦法協助她完成任何一個目標。

這位神經學家的觀察符合主流的意見。小兒發展學的基礎原則認為,自閉症病徵首次浮現,或者被家長察覺的時間,大約是在孩童二歲的時候。同時,科學家主張,麻疹疫苗的病毒必須用幾天的時間才能在皮下組織繁殖,因此,從生物學的角度而言,麻疹、腮腺炎,或者德國麻疹疫苗的病毒,都不太可能產生三號女士描述的急促影響。

同樣的,病理學家也傾向於懷疑三號女士這種類型的家長「軼事」。世界各國進行了一篇又一篇的研究,都沒有發現任何證據支持威克菲爾德的知名主張——他想要藉由論文中的造假圖表證明——認為麻疹腮腺炎德國麻疹疫苗是自閉症的主要原因。來自芬蘭和丹麥的兩篇論文各自分析了超過五十萬孩童的紀錄,反駁疫苗和自閉症之間有任何連結。日本橫濱大學的研究計畫也發現,在麻疹腮腺炎德國麻疹疫苗暫停接種的期間,自閉症的診斷人數依然持續增加。

家長與科學的對決

從威克菲爾德繼續推動反疫苗運動開始，歧異變得愈來愈大。媒體用「家長與科學的對決」描述這個現象。加拿大蒙特婁的研究團隊發現，廣泛性發展障礙的診斷人數出現「顯著的增加」，而麻疹腮腺炎德國麻疹的接種人數則是「顯著的減少」。波蘭克拉科夫的醫師追蹤孩童發展和智商成長情況時，則是回報沒有明顯的差異。

然而，大數據可以解釋整體人口的發展結果。沒有任何個案符合三號女士的描述。或許，這種情況非常稀少，所以沒有被發現，納入流行病學的研究。有沒有可能，那位男孩——現在已經是一位成年男性——有一種獨特的生物特質，或者因為接種疫苗導致身體出現非常短暫的脆弱時期？事實上，所有有效的藥物，都有可能傷害任何人。正如三號孩子母親的回憶，家長提出的軼事中最常見的情況，就是接種三合一疫苗的不久之後出現發燒反應。

那天晚上，他非常焦躁不安，發高燒，醫師讓他服用泰諾（Tylenol）……隔天，他起床時無法移動，不能爬行，而是開始毆打自己的臉部和耳朵。

這種類型的觀察並非家長和科學的對決，而是能夠完整研究的證據。芬蘭有一篇對於雙胞胎的研究論文記錄相關症狀，其中包括令人驚訝的巧合，也就是接種疫苗之後出現發燒反應。該篇論文在一九八六年四月發表於《刺胳針》，作者是赫爾辛基的小兒科專家海基‧佩爾托拉（Heikki Peltola）以及流行病學家歐利‧海諾蘭（Olli Heinonen）。他們設計了非常聰明的安慰劑控制雙盲途徑，研究接種麻疹腮腺炎德國麻疹之後的即刻反應。

在佩爾托拉和海諾蘭的研究中，每位孩童都被隨機分配到兩組的其中

之一。第一組的孩童實際接種疫苗，三個星期之後接受控制用的安慰劑；第二組的孩童則是先接受安慰劑，三個星期之後再接種疫苗。他們分析五百八十一組雙胞胎的數據，以表格方式記載「接種疫苗之後的每日反應現象」——分析結果顯示出現大量的發燒反應。

從表格中的第一天至第六天（三號孩子在這段時間出現症狀），芬蘭研究人員的分析結果顯示，孩童接種麻疹腮腺炎德國麻疹疫苗之後出現「輕微」發燒反應的比例是千分之一百六十三。「中度」發燒的比例則是千分之八，而重度發燒的比例則是千分之一，難怪許多孩童罹患自閉症的家長都會提出相同的說法。

但是，芬蘭人研究的卓越之處在於雙胞胎孩童接受安慰劑之後的發燒反應。接受安慰劑之後，出現輕微發燒反應的比例是千分之一百六十二，中度發燒的比例也減少了千分之一，而重度發燒的比例是相同。因此，疫苗造成孩童立刻出現發燒反應的可能性幾乎可以忽略。

接種疫苗之後會出現偶發的發燒反應——在十天之後的發作情況最為明顯——但是，整體而言，疫苗的副作用很罕見。「現有的研究結果顯示，廣泛使用的麻疹腮腺炎德國麻疹疫苗出現的不良反應，比過往的認知更為不常見。」佩爾托拉和海諾蘭提出這個評論。

他們的研究無法證明三號女士的說法是錯的，但是，只有家長提出的軼事是不夠的。威克菲爾德、湯米、畢格崔，以及其他的反疫苗運動人士，就是躲藏在軼事之中，批評醫師和科學家。他們生動地描述可怕的故事，基於母親知道孩子狀況的原則，宣稱家長能夠主張他們是受害者。

「如果一萬個人都有相同的說法——一萬位母親——軼事最後就會成為科學。」律師羅伯‧甘迺迪在亞特蘭大市的反疫苗示威運動中提出這個主張。「這些女性知道她們的孩子發生了什麼事情。她們確實知道她們的孩子究竟發生了什麼事情。」

　　我想，那就是我踏入疫苗爭議領域的機緣。到了現在，我已經探索這個議題多年。一九九六年九月，二號女士告訴皇家慈善醫院的小兒科醫師，她的兒子在接種麻疹腮腺炎德國麻疹疫苗的兩個星期之後出現症狀，但她真的知道是麻疹導致自閉症嗎？或者，她在二〇〇三年十一月才知道的？那個時候，她告訴我，孩子發生症狀的時間「大約是接種疫苗的六個月之後」。二〇〇一年十一月，二號女士向法院提出自己的主張，但她在那個時候真的知道嗎？

　　二號女士控告一間製藥公司。她的律師團希望達成和解賠償。但是，大型製藥廠商很少願意平靜讓步。參與集體訴訟的另外一位家長將相關的法律文件交給我，文件顯示二號女士致電威克菲爾德，提醒他注意自閉症問題，但二號女士接受其中一位辯方史密斯克林·畢查姆的條件。在三號孩子的醫療紀錄中，沒有任何病徵與自閉症有關，在接種疫苗的九個月之內，也沒有任何「新型症候群」的跡象。

　　事實證明，接種疫苗和自閉症之間沒有任何「時間順序的關聯」。二號女士的勝算只剩下約翰·歐利的麻疹病毒檢驗。二號女士透過律師團提出了讓步，而她的舉動會讓所有心智健全的人再三思考。「控方認為，」二號女士在英格蘭皇家司法院表示：「自閉症類群障礙以及腸道疾病的症狀，不一定會在接種疫苗的數天或數個星期之內出現。」

　　控方主張，症狀的特徵發生在接種疫苗之後，而非接種疫苗之前。

　　這就是前哨案例在法庭上的力道，而威克菲爾德曾說二號孩子「明確受到疫苗的傷害」。但是，二號女士不是唯一一位在回憶中尋找幻影的人，因為六號女士也透露了她的軼事。這位母親（主張孩童發出「高音調尖叫」）讓自己的兩位孩子參與皇家慈善醫院的研究，也招募了另外一位孩童加入。直到我的調查結果問世之前，都沒有人知道，在《刺胳針》論文

的十二位孩童中，有四分之一與六號女士有關，而在論文中被列為自閉症的孩童，則有三分之一與六號女士有關。

　　藏匿在醫療紀錄保密條款的帷幕之後，六號女士從一開始就引發質疑。相關的專業人士非常懷疑六號女士提出各種主張的真實性，例如，她曾說小兒科專家賽門‧莫奇從倫敦旅行了六十英里，與當地的診所醫師見面。社工人員曾經考慮將兩位小孩放入「高危險」清單。獨立的律師調查委員會審核巴爾集體訴訟的結案之後認為，六號女士的兩位孩子都沒有足以控告任何人的醫療問題。

　　「她是一位讓人摸不著頭緒的人。」六號女士的家庭醫師告訴醫學總會委員會：「每一次看診，她都會提出不同的說法。」

　　二號女士和六號女士都是威克菲爾德非常親近的追隨者。她們和威克菲爾德一起工作，與威克菲爾德共同從事反疫苗運動，竭盡所能妨礙我的調查。在威克菲爾德的另外一個人際關係圈中，六號女士還是其中一位成員的好友。她就是 X 女士，一位行為極度浮誇的騙子。X 女士不是原本十二位孩童的家長，但她依然將孩子帶到皇家慈善醫院腸道科接受內視鏡檢查，加入巴爾的法律訴訟，經常出席審判，也參加優斯頓路的聽證會。

　　「他拯救了我們的孩子。」她在優斯頓路上大喊。「威克菲爾德醫師拯救了我們的孩子。威克菲爾德醫師，以及他的同仁，拯救了我們的孩子。威克菲爾德醫師拯救了我們的孩子。」

　　唯一的問題在於，許多支持威克菲爾德的母親都會發現，在引發法律訴訟的醫療紀錄之中，真相只會讓她們失望。X 女士的軼事起於十八個月大的兒子接種麻疹腮腺炎德國麻疹疫苗之後出現高燒反應，並且「立刻」失去語言和眼神接觸的能力。她說，小孩接種疫苗之後出現長達六個小時的痙攣和嘔吐，隨後的六個月則是陷入「嚴重的植物人狀態」。

　　但是，經過縝密嚴格的審查之後，一位法官不相信 X 女士提出的紀錄，

甚至用了一個讓律師團隊不太喜歡的，以 F 開頭的字眼。「這個案例中的關鍵事實，可以用以下方式摘要表示。」法官裁決道：「（X 孩子）罹患自閉症類群障礙。但是，沒有證據顯示，他的自閉症是因為接種麻疹腮腺炎德國麻疹疫苗引起。他的家長杜撰了不良反應。」

　　他的家長杜撰了不良反應，為什麼不杜撰？問問你自己：如果你能夠用詐欺的方式成為百萬富翁，偷竊政府或者製藥公司的金錢──而且你可以確定，即使失敗了，你也不會遭到批評，更不可能入獄坐牢──你也許也會嘗試？好吧，你難道不會嗎？即使你沒有一位承受發展問題的孩子──不必面對所有的混亂、擔憂，以及辛勞的心智付出──但倘若你的孩子真是如此，這個事實會不會影響你的道德決策，即使你的行為將會讓你在回憶事實時，產生少數的錯誤？

　　這是對於人類生命境遇的悲觀詮釋。人們會不會刻意踩煞車，讓後方來車撞擊自己車輛的後方？人們會不會在享受海洋遊艇的餐點之後，假裝自己腸胃不適？人們會不會假裝自己曾經在恐怖事件的現場？──全都是為了獲得賠償。如果威克菲爾德曾經說服那些家長相信，在這件事情的背後有一個陰謀論：參與者就是製藥公司、貪污的醫師、說謊的科學家，以及「被收買」的新聞記者，在權衡司法正義的時候，家長的行為是一種犯罪嗎？

　　這種思維就是道德的外卡，一種無法預期的反應。

　　但是，上述令人悲傷的想法，與三號女士的內心，其實有著極大的差異。我從來沒有懷疑過三號女士說謊。如果家長親眼目睹接種疫苗之後孩子產生的變化，無法找到合理的解釋，又聽到充滿魅力的威克菲爾德提出了答案，他們為什麼不會相信？三號女士是一位行為正直的人──正如其他無數、無數的家長──但是，行為正直無法決定他們的觀點是對的，或錯的。

我經常發現時間會改變家長的說詞

多年來，我發現隨著時間經過，家長的故事通常都會改變。人類的記憶會衰退，當年的故事變得遙遠，回憶也會變得凌亂，就像實驗室中的基因經過太多次的檢驗循環而產生了質變。於是，在一些案例中，更多的資訊浮現之後，反而引發更多的問題，而不是找到答案。

我們可以探討威克菲爾德的特殊友人波莉‧湯米，她說她的兒子比利因為接種麻疹腮腺炎德國麻疹疫苗而承受傷害，她也在二○一六年時參與威克菲爾德的全美循環演講，主張醫師殺害了人們的孩子。在《疫苗：從掩蓋到災難》電影中，波莉和她的丈夫喬納森解釋道，在兒子接種疫苗的那天，他的年紀是十三個月，開始出現「無法控制的顫抖」，發燒痙攣，而且「不曾恢復」為原本的狀態。

或許波莉和喬納森的故事是真的。但是，十七年之前，在英國的電視臺上推廣使用豬賀爾蒙胰泌素治療自閉症時，他們提出的公開說法出現了明確的差異。比利滿九個月之前，所有的情況都很美好，直到九個月時，比利的發展開始衰退。「我們當時認為，比利的語言能力發展較慢是自然現象，因為比利聽不見。」他的父親在電視節目上表示（沒有提到疫苗或痙攣）：「每個人都說：『比利不能講話的原因是因為他有膠耳問題，如果聽不見，就沒有辦法說話。』」

比利聽不見？在自閉症的早期症狀中，常見的判斷錯誤，就是以為孩子聽不見。在湯米夫婦提出兩種說法的這段期間，還有其他資訊，讓我懷疑他們的說法。二○一○年二月，我接到湯米一家人的親密好友電話，此人通過《星期日泰唔士報》的新聞編輯室聯絡我。

「波莉‧湯米真的有坐下來。」我在錄音對話中詢問此人：「仔細觀

看兒子的醫療紀錄嗎？」

「有，有，當然有。」這位友人回答。

「她依然相信麻疹腮腺炎德國麻疹疫苗造成自閉症？」

「不、不、不，她從來沒有這種想法。」

這位友人的回應讓我極為驚訝。我經常發現時間會改變家長的說詞，例如威克菲爾德的另外一位仰慕者，演員珍妮・麥卡錫對於她的兒子，可能也有這種感受。長久以來，珍妮・麥卡錫在書籍和電視上，都宣稱她的兒子是麻疹腮腺炎德國麻疹疫苗的受害者。但是，小男孩的父系祖母後來出面，告訴一位在密爾瓦基的作家肯・瑞貝爾（Ken Reibel），珍妮・麥卡錫在更早之前就已經察覺兒子出現典型的自閉症行為。

小男孩祖母的說法是接種疫苗之前，那麼，有沒有可能根本與疫苗毫無關係？我或許也曾經接觸過此種案例，那個人就是 JABS 團體運動人士潔姬・弗萊契。弗萊契讓威克菲爾德和二號女士相遇，弗萊契率先加入巴爾剛開始運作的集體訴訟案，也是弗萊契介紹《刺胳針》十二位孩童論文的大多數病患。多年來，她的兒子都是麻疹腮腺炎德國麻疹疫苗傷害的海報代表孩童。

但是，紀錄再度訴說真相。這次是法庭的文件，加上在美國政府疫苗不良反應回報系統的紀錄中，一位母親提供的資訊引發我的關注。弗萊契將兒子發生的發燒痙攣原因連結至麻疹腮腺炎德國麻疹疫苗，她甚至在軼事中提出疫苗的製造批次編號 GO839，主張這個製造批次的疫苗造成人體傷害。但是，醫師認為小男孩的痙攣現象是因為胸腔感染引發的連帶病徵，藥廠揭露該批次的疫苗其實是破傷風疫苗，而檢驗結果顯示，弗萊契兒子的免疫系統並未產生對於麻疹、腮腺炎，或者德國麻疹的抗體，但確實曾經產生微弱的破傷風毒素。

時間會磨損回憶，這是可以理解的。但是，我經常發現，愈是嘶聲哭

喊的家長，他們提出的故事，都沒有辦法承受嚴格的調查檢驗。我猜想，那些律師必定也有相似的感受，當他們發現個案檢驗的結果不堪一擊，就像二號孩子以及蜜雪兒・席迪歐。

　　三號女士不曾出面主張疫苗和自閉症之間的因果關係問題。我不認為自己曾經在電視媒體上看見她。即使三號女士沒有在臉書上大發雷霆，或者在街頭咆嘯，她依然為了兒子，成為一位無可阻擋的聖戰士。三號女士努力奮戰，為了讓醫師調整並且評估孩子的藥物，不讓孩子放在衣櫥的衣物遭竊，而且保護孩子不要受到最惡劣的照護中心對待。如果沒有三號女士，誰知道三號孩子究竟會怎麼樣？

　　我第三次探望三號女士時，我們討論的話題就是三號孩子身為成年男性的人生。但是，前一次見面時，我們坐在她家的客廳，和她的伴侶三號先生，談了更多關於麻疹腮腺炎德國麻疹疫苗的問題。三號先生曾經是推高機的駕駛人員。

　　「你們真的相信，」我的心中想著威克菲爾德最惡劣的主張：「醫師還有政府工作人員，都知道麻疹腮腺炎德國麻疹疫苗造成你們兒子的問題，而他們想要掩蓋真相？」

　　「我相信。」她說。

　　「我不相信。」他說：「我不相信。」

　　「我相信。」她重複說了一次，而她真的相信。

　　時間悄悄流過。三號孩子的父親說了其他話，暗示他其實有不同的意見。「事實上，我認為，我們只是很脆弱。」他說：「我們想要找到答案。」

　　誰不想找到答案呢？

　　但是，三號女士從未失去信念，上一次見面時，她很明確地告訴我。她「不信任麻疹腮腺炎德國麻疹疫苗」。她「迄今依然不相信疫苗」。她

也相信威克菲爾德提出的主張，數十年前，他在皇家慈善醫院中庭的媒體發布會上，向全世界釋放了恐懼的傳染病。

「我發自內心的相信，」她回想威克菲爾德關於接種三合一疫苗的建議：「讓小孩分開接種疫苗是比較好的方法。」

但是，即使是三號女士也不願意全盤接受威克菲爾德的想法。她質疑威克菲爾德最重大的觀念。三號女士認為，兒子病徵的元兇不是三合一疫苗的麻疹病毒。

「我永遠都認為是德國麻疹。」她說。

結語

驚奇醫師

　　我最後一次聽說威克菲爾德的消息，他在佛羅里達的邁阿密與一位超級名模未婚同居。那位名模與一位百萬富翁離婚了。威克菲爾德的故事告訴我們，如果你在某個時候愚弄了所有人，又能夠時時刻刻愚弄某些人，你的下一個大觀念必須很優秀。

　　那位超級名模的名字是艾勒‧麥克法森，她的綽號是「完美身體」。她來自澳洲雪梨，當時五十五歲，有兩位孩子，而且是多個慈善事業的資助人。麥克法森最知名的成就就是打破登上《運動畫刊》泳裝封面特輯的紀錄，她五度成為封面人物。據說，麥克法森與前夫離婚之後，擁有五千三百萬美元的現金，以及市值為二千六百萬美元的房子。

　　二〇一七年十一月，威克菲爾德第一次被人目睹與麥克法森共同出現。當時是在佛羅里達奧蘭多的反疫苗活動，他們認識彼此的場合顯然是刻意營造的，晚宴上的座位就在彼此旁邊。他們第二次被人看見，則是在紐澤西雷德班克的相似活動。後來，他們又在二〇一九年五月於伊利諾州的芝加哥共同出席公開場合。

　　出席威克菲爾德相關場合的人，即使不是大明星，也會在活動上非常慷慨解囊。威克菲爾德被人群圍繞，大多數都是女性，他拍手叫好，興奮

大叫，與群眾近身拍攝自拍照。威克菲爾德就是他們心中死而復生，向群眾傳遞真理的尼爾森‧曼德拉（他也曾經將自己與曼德拉相提並論）。在紐澤西的活動上，群眾在十九分鐘的影片中狼吞虎嚥享受美食，稱讚他們的英雄威克菲爾德在德州的家中是一位居家好男人（因為威克菲爾德會親自砍柴、打蛋，也會上網），但威克菲爾德很快就為了麥克法森拋棄德州的家人。

我不在乎。老實說，我一直都不在乎。我從來沒有主動要求報社讓我調查。這次的調查也沒有讓我獲得樂趣。我最渴望的目標，就是出口。如果我們口中探討的事物會形成我們的心智，誰願意將多年光陰用在威克菲爾德身上？但是，只要威克菲爾德又提出法律告訴，想要狡猾地掩飾自己的行為，我別無選擇，只能繼續追查他。

這件事情是新聞嗎？這件事情是真的嗎？我們是獨家報導嗎？

其他的，都不是我的問題。

醫學是醫師的責任；科學是科學家的責任。我的責任是質問。如果質問真相代表我必須深入挖掘，甚至讓威克菲爾德的房子崩塌，即使聽起來只是老調重彈，但許多比我更優秀的記者都為了找出無人知曉的真相而喪失自己的生命。我唯一的風險就是，如果事實與我的調查結果不符合，我可能會因為法律訴訟費用失去自己的房子。然而，我的調查與事實相符。

重點永遠都是他自己

於是，就在我以為一切終於結束，威克菲爾德消失數個月之後，他浮出水面，就像一隻藏在麥克法森家中游泳池的短吻鱷魚。那是二〇一九年五月的星期一傍晚，他使用 Skype 軟體，出現在一次數位實況直播的鏡頭中，讓畫面蓬蓽生輝，在那個時候，他最喜歡的疾病麻疹爆發了傳染潮。

　　威克菲爾德出現的地點是一個宴會廳，就在羅克蘭縣蒙西小村（Monsey）的大中庭宴會廳（Atrium Grand Ballroom），位於曼哈頓北方三十英里處。這個宴會廳更為知名的是婚禮，此處的婚禮特色有單性舞蹈、閱讀猶太教律，並且提供印製宴會廳標示的紅酒杯。宴會廳所在的購物商場是極度正統猶太教信徒的聚集地點。也就是在這個購物商場，原本已經被列為清除的麻疹病毒復甦，導致縣政府針對尚未接種疫苗的孩童實施極為嚴苛的公共禁令。

　　到了現在，威克菲爾德已經知道唐納・川普背叛他了。在羅克蘭縣，以及彷彿羅克蘭縣表兄弟的紐約市爆發麻疹之前，川普總統入主白宮，從來沒有公開討論過接種疫苗的議題。後來，那年的年度確診警告人數達到高峰時，川普評論了美國家庭該有的處理方式。「他們必須接種疫苗。」川普走上直升機之前，對著記者說：「疫苗非常重要。麻疹現在的情況很嚴重。他們必須接種疫苗。」

　　威克菲爾德早就知道會有這種發展，那個星期一，他的任務與多年前面對索馬利亞裔的美國人一樣：瞄準陷入困境的社群。在他的眼前，這個社區的疫苗接種比例很低，他希望保持這個情況。他現在主張，疫苗「不安全，也沒有用處」，麻疹在歷史上的死亡人數和病患人數下降，「與疫苗毫無關係」。

　　威克菲爾德的模樣很詭異，他看起來就像一個汗流浹背的幽靈，想要從虛空重建自己的肉身。網路直播的螢幕安裝在擁有一千五百個座位的宴會廳前方，他的額頭和下巴非常閃亮，泛著龍蝦般的鮮紅光芒，就像他確實好好利用了麥克法森位於海邊佔地兩英畝的豪宅。但是，威克菲爾的臉上有兩處彷彿鬼魂蒼白，其中一個白色區塊在鼻子和眼睛附近，在鼻子處很狹窄，在眼睛處又變得寬大，另外一處則像嬰兒用的圍嘴，圍繞在威克菲爾德的嘴巴。

「我希望向各位保證，我從來沒有參與科學詐欺。」他告訴現場的哈雷迪（Haradi）極端正統派猶太人，他們接到自動語音電話訊息前來此處。「發生在我身上的事情，也會發生在想要照顧病人利益，因而威脅製藥廠商以及政府底線的醫師身上。」

這位從來沒有病患的前任醫師必定忘了發現幽門螺桿菌的澳洲醫師華倫和馬歇爾。他們的發現嚴重打擊了製藥市場，也波及大型製藥公司，但他們共同獲得了諾貝爾獎。威克菲爾德也一定完全遺忘他本人其實是在英國的研究人員發現特定兩個廠牌的疫苗有問題時，才開始批評麻疹腮腺炎德國麻疹疫苗。約翰·威爾森後來依然獲選成為英國皇家學會的成員。疾病管制和預防中心的吹哨者依然在政府工作（而且獲得加薪）。這些人都沒有因為詐欺或不當行為遭到起訴。只有威克菲爾德，而他很清楚為什麼。

「我想讓各位知道，你們都被誤導了。」威克菲爾德告訴現場的觀眾，隨後就是《疫苗：從掩蓋到災難》的艾美獎製作人戴爾·畢格崔進行致詞，而畢格崔接受一位曼哈頓金融家的資助。「我會專注地討論麻疹病毒。」

四十五秒之後，威克菲爾德的發言就出現在推特上。我在 YouTube 上也找到威克菲爾德最新的觀點。在這幾個月的時間，我一直以為威克菲爾德都在邁阿密曬太陽，但他不只是忙於細數他愛麥克法森的方式，他也正在將自己重新包裝為一位導師，製作一系列的演講影片。

我算過威克菲爾德一共有二十一部新的影片，於是我買了一筒藍莓冰淇淋，用了一個下午的時間觀看影片寫筆記。顯然的，威克菲爾德現在認為麻疹病毒是好的，但疫苗讓麻疹病毒更可怕，而「群體免疫」是一種危險的妄想。

威克菲爾德的 YouTube 觀眾非常喜歡他的表現，他對著鏡頭說話，雙手緊緊放在胸前。「真是精彩的系列影片」、「你是上天對人類的恩賜」，以及「很高興又聽到你的消息」。

　　對我來說，威克菲爾德想在網路上傳達的「使徒訊息」不太合理。一方面，他主張全球麻疹死亡人數以及病患人數下降不是疫苗的功勞，而是因為麻疹持續演變，變得更為溫和。但是，他又說，由於民眾接種疫苗，麻疹病毒造成更多傷害。

　　求求你。我心想。誰有一條溼毛巾，可以讓我擦擦臉。我真的再也沒有辦法忍受威克菲爾德了。所以，根據他的說法，麻疹變得更溫和，但是疫苗讓麻疹變得更危險？這就是威克菲爾德在當時影響全球的麻疹爆發潮中獲得的啟示？在索馬利亞社群中百分之九十五的麻疹確診者都沒有接種疫苗。羅克蘭縣的統計數據也非常接近。

　　即使連我都知道，作為一種核糖核酸的基因組，麻疹是相對穩定的病毒。「我不知道麻疹病毒會有何種改變，才能影響其致病性。」舉例而言，一位在分子生物學系任職的病毒學教授曾說，這位教授不像威克菲爾德，他曾經針對副黏液病毒發表無數篇的研究論文。如果麻疹確實出現了較為輕微的感染情況，他告訴我，最有可能的理由就是因為疫苗技術的進步。

　　這位教授只是一位專家學者，他究竟懂什麼呢，他比威克菲爾德更熟悉病毒嗎？對我來說，真正的問題不是應該相信誰，而是在二十年之前，威克菲爾德在皇家慈善醫院中庭表演時，就應該有人提出這個問題。威克菲爾德到底是誰？為什麼這個男人可以決定關於孩童安全的議題？他到底是誰？他想要什麼？

　　我可以肯定，他不喜歡治療病患，他也不是一位科學家：我揭露威克菲爾德的真面目之後，一位又一位的科學研究人員爭相指出他不是一位科學家的事實。「威克菲爾德的研究是垃圾。」威克菲爾德研究團隊的一位成員指出，他曾經和尼克・查德維克一起在皇家慈善醫院十樓的實驗室一起工作。「我想，威克菲爾德只是在一本教科書上讀到麻疹，但那根本不是科學研究的方法。」

426 The Doctor who Fooled The World

其他人也指出，他們曾將想要幫助威克菲爾德，卻遭到冷漠的拒絕。一位享譽國際的麻疹病毒權威、一位對於評估孩童組織樣本非常有經驗的病理學家，以及一位世界級的腸道發炎疾病臨床醫學家，都曾經表示，他們想要與威克菲爾德合作，只要提出威克菲爾德不喜歡的建議之後，合作關係就此結束。

「我曾經替威克菲爾德檢驗糞便鈣衛蛋白。」一位腸道病學專家在電子郵件中告訴我。「然後，他用我的名義撰寫了論文草稿，在草稿中，他主張麻疹造成人體傷害的核心機制是疫苗增加了腸道的滲透率，吸收了影響大腦的神經毒素。他提出的假設根本毫無道理，我讓他了解這個事實，但是，我的想法違背了他的信念，他不願意接納建議，執意發表論文，並且將我的名字拿掉。他現在富裕、有名，和一位性感女神住在一起。」

一位資深病毒學家告訴我，他接受委託，替威克菲爾德在《醫學病毒學期刊》發表的論文進行同儕審查，該篇文章讓威克菲爾德開始關注麻疹。「那次的審查經驗永遠印在我的腦海中，」二十三年之後，這位資深病毒學家解釋道，他當初請實驗室中的電子顯微鏡專家確認威克菲爾德發現的是不是麻疹病毒。「我的實驗室專家說：『不，不是，威克菲爾德發現的是微細絲。』微細絲是細胞的正常成分。威克菲爾德說：『這是 T 細胞正在吞食其他細胞。』但我的實驗室專家則說：『不，不是。他看顛倒了，情況是其他細胞正在吞食 T 細胞。』」

無數的消息來源都告訴我，威克菲爾德的重要原則，似乎就是自己不應該被質問或反對。至少有三位消息來源（可能是四位）曾經回憶一個驚人的事件，在威克菲爾德的碩士論文口試階段，雖然威克菲爾德總是習慣展現高雅的行為，但他們說，威克菲爾德因為口試委員的問題而非常惱火，以至於「走出」或者「怒氣沖沖地離開」（每個人的敘述方式不同）房間，因此沒有獲得碩士學位。

「威克菲爾德認為口試委員很無知，無法理解他的碩士論文。」其中一位口試委員教授在午餐時告訴我。「我在臨床醫學領域工作了四十年、五十年，從來沒有聽過任何一個學生在口試時離開房間。」

這個意外事件可以藉由壓力，顯示一個人的性格，一個人真正的性格也通常藏於此處。壓力不只在威克菲爾德身上留下了印記，其他受到威克菲爾德領袖魅力影響的人，在他們坍塌的名聲以及受損的職業發展生涯中，也有相同的痕跡。

威克菲爾德的導師羅伊‧龐德，皇家慈善醫院醫學院院長艾瑞爾‧薩克曼（他們拒絕接受我的採訪），都在皇家慈善醫院的醜聞之後，失去獲得騎士頭銜的機會（也因此無法披上「教授先生」的大名）。羅伊‧龐德曾經想要競選皇家外科醫師學會的主席──我發表第一次的調查報告之後，他輸掉了選舉。艾瑞爾‧薩克曼則是在同仁永遠無法遺忘的公共衛生危機爆發時，負責領導醫學院。

「這件事情迄今已經拖了十八年了。」薩克曼坐上聽證會的證人席，向英國醫學總會委員會提出證詞，並且在起身離開時落淚了。

其他相關人士，當然還有《刺胳針》的編輯，他永遠都會因為當初同意刊登威克菲爾德的論文而遭到奚落。澳洲教授約翰‧沃克─史密斯，雖然因為醫學總會委員會的程序錯誤而沒有遭到定罪，但是，他將永遠後悔自己踏入那間能夠眺望漢普斯特德荒原的水泥城堡。巴斯醫院，巴斯醫院，他應該留在巴斯醫院，因為巴斯醫院是「帝國的醫院之母」。真是一個傻瓜。

但是，他們承受的羞辱，只不過是威克菲爾德「造福」各個家庭時產生的連帶傷害。我個人認為，我們應該把以下這段話銘刻在黃色的石灰石上，樹立在燈塔山丘的那間別墅入口，此處從倫敦搭乘西向火車需要九十分鐘的車程。

安德魯・威克菲爾德曾經在此生活
一位沒有病患的醫師
他帶給我們恐懼、罪惡感，以及疾病

對於醫學界和媒體界而言，這場傳說故事最重要的，就是恐懼和疾病。家長害怕了，孩童沒有接種疫苗，傳染疾病復甦，感染沒有獲得保護力的民眾，偶發性造成腦部傷害和死亡案例。

對於我個人而言，最重要的，則是被忽略的痛苦：罪惡感的可怕侵蝕。的確，我報導了民眾失去信心以及麻疹疾病的爆發。我甚至報導了麻疹在十四年來第一個造成的死亡案例（一位十三歲的男孩）。但是，我曾經有機會和《新聞之夜》節目中穿著紅色衣服的女子對話，所以從一開始，我就用不同的角度，理解這次的疾病危機。

我先致電給她——就在二號女士致電的前一天——邀請她和我一起散步，將她的故事仔細告訴我。「很可怕。」她描述兒子發生的事情，我在二〇〇三年九月，將資訊寫在筆記本的第一頁。「我帶他去接種疫苗，因此，我內心一直有一股龐大的罪惡感，我認為自己應該在讓小孩接種疫苗之前，仔細研究相關資訊。」

理查・巴爾和克絲汀・林伯長久以來，都在散播這種焦慮，他們彷彿認為自己必須提醒委託人記得焦慮的感覺。「我們知道許多家長都難以接受孩子可能是被疫苗傷害的事實。」在十二位孩童論文發表之前，他們在一份「事實清單」中如此說道：「如果孩童的傷害是因為天然疾病，家長確實沒有辦法控制；但是，如果原因是疫苗，許多家長都會無可避免地產生罪惡感，因為他們同意讓孩子接種疫苗。」

真是狡猾的建議。我在每個地方，都能夠看到家長自責的極度痛苦。

「無論我採訪誰。」舉例而言，威克菲爾德的商業合作夥伴波莉・湯

米曾經如此概述她在黑色露營車巡迴旅程聽到的故事：「家長都說，他們晚上無法入眠。他們被罪惡感折磨。」以及，「除了罪惡感」，她還補充說道，家長「在悲傷中掙扎」，只能抓住「能夠麻痺痛楚的一切」。

湯米已經找到她的止痛藥了，那就是威克菲爾德，她希望與威克菲爾德分享全世界。究竟要做到何種程度，她在威克菲爾德的影片中問道，才能夠讓「掌權者」坦承錯誤，承認疫苗已經「傷害並且殺害如此多人？」

湯米確實提到一個重點，只是，重點可能不是她想的那樣。我將她說過的兩段話複製貼上在兩張相同的投影片，我在 PowerPoint 中來回觀看。兩張投影片的背景都是《疫苗：從掩蓋到災難》的美術圖，還有湯米的臉，以及兩句在英文中押韻的標語。

傾聽家長，而不是小兒科專家

換句話說，就是聽她的。

我將湯米對於罪惡感的發言放在第一張投影片；在第二張投影片，則是她對於「掌權者」的評論。我來回觀看，反覆觀看，來回反覆地觀看。她的臉龐毫無改變。

那就是湯米的選擇，正如威克菲爾德的眾多追隨者一樣：你只能責備自己，或者指控其他人。我相信，那就是創造威克菲爾德的陷阱。在罪惡感以及責備他人的可怕空間之中，威克菲爾德崛起，成就他的種種一切。如果你當初相信我，你的孩子就不會有自閉症。都是他們害的。都是他們害的，全部都是他們害的。

記憶力很好的醫學專業人士早已看過這種情景。這就是「冰箱母親」理論的真實模樣。責備家長，將錯誤歸咎於家長的選擇，藉由販賣良心的救贖，賺取一筆財富。

「相信你們的直覺。」科學讓威克菲爾德失望時，他曾經如此說道。

但是，我認為，他真正的意思是相信我的直覺。

　　民眾就喜歡他這一點。他是一位「驚奇」的外科醫師，他是如此在乎民眾，如此專業，而且遭受嚴重的委屈。但是，連續殺人犯哈洛德・希普曼的受害者也用這種方式形容希普曼。希普曼的仰慕者就是他的獵物。「他非常受到歡迎。」一位有幸逃離希普曼的病患說：「每個人都認為，希普曼是一位神奇的醫師。」

　　支持威克菲爾德的多位母親覺得自責，所以威克菲爾德本人毫無罪惡感。她們替威克菲爾德承擔了悔恨和羞恥。這件事情為什麼重要，不只是因為她們為此受苦——她們的肩膀上扛著絕對不需要承受的痛楚——而是因為這件事情讓威克菲爾德有能力利用她們的痛苦。

　　在理查・巴爾失敗的法律訴訟背後，藏著狡猾的指控——責備醫師和科學家並未堅守倫理——而這種指控從一九九〇年代開始吞食家長的內心。就像一種由痛苦和仇恨建構的金字塔騙局，威克菲爾德徵召了一支全球義勇軍，手持現代武器——臉書、推特、WhatsApp，以及YouTube——紙本印刷的黃金年代做夢也想不到。

　　政府人員和醫學專業人士都無法理解威克菲爾德如何成功——就像他們不能明白為什麼威克菲爾德可以刊登十二位孩童的論文。看著一位質疑疫苗的醫師，他們太過於憤怒，忘了提出正確的問題。現在，他們面對自己依然難以理解的現象，他們開始進行關於「疫苗猶豫」的民意調查、支持法律禁令，並且大力宣導麻疹疾病的可怕。但是，他們和威克菲爾德那支承受痛苦和心碎的家長大軍之間，其實沒有交集，而那支軍隊不會在近期之內撤退。

　　但是，那個男人不會良心不安，他在大中庭宴會廳對著幾百位猶太人演講。威克菲爾德從他們身上獲得的，必定超過他給他們的。威克菲爾德

渴望別人的關注。是的。他愛著自己說話的聲音。是的。一位曾經在醫學院教過威克菲爾德的教授，描述威克菲爾德是「我遇見最渴望獲得關注的人之一」。

威克菲爾德甚至還有那種膽量，把自己描述為受害者，簡直就是最經典的惡意心理投射。「我失去了自己的職業發展生涯。」他可憐地說，彷彿不是他的錯。「我失去了工作，我失去了收入，我失去了我的國家，我失去了我的名譽。」

可憐的安迪，真的太可憐。

但是，我想真相不只如此。威克菲爾德至少擁有這次的麻疹爆發。藉由黑暗的方式混淆加害者與受害者，他希望所有人明白，他可以控制歷史事件。他著迷於控制一切的感覺。他就像你以前曾經聽過的，喜歡幻想的人，他偷偷溜進醫院，偷了一件白袍，走進病房診斷，並且治療病患，但我相信，在內心深處，威克菲爾德正在放聲大笑。

威克菲爾德的母親解開了我思考多年的問題。一天傍晚，我採訪他的母親，錄音機正在運轉。我想布里姬特可能喝了一口雪莉酒。解釋第二個兒子威克菲爾德的性格時，她提到艾德華・馬修斯，以及馬修斯的書《性、愛，以及社會》。「他很像我爸爸。」她說：「如果他相信某件事情，即使到了天涯海角，他也會繼續相信。」

威克菲爾德會繼續相信，而不是尋找答案。他一直都在想辦法說服其他人。他的說服方式——幾乎都是為了金錢——就是他的大觀念終究會贏得勝利。無論比威克菲爾德更優秀的人怎麼說，無論真相是什麼，無論恐懼、罪惡感，以及疾病的爆發，沒有任何事情可以阻擋威克菲爾的道路。

我認為，重點從來都不是科學、孩子，或者母親。重點永遠都是他自己。

時間軸

一九八八年十一月：麻疹腮腺炎德國麻疹三合一疫苗在英國推行一個月之後，威克菲爾德結束在加拿大多倫多的受訓，回到倫敦皇家慈善醫院任職。

一九九二年九月十五日：媒體報導英國政府決定停用兩種特定廠牌的麻疹腮腺炎德國麻疹疫苗，因為其中的麻疹疫苗病毒成分可能會導致罕見的腦膜炎反應。

一九九二年九月二十三日：威克菲爾德要求政府提供經費，讓他研究三合一疫苗的麻疹成分以及克隆氏症，並且警告政府人員，媒體可能會關注此事。

一九九三年四月：一本科學期刊刊登一篇論文，威克菲爾德於論文中主張，他在克隆氏症病患的腸道組織中拍攝到麻疹病毒。

一九九四年一月：一位英國母親潔姬‧弗萊契成立了一個運動團體，宣稱麻疹腮腺炎德國麻疹疫苗傷害她的嬰兒幼子腦部。她計畫控告疫苗製造藥廠，並且尋找與她相似的案例。

一九九四年九月：一位小鎮律師理查‧巴爾獲得英國政府法律援助委員會的合約，在一場針對麻疹腮腺炎德國麻疹疫苗的可能集體訴訟中，代表當事人。

一九九六年二月十九日：威克菲爾德接受巴爾的邀請，以非常高價的時薪顧問費用，製造用於控告麻疹腮腺炎德國麻疹疫苗的證據。此事一直保密，直到迪爾的調查揭露。

一九九六年二月十九日：與上述事件同一天，在倫敦的兩百英里之外，一位醫師將第一個孩童轉診至威克菲爾德的研究計畫。這位孩童六歲，他的母親接受弗萊契的建議。

一九九六年六月：在威克菲爾德的研究計畫正式接受任何一位孩童病患之前，他已經向法律援助委員會申請經費，用於測試疫苗對於人體的傷害，並且預言他會找到因為麻疹腮腺炎德國麻疹疫苗引起的腸道和腦部疾患「新型症候群」。

一九九七年六月：威克菲爾德申請註冊自己的麻疹單一疫苗專利，以及自閉症和腸道發言疾病的醫學治療方式專利。

一九九七年九月：威克菲爾德搭機前往美國，在華盛頓特區附近的反疫苗活動中發表談話。

一九九八年二月二十六日：在《刺胳針》論文的宣佈會上，威克菲爾德抨擊麻疹腮腺炎德國麻疹疫苗，呼籲家長避免接種三合一疫苗，並且支持單一麻疹疫苗。此時，威克菲爾德和巴爾的交易依然是祕密。

一九九八年二月二十八日：《刺胳針》刊登威克菲爾德的論文，宣稱他找到腸道和腦部「症候群」，推測是由麻疹腮腺炎德國麻疹疫苗引起。威克菲爾德甚至主張，在他實際研究之前，就已經發現此事。

一九九八年三月三日：威克菲爾德開會討論成立私人公司，開發相關產品，包括麻疹疫苗，但唯有社會大眾對於麻疹腮腺炎德國麻疹疫苗的信心受創，威克菲爾德的產品才有可能成功。

一九九八年十月：控告麻疹腮腺炎德國麻疹疫苗製造廠商的英國集體訴訟案提出第一個法律主張。威克菲爾德被列為首席專家，他為了這個法律訴訟案創造最基礎的假設以及證據，彷彿他是一位獨

立於法律訴訟案之外的科學家。

一九九九年七月：美國公共衛生服務軍官團和美國小兒科學院呼籲在疫苗製作時停止使用水銀製作的抗菌劑，隨後引發法律訴訟和反疫苗運動。

一九九九年十二月：威克菲爾德任職的大學和醫學院要求他使用黃金標準科學研究，複製過去的研究主張。經過幾個月的拖延之後，威克菲爾德拒絕。

二〇〇〇年四月：愛爾蘭病理學家約翰‧歐利出現在美國國會山丘，向眾議院委員會舉行的聽證會提供「獨立證詞」。歐利主張，坐在他旁邊的威克菲爾德是「對的」。但是，歐利並未透露他們是商業合作夥伴，而且歐利也受雇於律師巴爾。

二〇〇〇十一月：威克菲爾德出現在哥倫比亞廣播公司電視臺的《六十分鐘》節目，錯誤地宣稱美國以及稍後的英國在使用麻疹腮腺炎德國麻疹疫苗之後，導致自閉症大幅增加。

二〇〇一年一月：威克菲爾德發表了一篇研究，主張他評估疫苗的安全性，並且重新呼籲接種單一疫苗，英國的各家報社開始支持他的說法。

二〇〇二年一月：威克菲爾德的反疫苗運動移動至美國，媒體通路宣佈他被任命為一個經費高達「數百萬美元」的研究計畫主持人，事實證明，該計畫只是一間位於佛羅里達的家庭醫師辦公室。

二〇〇三年十月：由於缺乏證據，理查‧巴爾在倫敦控告麻疹腮腺炎德國麻疹疫苗的法律訴訟徹底失敗。該次集體訴訟引發疫苗危機，其支出換算為二〇一九年的金額，大約等同於一百萬美元。

二〇〇四年二月：《星期日泰唔士報》在第一版刊登迪爾的報導，揭露威克菲爾德和巴爾之間的合約，以及《刺胳針》研究論文中的孩

童也是法律訴訟相關人。

二○○五年一月：威克菲爾德獲得英國一間醫療保險公司的資金，控告迪
爾的揭露報導，後來拖延法律訴訟。但是，倫敦的一位法官認
為，威克菲爾德的訴訟有「營造公共關係目的」，下令威克菲
爾德必須盡快進行訴訟，威克菲爾德放棄提告，並且支付迪爾
相關法律費用。

二○○六年四月：威克菲爾德發起反疫苗運動之後，導致麻疹爆發，迪爾
報導英國十四年來第一位麻疹死亡案例。

二○○六年九月：威克菲爾德在德州奧斯丁的公司出現顧客投訴。該公司
的家長客戶主張，他們覺得自己被強迫讓沒有腸道病徵的孩童
接受結腸內視鏡檢查。

二○○九年二月：倫敦《星期日泰晤士報》再度在第一版刊登迪爾的報導，
揭露《刺胳針》論文和醫療紀錄之間的大量差異。

二○一○年五月：英國醫師的主管單位，英國醫學總會決定禁止威克菲爾
德從事醫療相關職業。威克菲爾德的罪名成立，包括不正當行
為、詐欺，以及「罔顧」孩童承受的痛苦。

二○一一年一月：CNN 電視網的安德森・古柏報導《英國醫學期刊》的編
輯室評論文章譴責威克菲爾德的行為是「精心設計的詐欺」之
後，引發一陣媒體風暴。

二○一一年三月：威克菲爾德出現在明尼蘇達，向索馬利亞社群演講，隨
後麻疹疫情爆發。

二○一二年一月：威克菲爾德獲得金融投資百萬富翁伯納德・沙爾斯的資
助，在美國德州控告迪爾以及《英國醫學期刊》。辯方認為該
次訴訟沒有意義，並且反控威克菲爾德，要求他們支付法律費
用。但是，由於德州政府對於迪爾和《英國醫學期刊》沒有管

轄權，威克菲爾德的控告遭到駁回。

二〇一三年五月：威克菲爾德出現在一部影片，他待在一位發展困難的孩童艾利克斯・斯波達拉基身邊，孩童被緊急送往紐約接受結腸內視鏡檢查。幾天之後，小男孩的母親殺死了小男孩。

二〇一四年六月：反疫苗運動人士布萊恩・霍克與威克菲爾德合作，想要誘導一位在疾病管制和預防中心工作的科學家威廉・湯普森，指控美國政府在疫苗研究上有詐欺行為，但他們失敗了。

二〇一六年四月十三日：演員勞伯・狄尼洛出現在國家廣播公司電視臺的《今日秀》，呼籲觀眾觀賞電影《疫苗：從掩蓋到災難》，一部由威克菲爾德導演的九十一分鐘影片，內容宣稱湯普森指控疾病管制和預防中心的研究有詐欺行為。

二〇一七年十一月三日：威克菲爾德和富有的澳洲超級名模艾勒・麥克法森見面，建立感情關係。

二〇一八年十一月：世界衛生組織警告全球麻疹復甦。兩個月之後，「疫苗猶豫」被列為對於人類健康的十大威脅之一。

二〇一九年五月：在紐約市大規模麻疹爆發的核心地區，威克菲爾德藉由 Skype 通訊軟體反駁麻疹疾病的風險。他甚至主張：「我從來沒有參與科學詐欺。」

二〇一九年十一月：該年年底出現全球麻疹大規模爆發，太平洋的小島薩摩亞在不到兩個月的時間之內出現八十起與麻疹相關的死亡案例，多年來，該地都沒有死亡案例，死者幾乎全部都是低於五歲的孩童。剛果民主共和國當局也通報該年有將近五千名與麻疹有關的死亡案例。

作者記：

我的人生

　　在一篇探討新聞藝術的短文中，知名作家湯姆‧沃爾夫（Tom Wolfe）批判他所謂「坐在正面看臺的紳士著述」的創作。關於疫苗、自閉症，以及科學的正直誠實，已經有許多相關書籍，但《反疫苗戰爭》不是這種類型的書籍。

　　這是一本關於報導文學、事實、分析，以及個人意見的作品，而我個人相信，這本書的基礎是有史以來任何一位記者涉及醫學領域時，能夠完成最全面的調查。從我在二〇〇三年九月接受報社第一次的常態性指派，到二〇一九年十月書寫本書，我的人生（除了休假期間之外）已經完全專注在誰、什麼事件、什麼時間、什麼地點，以及為什麼，在這段時間，一場關於恐懼、罪惡感，以及感染疾病的流行病被刻意製造，並且出口至全世界。

　　將這個報導故事首次放在書中之前，對於安德魯‧威克菲爾德以及他的同事的研究和主張，我的調查已經在《星期日泰唔士報》創造超過二十四份報告，《星期日泰唔士報》是英國高品質周末報紙的市場領導者。由於相關報導，《英國醫學期刊》——國際綜合醫學期刊的「五巨頭」之一——為了醫學專業的讀者，向我邀稿，請我深入探索證據，接受同儕審查以及編輯查核。我們的努力最後創造了七篇報告，文本和註腳總計超過

數萬字。

　　我也受益於英國第四頻道電視網一小時黃金節目《報導》的調查委託——以及該家電視臺想要和威克菲爾德在英格蘭法庭上見面的決心——避免威克菲爾德想要藉由支付我們的法律費用而全身而退。

　　我的報導基礎是我多年來蒐集超過一萬兩千份的編目珍貴文件寶庫。我還儲存了五百個左右的影像檔案和錄音檔案。我向大英圖書館訂購超過兩百個文獻紀錄。在我個人的建議之下，為了讓本書的草稿在出版之前能夠獲得文字的可信度，上述的文件資料有超過兩千份（包括信件、電子郵件、訪談紀錄檔案和錄音、法律文件、商業報告，以及專利文件等等），都交給多方確認，讓我提出的證據可以受到出版社的檢驗，保持公正，不會受到我的影響。

　　如果沒有謹慎編目的文件，來源是藉由資訊自由法案，經過非常痛苦的申請過程，以及來自多方管道，包括參與威克菲爾德研究的孩童家長、法律文件，以及歷史上最漫長醫學行為不當聽證會的草稿文件（據說總計有六百萬字，但我不曾親自計算過），我可以用一半的時間，完成篇幅是現在兩倍的作品。但是，這本書真正的核心是真實生活的人，以及可能衝擊孩童安全的特定事實。

　　我在地方法院遞交超過兩百頁的聲明，如果有誤，願意承擔偽證罪，並且在宣誓所言屬實的情況之下，接受威克菲爾德律師團六個半小時的訊問。這個故事確實是，也必須是真的。

致謝

在我的個人網站，braindeer.com，有一個影片已經放了幾年，影片中的人物是一位環境微生物學家，名字是大衛・路易斯（David Lewis），他主張可以替安德魯・威克菲爾德除罪。在影片中，他解釋威克菲爾德應該除罪的邏輯，是因為我的新聞調查是一場騙局：他的評論基礎是我的新聞調查太傑出，不可能是真的。「布萊恩・迪爾是一位沒有接受過醫學或科學專業訓練的記者，據說他本人寫了那些文章。」他在芝加哥的反疫苗研討會上表示：「這件事情不合理。這些文章的寫作很優秀，作者必定在醫學執業的領域中有相當可觀的專業知識。」

我確實親自寫了那些文章。我也親自寫了這本書。然而，新聞調查永遠都是團隊工作，在巨大的成果背後，還有許多人的奉獻。不像那些經常想要誤導社會大眾的人，我的作品都會接受驚人的嚴格審查，其嚴格程度或許超過新聞或醫學領域期刊之中，所有能夠相提並論的寫作計畫。

首先，共同參與寫作的成員包括《星期日泰唔士報》的團隊，其領導者是總編輯約翰・威瑟羅，而威瑟羅離職，在姊妹報社《泰唔士報》任居要職之後，馬丁・艾文斯（Martin Ivens）成為了威瑟羅的繼任者。第二位則是事必躬親的執行編輯鮑伯・泰爾（Bob Tyrer），超過十年的時間，他持續的協助，確保這個調查從來不會在爭取空間的激烈競爭中失敗。他也協助我走出《刺胳針》論文帶來的陰霾，那本期刊竭盡所能地想要妨礙我的調查，刻意提出後來證明並非事實的資訊。保羅・努基，報社的「焦

點」報導編輯，從一開始就參與了這次報導，到最後也繼續閱讀我的草稿，對此，我深表感激。理查・凱斯比（Richard Caseby）當時的管理編輯，他最重要的付出就是處理威克菲爾德私密人際網絡想要散播不實資訊的手段。還有其他人，包括艾倫・杭特（Alan Hunter）、傑克・葛林斯東（Jack Grimston）、查爾斯・海馬斯（Charles Hymas）、馬克・史基普沃斯（Mark Skipworth）、尚恩・格里菲斯（Sian Griffiths）、安潔拉・康諾（Angela Connell）、彼得・康拉帝（Peter Conradi）、理查・伍茲（Richard Woods）、羅斯瑪莉・柯林斯（Rosemary Collins）、羅賓・摩根（Robin Morgan），以及葛拉漢・派特森（Graham Paterson）都在多年來扮演非常重要的角色。如果我遺漏了任何人的名字，請容我在此道歉。

　　第四頻道電視臺是英國五大電視聯播網之一，他們在關鍵的時刻決定報導，委託、監督，並且捍衛我在黃金時段的《報導》節目中製作的一個小時影片《麻疹腮腺炎德國麻疹疫苗——他們沒有告訴你的事情》。第四頻道的桃樂絲・伯恩（Dorothy Byrne）是新聞和時事部主任，她允許我們進行報導計畫，而她的副手凱文・蘇特克里夫（Kevin Sutcliffe）幾乎天天都會監督相關作業。在獨立公司「二十二十製作公司」，執行製作者克勞迪亞・米爾恩（Claudia Milne）與製作人兼導演提姆・卡特（Tim Carter）共同決定了影片的基調和風格。副製作人雨果・高德溫（Hugo Godwin）完成極為傑出的研究成果，而彼得・凱西—海佛德（Peter Casely-Hatford）謹慎關注計畫的管理層面。關鍵的成員是我在印地安納波里斯會議中心與威克菲爾德對質時，攝影師伊基・艾哈麥德（Iki Ahmed）能夠持續捕捉移動中的目標人物，讓讀者能夠清楚看見，我們正在追查的那位男人，究竟有什麼樣的本質。

　　在《英國醫學期刊》（原本的英文名字是 the British Medical Journal，後來正式改名使用縮寫 BMJ），總編輯費歐娜・高德里因為我的

報導，決定邀請我將調查發現刊登在期刊上，提供給專業讀者閱讀。我相信，我們的努力結果，也是《英國醫學期刊》史上閱讀次數最多的作品。她個人親自監督此次寫作計畫〈麻疹腮腺炎德國麻疹疫苗恐慌的祕密〉，而這個計畫也讓我們的新聞調查結果能夠發揮關鍵作用，傳遞到美國。高德里的副手珍・史密斯（Jane Smith）提供了協助，負責查核證據基礎是否符合事實，編輯團隊崔佛・傑克森（Trevor Jackson）、東尼・達拉摩斯（Tony Delamothe）、黛布拉・柯恩（Deborah Cohen）、瑞貝卡・昆伯斯（Rebecca Coombes）、潔姬・安尼斯（Jackie Annis），以及崔許・格羅夫斯（Trish Groves）全都致力於討論、提出問題、查核，並且讓我們的作品能夠刊登於紙本和線上期刊。

　　我當然也要感謝這本書的監督出版社，巴爾的摩的約翰・霍普金斯大學出版社。在紐約的阿維塔斯創意管理公司（Aveitas Creative Management），我的主要經紀人是貝奇・史溫（Beck Sweren），我們特別受到波士頓的艾斯蒙德・漢斯沃斯（Esmond Harmsworth）以及外國版權部門主管雀爾喜・海勒（Chelsey Heller）的協助。

　　關於可能會影響公共衛生和孩童安全的議題，以及收關個人名譽，如果沒有在每個寫作階段都可以獲得法律建議、查核，以及支持，我就無法完成新聞寫作。在《星期日泰晤士報》，編輯團隊和我本人都獲得初級律師派特・布爾格（Pat Burge）以及阿拉斯泰爾・布瑞特的建議，以及外部律師的特殊建議。

　　在第四頻道，當時擔任法律遵守部門副主任的普瑞許・奈克（Prash Naik）一直都與節目團隊共同製作，確保節目的正確性和公平報導能夠符合電視臺的法律規範。法律遵守部門的主任簡・湯馬林（Jan Tomalin）決定採用「彷彿原告的辯護策略」，也成功請求法院下令強制要求威克菲爾德必須提供醫療紀錄。聰明的人不會主動尋求法律訴訟的機會，但是，我

們非常期待和威克菲爾德在倫敦對簿公堂的機會，只是他決定投降，支付我們的法律費用。在我們委任的律師維京律師事務所，我們獲得阿馬莉‧迪‧希爾瓦、卡洛琳‧基恩（Caroline Kean）、法瑞達‧曼索爾（Farida Mansoor），以及羅斯‧希維斯特（Ross Sylvester）的建議和支持。我們從倫敦 5RB 律師事務所聘請的外部律師則是阿德利安‧佩吉（Adrienne Page）女王御用大律師，馬修‧尼克林（Matthew Nicklin；他後來成為女王律用大律師與法官先生尼克林），以及雅各布‧迪恩（Jacob Dean）。

　　在《英國醫學期刊》階段，金‧雷納爾（Kim Lenart）提供團隊內部的法律協助，5RB 律師事務所的高德溫‧巴蘇特提爾則是提供紙本建議。外部的初級律師顧問來自於倫敦的法瑞爾與柯律師事務所（Farrer & Co），律師則是朱利安‧派克（Julian Pike）以及哈利耶特‧布朗（Harriet Brown）。在美國，我們的外部法律顧問公司是文森與艾爾金斯（Vinson & Elkins）律師事務所，我的服務律師則是馬克‧富勒（Mark A. Fuller；德州達拉斯）、湯馬斯‧雷瑟布瑞（Thomas S. Leatherbury；達拉斯）、西恩‧凱利（Sean W. Kelly；達拉斯）、麗莎‧波林‧霍布斯（Lisa Bowlin Hobbs：德州奧斯丁），以及大衛‧布蘭克（David P. Blanke：奧斯丁）。

　　在撰寫報導的旅程中，我曾經受到好幾次的同儕審查照顧，其中包括符合約翰‧霍普金斯大學出版社要求的兩次同儕審查。除此之外，我特別感謝哈維‧馬可維奇（Dr. Harvey Marcovitch；小兒科）以及卡瑞爾‧吉伯斯教授（Karel Geboes，腸道病學病理學）為了《英國醫學期刊》的文章進行同儕審查。英格華‧比爾納森（Ingvar Bjarnasson）教授閱讀本書後期階段的完整草稿，向我提出一位有素養的讀者必定會留意的細節問題。

　　我個人也受益於諮詢倫敦國王學院附屬醫院病理學科的組織病理學專家薩爾瓦多‧迪亞斯一坎諾（Salvador Diaz-Cano）醫師，以及為了純粹

臨床診斷目的，替我進行內視鏡檢查的琳賽‧巴克（Lindsay Barker；下消化道）女士以及傑瑞米‧納亞甘（Jeremy Nayagam；上消化道）醫師。在此也感謝分子學教授伊恩‧布魯斯閱讀書中討論聚合酶連鎖反應的章節。

還有許多人都提供了慷慨的協助、建議、文件，以及幫忙。最關鍵的人物，就是孩童承受發展困難與其他問題，並且與威克菲爾德有關係的家長，或者參與反疫苗運動的人物，他們帶著很有價值的資訊聯絡我。為了保護他們不受辱罵，我不會在此列出他們的姓名。除了每一位閱讀本書的人（以及並未閱讀本書的人），我特別受益於威克菲爾德內部人際關係圈的特別情報來源，這個人決定擔任雙面間諜，在這十年之間，有超過半數的時間，提供我證據、文件，以及簡報資訊。對於此人的資訊，我只能在此透露這種程度，或許在其他場合，我可以表達更多的感謝。

我非常感謝哈洛德‧伊凡斯爵士，他是現代最受尊重的其中一位新聞人物，他不只將我推薦給報社，伊凡斯爵士出版一系列的重大書籍，探討新聞編輯和設計，才讓我有可能在一九八〇年代初期時，靠著書中讀來的知識，虛張聲勢度過在《星期日泰唔士報》的前幾個月。關於我的記者生涯，我人生的轉捩點必須歸功於東尼‧班布里吉（Tony Bambridge，一九三七年－一九九七年）。他擔任《星期日泰唔士商業新聞》編輯時，願意給我機會，也因為我，他承受了許多不必要的憤怒。還有東尼‧瑞奈爾（Tony Rennell），對於當時擔任頭條新聞寫手的我，他提出了一個建議，這個建議迄今依然像一座燈塔一樣跟著我：「不行，再試一次。」瑞奈爾的建議非常有智慧。

關於生活的實際協助，我必須感謝許多人，包括在巴西聖保羅的保羅‧亨利克‧尼柯‧蒙特羅（Paulo Henrique Nico Monteiro）以及薇薇安‧萊德曼（Vivian Lederman）；智利聖地牙哥國立安德烈斯‧貝略大學（University of Andrés Bello）的加布里爾‧里昂（Gabriel León）；

大英圖書館科學部門的工作人員；倫敦帝國戰爭博物館；麻州沃爾瑟姆的
賽默飛科技公司（Thermo Fisher Scientific），謝謝他們安排簡報向我介
紹 ABI Prism 7700 型聚合酶連鎖反應儀器。

　　我的朋友尼克・唐寧（Nick Downing）以及萊恩・威爾森（Ryan
Wilson）提供了重要的建議和協助，以及多年來持續寬容我討論這個話題。
在寫作的時候，，聖保羅 FM89.7 的新巴西電臺在每個整點都會用時鐘狗
杭妮（Hunny）報時，通常都是啾啾的聲音。在杭妮善盡職責的期間，我
可以向各位讀者透露，我從來沒有遭受任何人從背後攻擊。

　　這個新聞調查最後成就了《反疫苗戰爭》，而所有的經費都來自於倫
敦的《星期日泰唔士報》；第四頻道電視臺；《英國醫學期刊》；出版社
對於本書的預付款：以及威克菲爾德的律師團隊，以他本人名義提供的支
票，藉此補償對我個人網站提告的法律費用。

反疫苗戰爭

一個野心勃勃的醫生，一篇只有12位個案的偽科學論文，
如何欺騙了全世界，讓英國人付出了一整個世代的慘痛代價！

The Doctor Who Fooled the World:
Science, Deception, and the War on Vaccines

作　　　　　者/布萊恩·迪爾 (Brian Deer)
譯　　　　　者/林曉欽
責 任 編 輯/賴曉玲
版　　　　　權/黃淑敏、吳亭儀
行 銷 業 務/周佑潔、黃崇華、華華
總 編 輯/徐藍萍
總 經 理/彭之琬
事 業 群 總 經 理/黃淑貞
發 行 人/何飛鵬
法 律 顧 問/元禾法律事務所　王子文律師
出　　　　　版/商周出版
　　　　　　　地址：台北市中山區104民生東路二段141號9樓
　　　　　　　電話：(02) 2500-7008　傳真：(02)2500-7759
　　　　　　　E-mail：bwp.service@cite.com.tw
發 行/英屬蓋曼群島商家庭傳媒股份有限公司城邦分公司
　　　　　　　台北市中山區104民生東路二段141號2樓
　　　　　　　書虫客服服務專線：02-2500-7718·02-2500-7719
　　　　　　　24小時傳真服務：02-2500-1990·02-2500-1991
　　　　　　　服務時間：週一至週五09:30-12:00·13:30-17:00
　　　　　　　郵撥帳號：19863813　戶名：書虫股份有限公司
　　　　　　　讀者服務信箱：service@readingclub.com.tw
　　　　　　　城邦讀書花園：www.cite.com.tw
香 港 發 行 所/城邦（香港）出版集團有限公司
　　　　　　　香港灣仔駱克道193號東超商業中心1樓
　　　　　　　E-mail：hkcite@biznetvigator.com
　　　　　　　電話：(852) 25086231　傳真：(852) 25789337
馬 新 發 行 所/城邦(馬新)出版集團
　　　　　　　Cité (M) Sdn. Bhd.
　　　　　　　41, Jalan Radin Anum, Bandar Baru Sri Petaling,
　　　　　　　57000 Kuala Lumpur, Malaysia
　　　　　　　電話：(603) 9057-8822　傳真：(603) 9057-6622
封面＆內頁設計/傑尹視覺設計
印　　　　　刷/卡樂製版印刷事業有限公司
總 經 銷/聯合發行股份有限公司
　　　　　　　地址/新北市231新店區寶橋路235巷6弄6號2樓
　　　　　　　電話：(02) 2917-8022　傳真：(02) 2911-0053

■2022年2月17日初版　　　Printed in Taiwan
定價/480元
著作權所有·翻印必究　　ISBN 978-626-318-110-6

國家圖書館出版品預行編目資料

反疫苗戰爭：一個野心勃勃的醫生，一篇只有12位個案的偽科學論文，如何欺騙了全世界，讓英國人付出了一整個世代的慘痛代價！/布萊恩·迪爾(Brian Deer)著；林曉欽譯. -- 初版. -- 臺北市：商周出版：英屬蓋曼群島商家庭傳媒股份有限公司城邦分公司發行，2022.01 面；分

譯 自：The doctor who fooled the world : science, deception, and the war on vaccines
ISBN 978-626-318-110-6(平裝)
1. 威克菲爾德(Wakefield, Andrew J.)
2. 公共衛生 3. 疫苗 4. 學術研究 5. 英國
412.4　　　　110020644